安徽省十二·五规划教材
安徽省高职高专护理专业规划教材

# 预防医学

### （第2版）

（可供高职高专护理和助产类、临床医学类、医学技术类、卫生管理类、药学类等专业使用，也可供卫生类中职护理等各专业使用）

主　编　孙　辉
副主编　苏　英　高步刚　朱银龙
　　　　解　萍　孙培培　王庆生
编　者（按姓氏笔画为序）
　王庆生（合肥职业技术学院）
　刘　凌（皖北卫生职业学院）
　孙培培（阜阳职业技术学院）
　孙　辉（阜阳职业技术学院）
　朱银龙（安徽卫生健康职业学院）
　汪为聪（合肥职业技术学院）
　苏　英（皖北卫生职业学院）
　张　阳（阜阳职业技术学院）
　高步刚（滁州城市职业学院）
　解　萍（滁州城市职业学院）
主　审　姜新峰（皖北卫生职业学院）

东南大学出版社
SOUTHEAST UNIVERSITY PRESS
·南京·

## 内 容 提 要

本书共分四篇。第一篇环境与健康,介绍环境与健康概述、生活环境与健康、食品与健康、职业环境与健康、社会环境与健康。第二篇人群健康研究的统计学方法,介绍医学统计方法概述、计量资料的统计分析、计数资料的统计分析、统计表和统计图。第三篇人群健康研究的流行病学方法,介绍疾病的分布、常用的流行病学研究方法。第四篇疾病的预防与控制,介绍传染病的防治、地方病的防治、常见慢性非传染性疾病防治、突发公共卫生事件与应急处理。本书每章设有"学习目标""知识链接""目标测试"等内容,以便教师教学、学生学习及拓展知识面。

本教材可供高职高专护理和助产类、临床医学类、医学技术类、卫生管理类、药学类等专业使用,也可供卫生类中职护理等各专业使用,也可作为国家执业助理医师考试的参考书。

### 图书在版编目(CIP)数据

预防医学/孙辉主编. —2版. —南京:东南大学出版社,2017.8
 ISBN 978-7-5641-7257-2

Ⅰ. ①预… Ⅱ. ①孙… Ⅲ. ①预防医学 Ⅳ. ①R1

中国版本图书馆 CIP 数据核字(2017)第 163473 号

### 预防医学(第2版)

| 出版发行 | 东南大学出版社 |
|---|---|
| 出 版 人 | 江建中 |
| 社　　址 | 南京市四牌楼2号 |
| 邮　　编 | 210096 |
| 经　　销 | 江苏省新华书店 |
| 印　　刷 | 江苏徐州新华印刷厂 |
| 开　　本 | 787 mm×1 092 mm　1/16 |
| 印　　张 | 17 |
| 字　　数 | 406 千字 |
| 版　　次 | 2017 年 8 月第 2 版　2017 年 8 月第 1 次印刷 |
| 书　　号 | ISBN 978-7-5641-7257-2 |
| 定　　价 | 47.00 元 |

(本社图书若有印装质量问题,请直接与营销部联系,电话:025-83791830)

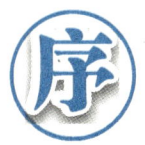

随着社会经济的发展和医疗卫生服务改革的不断深入,对护理人才的数量、质量和结构提出了新的更高的要求。为加强五年制高职护理教学改革,提高护理教育的质量,培养具有扎实基础知识和较强实践能力的高素质、技能型护理人才,建设一套适用于五年制高职护理专业教学实际的教材,是承担高职五年制护理专业教学任务的各个院校所关心和亟待解决的问题。

在安徽省教育厅和卫生厅的大力支持下,经过该省有关医学院校的共同努力,由安徽省医学会医学教育学分会组织的安徽省五年制护理专业规划教材编写工作于2005年正式启动。全省共有十余所高校、医专、高职和中等卫生学校的多名骨干教师参加了教材的编写工作。本套教材着力反映当前护理专业最新进展的教育教学内容,优化护理专业教育的知识结构和体系,注重护理专业基础知识的学习和技能的训练,以保证为各级医疗卫生机构大量输送适应现代社会发展和健康需求的实用性护理专业人才。在编写过程中,每门课程均着力体现思想性、科学性、先进性、启发性、针对性、实用性,力求做到如下几点:一是以综合素质教育为基础,以能力培养为本位,培养学生对护理专业的爱岗敬业精神;二是适应护理专业的现状和发展趋势,在教学内容上体现先进性和前瞻性,充分反映护理领域的新知识、新技术、新方法;三是理论知识要求以"必需、够用"为原则,因而将更多的篇幅用于强化学生的护理专业技能上,围绕如何提高其实践操作能力来编写。

本套教材包括以下30门课程:《卫生法学》《护理礼仪与形体训练》《医用物理》《医用化学》《医用生物学》《人体解剖学》《组织胚胎学》《生理学》《病理学》《生物化学》《病原生物与免疫》《药物学》《护理心理学》《护理学基础》《营养与膳食》《卫生保健》《健康评估》

《内科护理技术》《外科护理技术》《妇产科护理技术》《儿科护理技术》《老年护理技术》《精神科护理技术》《急救护理技术》《社区护理》《康复护理技术》《传染病护理技术》《五官科护理技术》《护理管理学》和《护理科研与医学文献检索》。本套教材主要供五年制高职护理专业使用,其中的部分基础课教材也可供其他相关医学专业选择使用。

　　成功地组织并出版这套教材是安徽省医学教育的一项重要成果,也是安徽省长期从事护理专业教学的广大优秀教师的一次能力的展示。作为安徽省高职高专类医学教育规划教材编写的首次尝试,不足之处难免,希望使用这套教材的广大师生和读者能给予批评指正,也希望这套教材的编委会和编者们根据大家提出的宝贵意见,结合护理学科发展和教学的实际需要,及时组织修订,不断提高教材的质量。

卫生部科技教育司副司长 孟群

2006 年 2 月 6 日

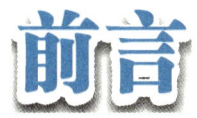

为贯彻落实《国务院关于加快发展现代职业教育的决定》（国发〔2014〕19号）文件精神，适应经济发展、产业升级和技术进步需要，创新发展高等卫生职业教育，进一步推动高职高专医药卫生类专业教学改革与发展，积极探索构建符合现代卫生职业教育特点和规律的课程知识体系，实施素质教育，培养职业素养与专业知识、专业技能并重，德智体美全面发展的实用型、技能型卫生专门人才。经研究决定，启动《预防医学》的编写工作。

本书是以安徽省高等学校"十一五"省级规划教材《卫生保健》为基础进行编写而成。近年来省内外很多高职高专院校对医药卫生类专业人才培养方案进行了修订，修订后的人才培养方案中没有《卫生保健》，而是《预防医学》，或是将原来的《卫生保健》修改为了《预防医学》。因此，本书的编写既顺应了现代医学高等职业教育的发展需求，又充分与新的人才培养方案相衔接，具有先进性、科学性、适用性。

本书的编写保留了原《卫生保健》的基本风格，教材内容和教学形式更加强调贴近社会、贴近工作岗位，按照工作过程系统化及预防医学工作特点，增加了部分章节内容，同时也适当删减了部分与其他相关教材重复的内容。力求做到能力培养与素质提高为一体，使学生对于预防医学有一个整体概念，毕业后能将所学的预防医学知识应用于本专业工作中去。

本书是护理及相关医学专业的专业课之一，在编写过程中结合现代医学高等职业教育的特点，对预防医学的基本内容进行了整体优化，重点介绍了预防医学的基本理论、基本知识和基本技能。全书除"绪论"外，编排了"环境与健康""人群健康研究的统计学方法""人群健康研究的流行病学方法"和"疾病的预防与控制"4个模块，共15章内容。绪论重点阐述了预防医学的概念与特点、预防医学的研究内容与研究方法、现代医学模式与健康观、三级预防策略等内容；环境与健康主要阐述了环境与健康概述、生活环境与健康、食品与健康、职业环境与健康、社会环境与健康；人群健康研究的统计学方法主要阐述了医学统计方法概述、计量资料的统计分析、计数资料的统计分析、统计表和统计图；人群健康研究的流行病学方法主要阐述了疾病的分布、常用的流行病学研究方法；

疾病的预防与控制主要阐述了传染病的防治、地方病的防治、常见慢性非传染性疾病防治、突发公共卫生事件与应急处理。本书每章设有"学习目标""知识链接""目标测试"等内容，从而增加了该教材在教学过程中的实用性。

本教材可供高职高专护理和助产类、临床医学类、医学技术类、卫生管理类、药学类等专业使用，也可供中职护理等各卫生类专业使用，也可作为国家执业助理医师考试的参考书。

本教材在编写过程中得到阜阳职业技术学院、皖北卫生职业学院、滁州城市职业学院、安徽卫生健康职业学院、合肥职业技术学院的鼎力支持和帮助，保证了教材编写的顺利完成，在此向上述院校及参编老师表示衷心的感谢。

本书参考和引用了相关书籍和参考资料，在此，对相关作者致以诚挚的谢意！

由于我们的编写经验和水平有限，书中难免存在不妥和疏漏之处，恳请广大师生、读者批评指正。

孙　辉<br>2017 年 5 月

# 目 录

## 绪论

一、预防医学的概念与特点 ·········································································· (1)
二、预防医学的研究内容与研究方法 ···························································· (2)
三、预防医学发展简史 ················································································ (2)
四、现代医学模式与健康观 ·········································································· (3)
五、三级预防策略 ······················································································ (4)
六、我国卫生工作的成就与面临的挑战 ························································· (5)
七、预防医学的发展趋势 ············································································· (7)

## 第一篇 环境与健康

### 第一章 环境与健康概述

**第一节 环境与健康的关系** ········································································· (11)
 一、环境的概念与基本构成 ····································································· (11)
 二、生态系统与生态平衡 ········································································ (12)
 三、人与环境的辩证关系 ········································································ (13)
**第二节 环境污染与健康** ············································································ (15)
 一、环境污染的概念 ·············································································· (15)
 二、环境污染物的种类与来源 ·································································· (15)
 三、环境污染物在环境中的变迁 ······························································· (16)
 四、环境污染对健康影响的特点 ······························································· (17)
 五、环境污染对健康的损害 ····································································· (17)
 六、环境污染的防制措施 ········································································ (22)

### 第二章 生活环境与健康

**第一节 大气环境与健康** ············································································ (25)
 一、大气的理化性状与健康 ····································································· (25)
 二、大气污染对健康的危害及其防治措施 ·················································· (26)
**第二节 居住环境与健康** ············································································ (27)
 一、住宅的卫生学意义 ··········································································· (28)
 二、住宅的基本卫生要求 ········································································ (28)
 三、住宅设计的卫生要求 ········································································ (28)
 四、室内空气污染与健康 ········································································ (29)
**第三节 生活饮用水与健康** ········································································· (31)
 一、水源的种类及其卫生学特征 ······························································· (31)
 二、生活饮用水的基本卫生要求 ······························································· (32)

# 目 录

　　三、生活饮用水的水质规范与检验指标 …………………………………… (32)
　　四、生活饮用水的净化和消毒 …………………………………………… (35)

## 第三章　食品与健康

### 第一节　食物与营养 …………………………………………………… (38)
　　一、概述 …………………………………………………………………… (38)
　　二、营养素与能量 ………………………………………………………… (39)
　　三、合理膳食 ……………………………………………………………… (47)

### 第二节　食品污染 ……………………………………………………… (50)
　　一、概述 …………………………………………………………………… (50)
　　二、常见的食品污染及防控 ……………………………………………… (50)

### 第三节　食物中毒 ……………………………………………………… (54)
　　一、食物中毒概述 ………………………………………………………… (54)
　　二、细菌性食物中毒 ……………………………………………………… (55)
　　三、非细菌性食物中毒 …………………………………………………… (57)
　　四、食物中毒的调查与处理 ……………………………………………… (58)

## 第四章　职业环境与健康

### 第一节　职业性有害因素与职业性损害 ……………………………… (62)
　　一、职业性有害因素 ……………………………………………………… (62)
　　二、职业性损害 …………………………………………………………… (63)

### 第二节　生产性毒物与职业中毒 ……………………………………… (65)
　　一、概述 …………………………………………………………………… (65)
　　二、常见的职业中毒 ……………………………………………………… (67)

### 第三节　生产性粉尘与尘肺 …………………………………………… (72)
　　一、概述 …………………………………………………………………… (72)
　　二、矽肺 …………………………………………………………………… (73)

## 第五章　社会环境与健康

### 第一节　社会因素与健康 ……………………………………………… (78)
　　一、社会制度与健康 ……………………………………………………… (78)
　　二、社会经济与健康 ……………………………………………………… (79)
　　三、社会关系与健康 ……………………………………………………… (79)
　　四、人口发展与健康 ……………………………………………………… (79)
　　五、文化因素与健康 ……………………………………………………… (81)

### 第二节　卫生服务与健康 ……………………………………………… (81)
　　一、卫生资源配置对健康的影响 ………………………………………… (81)
　　二、医疗保健制度对健康的影响 ………………………………………… (83)

# 目 录

三、社区卫生服务体系对健康的影响 ………………………………………………… (83)

## 第二篇　人群健康研究的统计学方法

### 第六章　医学统计方法概述

**第一节　统计学中的基本概念** ………………………………………………………… (87)
　一、总体与样本 ………………………………………………………………………… (87)
　二、同质与变异 ………………………………………………………………………… (88)
　三、参数与统计量 ……………………………………………………………………… (88)
　四、误差 ………………………………………………………………………………… (88)
　五、概率 ………………………………………………………………………………… (89)
**第二节　医学统计资料的类型** ………………………………………………………… (89)
　一、计量资料 …………………………………………………………………………… (89)
　二、计数资料 …………………………………………………………………………… (90)
　三、等级资料 …………………………………………………………………………… (90)
**第三节　统计工作的基本步骤** ………………………………………………………… (90)
　一、统计设计 …………………………………………………………………………… (90)
　二、收集资料 …………………………………………………………………………… (90)
　三、整理资料 …………………………………………………………………………… (91)
　四、分析资料 …………………………………………………………………………… (91)

### 第七章　计量资料的统计分析

**第一节　计量资料的统计描述** ………………………………………………………… (94)
　一、频数分布表与频数分布图 ………………………………………………………… (94)
　二、集中趋势指标 ……………………………………………………………………… (96)
　三、离散趋势指标 ……………………………………………………………………… (99)
　四、正态分布 ………………………………………………………………………… (102)
**第二节　计量资料的统计推断** ……………………………………………………… (104)
　一、均数的抽样误差与标准误 ……………………………………………………… (104)
　二、$t$ 分布 …………………………………………………………………………… (104)
　三、总体均数的估计 ………………………………………………………………… (105)
　四、假设检验 ………………………………………………………………………… (106)

### 第八章　计数资料的统计分析

**第一节　计数资料的统计描述** ……………………………………………………… (113)
　一、相对数 …………………………………………………………………………… (113)
　二、率的标准化法 …………………………………………………………………… (115)

# 目 录

第二节 计数资料的统计推断 ……………………………………………… (117)
 一、率的抽样误差与标准误 ……………………………………………… (117)
 二、总体率的可信区间估计 ……………………………………………… (118)
 三、率的 $z$ 检验 …………………………………………………………… (118)
 四、$\chi^2$ 检验 ……………………………………………………………… (120)

## 第九章 统计表和统计图

第一节 统计表 ……………………………………………………………… (127)
 一、统计表的结构和制表要求 …………………………………………… (127)
 二、统计表的种类 ………………………………………………………… (128)
第二节 统计图 ……………………………………………………………… (129)
 一、绘制统计图的基本要求 ……………………………………………… (129)
 二、常用统计图及其绘制方法 …………………………………………… (129)

# 第三篇 人群健康研究的流行病学方法

## 第十章 疾病的分布

第一节 描述疾病分布的常用指标 ………………………………………… (137)
 一、疾病频率的测量指标 ………………………………………………… (137)
 二、死亡与生存频率的测量指标 ………………………………………… (139)
第二节 疾病的流行强度 …………………………………………………… (139)
 一、散发 …………………………………………………………………… (139)
 二、暴发 …………………………………………………………………… (140)
 三、流行 …………………………………………………………………… (140)
 四、大流行 ………………………………………………………………… (140)
第三节 疾病的三间分布 …………………………………………………… (140)
 一、人群分布 ……………………………………………………………… (140)
 二、地区分布 ……………………………………………………………… (142)
 三、时间分布 ……………………………………………………………… (143)

## 第十一章 流行病学研究方法

第一节 描述性研究 ………………………………………………………… (147)
 一、现况研究 ……………………………………………………………… (147)
 二、筛查 …………………………………………………………………… (151)
第二节 分析性研究 ………………………………………………………… (152)
 一、病例对照研究 ………………………………………………………… (152)
 二、队列研究 ……………………………………………………………… (157)

# 目　录

**第三节　实验性研究** …………………………………………………………（163）
　　一、实验性研究概述 …………………………………………………………（163）
　　二、实验性研究的设计与实施 ………………………………………………（163）
　　三、实验性研究的优缺点 ……………………………………………………（166）
　　四、实验性研究的注意事项 …………………………………………………（167）
**第四节　公共卫生监测** …………………………………………………………（167）
　　一、公共卫生监测概述 ………………………………………………………（167）
　　二、疾病监测 …………………………………………………………………（170）

## 第四篇　疾病的预防与控制

### 第十二章　传染病的防治

**第一节　传染病的流行过程** ……………………………………………………（175）
　　一、传染病流行过程的三个基本环节 ………………………………………（175）
　　二、影响传染病流行过程的两个因素 ………………………………………（178）
**第二节　传染病的预防与控制** …………………………………………………（179）
　　一、传染病的预防措施 ………………………………………………………（179）
　　二、传染病的防疫措施 ………………………………………………………（183）

### 第十三章　地方病的防治

**第一节　地方病概述** ……………………………………………………………（186）
　　一、地方病的概念 ……………………………………………………………（186）
　　二、地方病的分类 ……………………………………………………………（186）
　　三、地方病的特征 ……………………………………………………………（187）
　　四、地方病的预防与控制 ……………………………………………………（187）
**第二节　碘缺乏病** ………………………………………………………………（187）
　　一、流行特征 …………………………………………………………………（187）
　　二、发病原因 …………………………………………………………………（188）
　　三、主要临床表现 ……………………………………………………………（188）
　　四、防治措施 …………………………………………………………………（189）
**第三节　地方性氟中毒** …………………………………………………………（189）
　　一、流行特征 …………………………………………………………………（190）
　　二、发病原因 …………………………………………………………………（190）
　　三、主要临床表现 ……………………………………………………………（190）
　　四、防治措施 …………………………………………………………………（191）

### 第十四章　常见慢性非传染性疾病防治

**第一节　心脑血管疾病的防治** …………………………………………………（193）
　　一、高血压的防治 ……………………………………………………………（194）

# 目　录

  二、冠心病的防治……………………………………………………………（195）
  三、脑卒中的防治……………………………………………………………（197）
 第二节　恶性肿瘤的防治…………………………………………………………（198）
  一、恶性肿瘤的流行病学特征………………………………………………（198）
  二、恶性肿瘤的主要危险因素………………………………………………（199）
  三、恶性肿瘤的防治措施……………………………………………………（200）
 第三节　糖尿病的防治……………………………………………………………（200）
  一、糖尿病的流行特征………………………………………………………（200）
  二、糖尿病的主要危险因素…………………………………………………（201）
  三、糖尿病的防治措施………………………………………………………（202）
 第四节　社会病的防治……………………………………………………………（203）
  一、自杀………………………………………………………………………（203）
  二、车祸………………………………………………………………………（206）
  三、青少年妊娠………………………………………………………………（208）
  四、吸毒………………………………………………………………………（210）

## 第十五章　突发公共卫生事件与应急处理

 第一节　突发公共卫生事件概述…………………………………………………（213）
  一、突发公共卫生事件的特征与危害………………………………………（214）
  二、突发公共卫生事件的分类与分级………………………………………（214）
 第二节　突发公共卫生事件的应急处理…………………………………………（216）
  一、突发公共卫生事件的应急处理原则……………………………………（216）
  二、突发公共卫生事件的应急处理程序……………………………………（216）
 第三节　几种突发公共卫生事件的应急处理……………………………………（218）
  一、群体性不明原因疾病……………………………………………………（218）
  二、急性化学中毒……………………………………………………………（219）
  三、人感染高致病性禽流感…………………………………………………（220）

**实训指导**……………………………………………………………………………（224）
 实训一　食物中毒案例分析………………………………………………………（224）
 实训二　计量资料的统计描述……………………………………………………（225）
 实训三　计量资料的统计推断……………………………………………………（226）
 实训四　相对数的应用……………………………………………………………（227）
 实训五　计数资料的统计推断……………………………………………………（228）
 实训六　统计表、统计图的绘制…………………………………………………（229）
**附录**…………………………………………………………………………………（232）
 附录一　《预防医学》教学基本要求……………………………………………（232）
 附录二　选择题参考答案…………………………………………………………（254）
 附录三　$t$ 界值表……………………………………………………………………（256）
 附录四　卡方界值表………………………………………………………………（258）

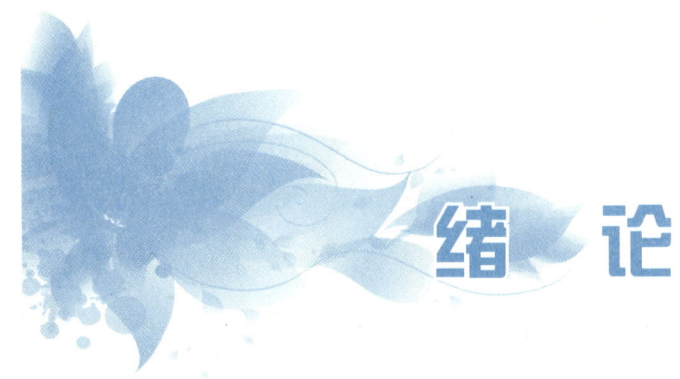

# 绪 论

## 学 习 目 标

1. 掌握预防医学的概念及内容;健康的概念和三级预防策略。
2. 熟悉影响健康的因素。
3. 了解预防医学的发展史;我国卫生工作的成就与面临的挑战;预防医学的发展趋势。
4. 具备预防疾病、维护和促进个体和群体健康的理念。
5. 能够运用预防为主的观念和群体观念思考并解决医疗卫生服务工作中的有关问题。

预防医学(preventive medicine)是现代医学的重要组成部分,借助当代自然科学和社会科学的最新发展成果,多学科相互交叉、渗透、融合而形成的一门应用科学。随着经济社会的发展和人民群众健康需求的不断提高,预防医学在现代医学体系中的地位和作用也将会变得越来越重要。

## 一、预防医学的概念与特点

### (一)预防医学的概念

预防医学一门应用科学,是在基础医学、临床医学等学科的基础上,从预防的观点出发,以人群为主要研究对象,利用流行病学、统计学原理和方法,研究健康的影响因素及其作用规律,充分利用有利的因素,控制或消除不利的因素,最终达到以预防疾病、增进健康、提高生活质量为目的的一门综合性医学学科。

### (二)预防医学的特点

1. 预防医学的研究对象包括个体和群体。
2. 预防医学重点关注健康和无症状患者。
3. 预防医学重点研究人群健康与环境的关系。
4. 与临床医学相比,预防医学采取更具有积极预防作用的对策,具有更高的人群健康效益。
5. 预防医学采取宏观与微观相互结合、相互补充的研究方法。

## 二、预防医学的研究内容与研究方法

### (一) 预防医学的研究内容

1. 环境与健康的关系　主要研究生活环境、生产环境、社会环境、饮食因素对人群健康和疾病的作用规律,探讨保护和改善环境以及利用环境中有利因素预防疾病、促进健康的措施。

2. 人群健康研究的基本方法　主要介绍流行病学和医学统计的基本原理和基本方法,两者均是预防医学的重要组成部分。

3. 疾病预防与控制　研究制定防治疾病、促进健康的策略和措施,并进行效果评价,不断提高预防医学工作质量,达到预防疾病、增进健康、提高生命质量的目的。

### (二) 预防医学的研究方法

预防医学研究方法有其独到之处,表现在宏观研究与微观研究的优势互补,宏观研究运用流行病学方法探讨健康影响因素,是在人群中进行的,其得到的结论能够揭示各影响因素间错综复杂的关系及其综合效应,结果是客观存在和可信的。但这种研究方法不能阐明机制,而运用微观的研究方法,如毒理学方法在严格控制的实验条件下进行研究,就弥补了这一缺陷。

## 三、预防医学发展简史

预防医学是从医学中分化出来的一个独立学科,其形成和发展经历了漫长的历史过程,概括起来大致经历了以下三个时期。

### (一) 个体预防阶段

人类在长期的生存过程中,通过医治疾病和创伤,积累了一定的防病养生经验,逐渐形成了以个体为对象进行预防的医学。如我国古代医书《黄帝内经》指出:"圣人不治已病治未病,不治已乱治未乱。"治未病,就是防患于未然,这是预防医学的思想基础。古希腊医学之父希波克拉底著名的《空气、水和土壤》一书,是全世界最早的关于自然环境和疾病关系的系统表述。16世纪中叶起,随着人体解剖学在医学中地位的确立,生理学的快速发展和显微镜的发明应用,人类开始认识生物病原,并促进了微生物学与免疫学的快速发展。在生物医学迅速发展的基础上,促进了临床医学的飞跃式发展。随着对生物因素以及人体疾病的本质认识,人们逐渐明白除传染病会威胁人类健康外,物理、化学因素所致的职业危害也严重影响人类健康。但当时仍多限于以个体为对象进行防治,并将这种以个体为对象进行疾病防治的科学称为卫生学,此词与我国的"养生"、"摄生"含义相似。

### (二) 群体预防阶段

19世纪末到20世纪初,人类从战胜天花、鼠疫、霍乱等烈性传染病的经验中,逐渐认识到必须以群体为对象进行疾病的预防。其方法包括消毒隔离、预防接种、检疫监测、消灭媒介生物、粪便垃圾处理、重视食品和饮水安全等。于是卫生学的概念扩展到公共卫生,个人养生防病扩大到社会性预防措施。这就是著名的"第一次卫生革命"。从此,确立了预防医学的主导地位,即群体预防,其特点是把人群预防作为解决卫生问题的主要措施。

### (三) 全球(人类)预防阶段

1948年世界卫生组织(WHO)成立,其工作目标是"使所有人都尽可能地达到最高的健康水平",这使医学目的得到了更新。半个多世纪以来,传染病的发病率、死亡率明显下降,但慢性病(如高血压、糖尿病、恶性肿瘤等)逐渐上升为人类主要死因。对于这类疾病只采用传统的生物医学手段不能达到良好防治效果,这就要求医学必须从单一的生物医学防治,向同心理-社会行为预防相结合的防治转变,也就是从生物、心理、社会三个方面来观察、处理疾病,并将三者有机结合。疾病防治的重点从传染病逐渐转向慢性病,这就是20世纪60年代的"第二次卫生革命"。20世纪末,有学者又提出了以促进全人类健康和实现"21世纪人人享有卫生保健"为目标的"第三次卫生革命"。

### 四、现代医学模式与健康观

#### (一)现代医学模式

医学模式是指人类在与疾病作斗争和认识自身生命特点和规律过程中总结出来的对医学本质的概括和对医学总体上的认识。医学模式不是一成不变的,不同时期科学技术及医学发展水平不同,医学模式也不一样,它随着时代的发展而变化。总体来讲,医学模式的发展和演变经历了"神灵主义医学模式""自然哲学医学模式""机械论医学模式""生物医学模式""生物-心理-社会医学模式"等几个阶段。

现代医学模式(即生物-心理-社会医学模式)是从生物、心理、社会等方面揭示健康和疾病的影响因素,同时也从多方面探讨疾病的治疗和预防方法,为现代医学指明了方向,给医学科学的发展与进步带来了新的生机,使医学科学体系不断丰富和完善,同时促进了一些边缘学科和交叉学科的产生,如社会医学、行为医学、医学心理学等,也为卫生保健事业的宏观决策提供了依据,即医疗卫生服务应该是多方面、多层次的,如增加服务项目,扩大服务范围,新兴的健康教育与健康促进工作以及社区健康管理等都体现了该医学模式的指导思想。

#### (二)健康观

健康观即人们对健康的认识,它直接影响人们对待健康的态度和健康行为,并引领医学模式的转变。

1948年世界卫生组织宪章中明确提出了健康的概念,即健康不仅仅是没有疾病或虚弱,而且包括身体上、精神上和社会适应方面的完好状态。1990年,WHO强调,健康包括"躯体健康、心理健康、社会适应良好、道德健康"4个层面。这种多层面的健康观,同时考虑了人的自然属性和社会属性,符合现代整体医学模式。

---

### 知 识 链 接

#### 亚健康状态

世界卫生组织将机体无器质性病变,但是有一些功能改变的状态称为"第三状态",我国称为"亚健康状态"。

亚健康状态的几种表现:
1. 功能性改变,而不是器质性病变。
2. 体征改变,但现有医学技术不能发现病理改变。

3. 生命质量差，长期处于低健康水平。
4. 慢性疾病伴随的病变部位之外的不健康体征。

亚健康状态的类型：

1. 身体成长亚健康　学生营养过剩或营养失衡同时存在，体质较弱。
2. 心理素质亚健康　来自家庭、学校的压力，引发青少年的逆反心理、反复心理、自卑心理、厌学心理等，抗挫折能力较差。
3. 情感亚健康　本应关心社会，对生活充满热情，但实际上他们对很多事情都很冷漠，使自己的"心理领空"越来越狭小。
4. 思想亚健康　思想表面化，脆弱、不坚定，容易接受外界刺激并改变自我。
5. 行为亚健康　表现为行为上的程式化，时间长了容易产生行为上的偏激。

## 五、三级预防策略

### （一）疾病自然史与预防机会

1. 疾病自然史　疾病自然史是指疾病从发生到结局（痊愈或死亡）的整个过程。一般包括病理发生期、症状发生前期、临床期、结局4个明确的阶段。
2. 健康疾病连续带　即个体经历"健康→疾病→健康"的连续过程。
3. 预防机会　根据疾病自然史的阶段性和健康疾病连续带理论，危险因素从作用于机体到出现疾病的临床症状，需要一定的时间。在这期间由于危险因素性质的不同和个体接触量的差异，其导致疾病发生的时间也会有长有短，这就为我们防治疾病提供了机会，称为预防机会，又称为预防机会窗。

### （二）三级预防策略

根据疾病自然史的阶段性和健康疾病连续带理论，可以把疾病预防策略按等级分为三类，称为三级预防策略。三级预防策略是疾病防治的核心策略，是以人群和个体为对象，以健康为目标，以消除健康危险因素为主要内容的预防保健措施。

1. 第一级预防　又称病因预防，是针对导致疾病发生的原因采取的防治措施，即通过采取各种有效措施避免或消除危险因素对机体的危害或提高机体抗病能力，防止或减少疾病的发生。其目的是降低发病率，是最积极最有效的预防措施。第一级预防包括保障全人群健康的社会、环境措施和针对健康个体的措施。

2. 第二级预防　又称临床前期预防，是在疾病的临床前期通过采取早发现、早诊断、早治疗的"三早"预防措施，以控制疾病的进一步发展和恶化。"三早"预防的根本办法是做好宣传和提高医务人员的诊疗水平，通过普查、筛查、定期健康检查、高危人群重点项目检查、设立专科门诊以及群众自我健康监护等措施，以及早期发现疾病初期患者，并使之得到及时合理的治疗。对于传染病，除了"三早"，还需做到疫情的早报告和患者的早隔离，即做到"五早"。

3. 第三级预防　又称临床预防，是针对已出现明显临床症状或体征的患者采取的及时、有效、合理的治疗措施，以阻止疾病的进一步发展，防止病情恶化，预防并发症和伤残；对已丧失劳动能力或残障者，主要是进行康复训练指导、心理疏导以及家庭护理指导，使患者尽量恢复生活和劳动能力，能参加社会活动并延长寿命。

积极落实三级预防措施是实现健康的重要途径。疾病类型不同三级预防策略也不相同。对病因明确且是人为原因导致的疾病(如医源性疾病、职业病)以第一级预防为主;对多病因疾病(如心血管疾病、肿瘤等),既要针对危险因素进行第一级预防,还要根据实际情况实施第二级和第三级预防;对病因和危险因素都不明确、又难以觉察的疾病,则只能施行第三级预防。

## 六、我国卫生工作的成就与面临的挑战

### (一)我国卫生工作的成就

建国以来,在各级党委、政府和全国各族人民共同努力下,我国卫生工作取得了举世瞩目的成就,充分体现了我国卫生事业在保护人民健康、提高民族素质、促进经济发展等方面的重要作用。

1. **传染性疾病得到有效控制,已不再是影响我国居民健康的主要疾病**　我国贯彻预防为主的卫生工作方针,在建国初期就集中力量控制或消除了许多严重危害居民健康的重大传染病和寄生虫病,如在1963年消灭了天花。2003年重症急性呼吸综合征(SARS)流行后,我国进行了建国以来规模最大的公共卫生体系建设,基本建成了覆盖城乡、功能比较完善的疾病预防控制、应急医疗体系和卫生监督体系。另外,我国还对艾滋病、结核病、血吸虫病等重大传染病实行免费药物治疗,对儿童普遍实行计划免疫,免费接种疫苗已达10种。

2. **建立了基本覆盖城乡居民的医疗保障制度框架**　城镇职工基本医疗保险和城乡居民基本医疗保险是具有保险性质的基本医疗保障制度,目前已覆盖2亿多城镇职工、9亿多城乡居民。我国还不断健全城乡医疗救助制度,积极发展补充医疗保险、商业医疗保险等,不断满足不同层次人群的多样化健康需求。

3. **建立了比较完善的医疗卫生服务体系**　截至2016年6月底,全国医疗卫生机构数达98.9万个,其中医院2.8万个、基层医疗卫生机构92.7万个、专业公共卫生机构3.1万个、其他机构0.3万个。医院中,公立医院12 958个,民营医院15 303个。基层医疗卫生机构中,社区卫生服务中心(站)3.4万个,乡镇卫生院3.7万个,村卫生室64.3万个,诊所(医务室)19.9万个。专业公共卫生机构中,疾病预防控制中心3 484个,卫生监督所(中心)3 173个。另外,不断加强对医疗机构的监督和管理,医疗技术水平和服务质量得到不断提高。近年来,我国逐渐加强农村三级卫生服务网络建设,逐步建立城市医院与社区卫生服务机构分工协作的新型城市卫生服务体系。目前,我国基本实现城市社区卫生服务全覆盖。

4. **不断完善医药生产、流通、监管体系**　1978年以来,医药工业产值年均递增16.1%,药品品种、数量和质量已基本满足国内需求。截至2015年11月底,全国共核发药品生产企业许可证7814个(含中药饮片、医用氧)。全国共有《药品经营许可证》持证企业466 546家,极大地方便了城乡居民寻求医药服务。全国共有食品药品监管行政机构3 389个,事业单位3 727个,区县级以上食品药品监管行政机构共有编制(含市场监管机构所有编制,不含工勤编制)265 895名;建立了农村药品监督网和药品供应网,农民用药更加安全、方便、便宜;全国各级药品不良反应监测机构逐步健全,规章制度不断完善,监测行为日益规范,预警应急能力显著提高,形成比较完善的全国药品不良反应监测体系,基本满足保障人民群众用药安全、有效的需求。

5. **居民健康水平不断提高**　综合反映国民健康的主要指标,如婴儿死亡率从新中国成立前的200‰下降到2015年的8.1/10万,孕产妇死亡率从1500/10万降为20.1/10万,平均期望寿命从35岁提高到2015年的76.3岁,总体上优于中高收入国家平均水平。

## 知 识 链 接

### "健康中国2030"具体目标

1. 人民健康水平持续提升　人民身体素质明显增强,2030年人均预期寿命达到79.0岁,人均健康预期寿命显著提高。

2. 主要健康危险因素得到有效控制　全民健康素养大幅提高,健康生活方式得到全面普及,有利于健康的生产生活环境基本形成,食品药品安全得到有效保障,消除一批重大疾病危害。

3. 健康服务能力大幅提升　优质高效的整合型医疗卫生服务体系和完善的全民健身公共服务体系全面建立,健康保障体系进一步完善,健康科技创新整体实力位居世界前列,健康服务质量和水平明显提高。

4. 健康产业规模显著扩大　建立起体系完整、结构优化的健康产业体系,形成一批具有较强创新能力和国际竞争力的大型企业,成为国民经济支柱性产业。

5. 促进健康的制度体系更加完善　有利于健康的政策法律法规体系进一步健全,健康领域治理体系和治理能力基本实现现代化。

#### (二)我国卫生工作面临的挑战

1. 传染病仍然严重威胁我国居民健康　当前传染病仍然是严重威胁我国居民健康的一类重要疾病。某些已被控制或消灭的传染病由于种种原因又重新抬头,发病率明显上升,如肺结核、性病;另外,我们还面临新发传染病(如SARS、H7N9禽流感等)的潜在威胁。因此,传染病防治仍是21世纪我们面临的重大卫生问题,传染病的防治仍然是公共卫生的重要内容,不容忽视。

2. 慢性非传染性疾病对我国居民健康的危害正在加剧　近年来,由于环境污染、职业因素等的影响,我国居民的疾病谱、死因谱逐渐发生变化,慢性病已取代传染病成为影响我国居民健康最主要的一大类疾病。心脑血管疾病、恶性肿瘤、糖尿病、慢性阻塞性肺疾病等慢性病引起的死亡所占比例不断增加,已成为导致我国居民死亡最重要的原因。同时,慢性病发病呈现年轻化趋势。另外,肥胖、吸烟、体力活动不足、不合理饮食等危险因素水平不断上升,再加上城市化、环境污染、职业危害及老龄化等因素的影响,导致一些肿瘤发病率在局部地区快速上升。

3. 职业病危害将长期存在　随着工农业的迅速发展,职业病也将会随之增加。同时,由于新技术、新材料的推广应用,还将会出现一些新的职业病。

4. 精神卫生和心理健康问题日益突出　随着我国国民经济的快速发展,社会经济体制改革不断深入,社会竞争逐年加剧,劳动力的重新组合,人口数量和家庭结构的变化,原有社会支持网络的削弱,从而导致各种心理应激因素急剧增加,精神卫生问题日益突显。精神心理健康问题已成为全球性重大公共卫生问题,急需开展相关研究工作。

5. 意外伤害发生率不断上升　意外伤害是世界各国面临的重要的公共卫生问题之一,越来越引起预防医学研究领域的重视。伤害已成为全球半数以上国家的第一位死因。

6. 人口老龄化带来的问题日益严重　当前,人口老龄化是世界各国面临的又一个突出的公共卫生问题,我国尤为严重。如何积极应对老龄化,使老年人既健康又长寿,将是预防医学面临的新课题。

7. **妇女儿童健康备受关注** 由于我国地区发展不均衡,在经济、文化条件相对落后地区,一些疾病仍然严重威胁妇女和儿童健康。而妇女儿童健康关系到人类的繁衍和经济社会的发展,如何做好妇女各期保健以及促进儿童健康成长必将是21世纪预防医学面临的新的重要课题之一。

8. **我国食品安全管理急需加强** 目前,我国食品安全卫生标准体系不健全;缺乏主动、连续、系统的食品污染物和食源性疾病监测和评价数据;我国广泛使用的农药、食品添加剂、兽药等暴露评估数据少、覆盖面窄,对机体暴露后的生物学标志物检测技术方法研究薄弱;对未知和新发食品污染物的检测技术以及对新技术、新产品安全性的评价技术缺乏。

9. **关注人类健康状况与其生存环境的关系** 环境-健康-发展是医学与地理学的边缘领域,随着传统的传染病,如天花、鼠疫、霍乱在全球的有效控制,人类的发展又会面临一系列新的全球性危机,如环境污染、气候变暖、臭氧层破坏、生态破坏、人口剧增、能源耗竭等。因此,随着21世纪全球环境变化和经济全球化的进程,环境-健康-发展研究将面临前所未有的挑战。

## 七、预防医学的发展趋势

### (一)预防医学向社会预防为主的方向发展

随着生产力水平的提高、社会的进步以及医学模式的转变,人们认识到预防疾病、促进健康在很大程度上依赖于社会。要实现"21世纪人人享有卫生保健"的全球卫生目标,必须使医学更加社会化。所谓社会化是指全社会都把健康作为社会目标和人的基本权利,把对健康的投资作为基本建设投资,把卫生建设与物质文明建设结合起来。事实证明,许多慢性病,如肥胖、糖尿病、肿瘤等,只有通过广泛深入的健康教育和采取健康的生活方式,并实行公平合理的社会医疗保险制度,才能达到减少发病和早期发现、早期治疗、确保人人健康的目标。

### (二)预防医学与临床医学的结合是医学发展的必然趋势

预防医学和临床医学本是同一医学群体,但当前却处于分裂和脱节的状态。随着国民经济的发展和人们文化水平的提高,广大人民群众不再满足于有病能治,更要求了解预防疾病和促进健康的知识,以不断提高自我保健能力。同时,群众需要防治结合的医护人员,因此,预防医学和临床医学的结合是医学发展的必然趋势。

### (三)环境与健康问题将成为预防医学的热点,也是预防医学发展的一个新趋势

21世纪人类面临环境污染、能源匮乏、人口爆炸、老龄化、疾病控制等重大问题。环境污染问题已引起各级政府和广大人民群众的关心,但治理和保护环境是一项十分艰巨和长期的工作,既需要高新技术,也需要全社会的积极参与。预防医学应积极参与研究和解决环境与健康问题,研究环境中有害因素的允许量和消除方法。特别是研究环境中微量有害因素的长期危害尤为迫切。

### (四)重视心理、精神和行为因素对健康的影响将成为预防医学发展的一个新趋势

心理应激会对健康产生较大影响。当今社会人们生活节奏快、工作压力大、竞争激烈、

经济压力和精神压力大,会出现一系列心理、精神问题。另外,家庭破裂导致的儿童心理障碍,吸毒、酒瘾、赌博等不健康行为带来的心理、精神问题等,都需要心理健康教育、社会关心和政府卫生政策的支持。我国还是世界上自杀发生率较高的国家,而我国社区精神卫生服务等网络建设滞后,还不能满足社会、群体的精神卫生需求。因此,重视心理、精神和行为因素对健康的影响将成为预防医学发展的一个新趋势。

**(五)预防医学的研究范围将不断扩大,学科渗透将更加深入,研究手段将更加丰富,理论与实践的结合将更加紧密,与现代科学技术的结合将更加紧密。**

(孙　辉)

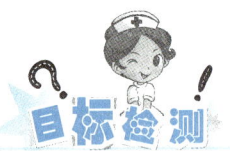

一、名词解释

1. 预防医学

2. 健康

二、选择题

1. 预防医学的研究对象是　　　　　　　　　　　　　　　　　　　　　　　　　( 　 )

　　A. 病人　　　B. 健康人　　　C. 个体　　　D. 确定的群体　　　E. 个体和确定的群体

2. 预防医学是　　　　　　　　　　　　　　　　　　　　　　　　　　　　　　( 　 )

　　A. 独立于医学以外的学科　　　　　　　　B. 医学的一门应用学科

　　C. 医学的基础学科　　　　　　　　　　　D. 又综合又独立的学科

　　E. 预防系列为主的学科

3. 在疾病的三级预防中,健康促进的重点在　　　　　　　　　　　　　　　　　( 　 )

　　A. 第一级预防甚至更早阶段　　　　　　　B. 第二级预防

　　C. 第三级预防　　　　　　　　　　　　　D. 第一级和第二级预防

　　E. 第二级和第三级预防

4. 第二次卫生革命的主要任务是预防　　　　　　　　　　　　　　　　　　　　( 　 )

　　A. 传染病　　　B. 急性病　　　C. 慢性病　　　D. 常见病　　　E. 寄生虫病

5. 下列各种疾病中,主要应采取第一级预防的是　　　　　　　　　　　　　　　( 　 )

　　A. 职业病　　　B. 哮喘　　　C. 糖尿病　　　D. 肝癌　　　E. 病因不明的疾病

三、简答题

1. 如何理解现代健康观?

2. 如何理解三级预防策略?

3. 试述预防医学的发展趋势。

# 第一篇 环境与健康

# 第一章 环境与健康概述

## 学习目标

1. 掌握环境污染的概念;环境污染对健康的急性危害、慢性危害、远期危害和间接效应。
2. 熟悉环境的概念和基本构成;环境污染物的种类与来源;环境污染对健康影响的特点;环境污染的防治措施。
3. 了解生态系统与生态平衡;人与环境的辩证关系;环境污染物在环境中的变迁。
4. 能够认识环境与健康的关系,养成爱护环境、保护环境的良好习惯。
5. 具有自觉环境保护的意识和行动。

环境是人类生存的条件,也是人类发展的基础。人生活于环境之中,人类的一切活动时刻受到环境的影响,也在不断地影响着环境,而环境因素又是多种多样、错综复杂的。随着自然环境和人类社会的不断发展,环境对人的影响越来越深刻和复杂。环境问题是一个世界性的问题,环境问题出现,有自然演化的因素,也与人类文明进步的发展进程相关。20世纪后半叶,全球性环境问题日益突出,"全球变暖"、"臭氧层破坏"和"酸雨"等对人类赖以生存的整个地球环境造成了巨大威胁。近年来,随着环境污染的加剧,人们越来越注意到环境对人类健康的影响,并越来越重视环境与健康相互关系的研究。

## 第一节 环境与健康的关系

### 一、环境的概念与基本构成

#### (一)环境的概念

环境是指以人为主体的外部世界,是地球表面的物质和现象与人类发生相互作用的各种自然及社会要素构成的统一体,是人类生存发展的物质基础,也是与人类健康密切相关的重要条件。人类的环境是指环绕于地球上的人类空间及其中可以直接、间接影响人类生活和发展的各种物质因素及社会因素的总体。

#### (二) 环境的基本构成

环境是一个复杂的体系,一般可按照环境的主体、环境要素的属性及特征、环境空间范围等进行分类。按环境要素的属性及特征,可将人类的环境分为自然环境和社会环境。

1. 自然环境　是指在人类周围的自然界中物质和资源的总和,如空气、水、土壤、岩石、动物、植物、阳光等,它们综合起来成为人类的自然环境,是人类和其他生物赖以生存和发展的物质基础。根据人类活动对其影响程度可分为原生环境和次生环境。

(1) 原生环境:是指天然形成的,未受人类活动干扰的环境。严格地说,只有人迹罕至的原始森林、荒漠、冻土、海洋深处才是原生环境。原生环境中存在对机体健康有利的因素,如清洁的空气、水、适度的阳光、适宜的微小气候,能促进人类健康。但环境中也存在对机体健康不利的因素,如地球表面化学元素分布不均匀,有些地区的水和土壤中某些元素含量过多或过少,从而引发特异性的地方性疾病。

(2) 次生环境:是指人为因素影响下形成的或经人工改造后的自然环境,如城市、村镇、园林、农田、矿山、机场、车站、铁路、公路等。次生环境往往与人类活动造成的环境污染相联系。例如,大量废水、废气、废物的排放,人工合成的化学产品进入环境,使环境的结构与状态发生了变化,不利于人类生存发展,加之城市化进程和人口激增带来的负面影响,环境质量日趋恶化,环境污染引起的公害事件屡见不鲜,因此目前环境污染与生态破坏已成为次生环境的首要问题。

2. 社会环境　是人类通过长期有意识的社会劳动所创造的物质生产体系、积累的文化所形成的环境。社会环境由社会的政治、经济、文化、教育、人口、风俗习惯等社会因素构成。

人类是生活在社会中的高等动物。社会因素对人类的健康与疾病具有重要的影响,同一自然环境的居民,由于社会政治、经济、文化、生活方式等因素的不同,人群的发病率和生长发育水平等也呈现出明显不同。其中社会政治经济制度对人群健康起着决定性作用,经济的发展状况与居民健康水平和卫生状况密切相关,因为卫生保健事业需要经济的支持。社会经济、文化的发展等直接影响人的心理、行为、价值观、文化教育水平和卫生服务质量,同时也决定了对上述自然环境的保护、利用、改造的政策和措施。

### 二、生态系统与生态平衡

#### (一) 生态系统

生态系统是在一定的空间范围内,由生物群落及其环境组成,借助于各种功能流(物质流、能量流、物种流和信息流)所联结的稳态系统。它具有整体性、开放性、自调控、可持续性等特征。

1. 整体性　生态系统是由多种成分结合而成的统一体,它的整体性主要体现在:①构成生态系统的因素按照一定规律组织起来之后,各因素就出现了自身所没有的性质,意味着产生了一个崭新的整体;②系统一旦形成,各因素不能分解成独立的因素而存在,若令其分开,则分解出去的因素就不再具有在系统中的特点和功能;③各个因素的性质和行为对系统的整体性都是其作用的,如果失去其中一些关键性的因素,则难以成为完整的形态而发挥其作用。

2. 开放性　自然生态系统不是孤立的、封闭的,而是通过各种途径与外界沟通,不断地与环境进行物质交换。生态系统的开放性决定了系统的动态与变化,为生态系统提供了不断发展的可能。

3. 自调控　生态系统通过自身的运动而不断调整其内在组成与结构,以保持自身的稳定性和增强对外界变化的适应性、忍耐性。生态系统的自调性主要表现在:①同种生物种群密度的调控;②异种生物种群之间数量调控;③生物与环境之间相互适应的调控。生态系统这种自身的调控功能,是不断通过反馈系统来完成的。反馈是一个复杂的过程,按功能可分为正反馈和负反馈。这两种反馈相互交替、相辅相成,维持着生态系统的稳态,使生态系统对干扰具有抵抗和恢复的能力。

4. 可持续性　生态系统是不断进行着物质循环和能量流的功能单位,有非生物物质、生产者、多级消费者和分解者组成。生态系统的每一部分均在物质循环和能量流中扮演着重要的、不可替代的角色。生产者利用太阳光能以简单的无机物制造有机物;消费者依赖生产者而生存,并起着对初级生产者加工、再生产的作用;分解者在生态系统中把复杂的有机物分解为简单的无机物,使死亡的生物体以无机物的形式回归到自然环境中。环境中这些无机物又可作为生产者的生产原料,以形成生态系统的物质循环。这种物质流周而复始不间断地进行,所有植物、动物及它们的"废物"都可作为其他生物的食物被利用。生态系统作为一个整体没有纯粹的废物,所以能一直维持着其良性循环。这是自然生态系统可持续发展的原因,也是生态系统的重要特征。然而目前人类经济活动具有大量生产、大量消费、大量废弃的"三大"特征。其模式是线性的,而不是循环的,这正是造成当代环境问题的根源。仿照自然生态,开展循环经济是实现人类可持续发展的根本措施。

### (二) 生态平衡

生态系统内部自然的、动态的相对平衡状态,称为生态平衡。生态平衡是一种动态平衡。外界和内部因素的变化,尤其是人为因素都可以对生态平衡发生影响,甚至使生态平衡遭到破坏。生态能保持平衡的原因,是生态系统内部具有自动调节的能力,但是,它有一定的限度。在一定的范围内,生态系统可以适当调节,直至建立新的平衡;超过限度,如过多地向环境排放污染物,超过了环境的自净能力,调节就不再起作用,生态系统就遭到破坏,环境就受到污染。例如,当含有氮、磷等营养物质的污水进入水体后,由于营养成分的增加,水中藻类会迅速繁殖,大量藻类出现,水中的溶解氧被大量消耗,水中的鱼类等动物就会因缺氧而死亡,导致水质恶化,生态平衡遭到破坏。严重的环境污染能破坏生态系统甚至造成生态系统的危机,导致人类的灾难。因此,维持生态平衡、保护环境是人类健康的根本保障。

## 三、人与环境的辩证关系

人体与环境的关系是生物发展史上长期形成的一种既相互对立、相互制约又相互依存、相互转化的辩证统一关系。早在两千多年前就有人提出了"天人合一"、"人与日月相应、与天地相参"的观点。人与环境的这种对立统一关系主要表现在以下三个方面。

### (一) 人与环境在物质上的统一性

人类生存环境中的各种物质都是由化学元素组成的。人体通过新陈代谢与外界环境不断进行着物质交换和能量流动,造成结构成分与环境的物质成分不断保持着动态平衡,并形成生物与环境之间相互依存、相互联系的复杂统一整体。人类为了更好地生存和发展,必须尽快适应外界环境条件的变化,不断从环境中摄入某些元素以满足机体自身各项生命活动过程的需要。生物在从低级到高级的进化过程中,对其生存环境中某些至关重要的元素进行选择,以保证其能够顺利地向更高级的方向演化,因而这些元素就成了维持生物生存、繁衍等生命过程必不可少的物质成分。有人研究了人体血液中60多种元素与海水、地壳岩石中这些元素含量之间的关系,发现两者之间存在明显的丰度相关,表明机体与环境之间存在物质上的统一性。

### (二)人类对环境的适应性

在人类长期的进化过程中,各种环境条件是经常变化的,人体对环境的变化形成一定的调节功能以适应环境状态的变化。自然环境的昼夜变化、四季交替是有规律的,人类已形成了一种与其相互协调统一的对应关系。当今人类的行为特征与其形态结构和生理特点一样,都是适应自己特定环境的结果。人体的气候适应、热适应、光适应等都是机体对外界环境适应的最好证明。反复的炎热暴露可使机体对热环境产生热适应,此后机体的体温调节、汗腺分泌、水盐代谢、心血管系统、神经系统、内分泌功能等都得到相应的改善。热适应是一种本能的生理反应,是人自身提供的一种自我保护机制,以抗拒外界环境变化带来的伤害。

机体的适应性是人类在长期发展的进程中与环境相互作用所形成的遗传特征。长期生活在不同地区的人群,对各种异常的外环境有着不同的适应性。例如,在高原环境下,由于大气中氧含量稀少,人体通过增加呼吸空气量、加快血液循环、增加红细胞数量或血红蛋白含量以提高机体的携氧能力,适应缺氧环境,维持机体正常生理活动。机体受到外源性物质的影响后,其正常功能会出现一些适应性变化,如机体的解毒排泄功能以清除进入人体内的有毒物质,免疫功能以防御有害微生物侵入人体内的危害,血脑屏障、血睾屏障、障胎盘屏障以及皮肤黏膜的机械屏障等都具有防止有害物质进入体内的功能,以维持机体的健康。此外,当环境因素引起机体遗传物质发生损伤后,机体可以启动一系列DNA修复机制,修复损伤的DNA,维持遗传特征的稳定性。当然,人体对环境变化的适应能力是有一定限度的,如果环境条件发生剧烈的异常变化(如气象条件的剧变,自然或人为的污染等),超越了人类正常的生理调节范围,就会引起人体某些功能、结构发生异常反应,使人体产生疾病甚至造成死亡。

### (三)人类改造环境的主观能动作用

人是一个有机整体,人体的一切组织、器官和活动都是受高级神经系统所支配的。因此,人类与其他生物不同的是:人类具有主观能动性、创造性、有着高度的智慧,不仅能适应环境,保护自己免受侵害的能力,而且具有主动地认识环境,有意识、有目的地改造环境的能力。因此,在人和环境的关系中,人居于首要的和支配者的地位,起着主导的作用。

当然,人类在生存和发展的过程中,有意识地利用和改造环境并取得了巨大的成就,创造出各种物质文明和精神文明。但是,人类和生物的活动也在逐渐改变环境的组成,特别是人类的生产、生活活动,大大地改变了许多物质的自然循环状态,造成了环境污染,降低了环境质量,如大量煤炭和石油燃料的燃烧使大气中二氧化碳浓度逐年提高。应当看到,有些时候人类对环境的改造能力越强,自然环境对人类的反作用也越大。例如,人类将原子能释放出为人类造福,但原子裂变产生的放射性损害也非常严重。因此,人们在改造环境的同时,应充分估计环境对人类的反作用,尽可能运用自然规律,充分利用生态系统的调节能力,避免或减轻其对人类的危害,使环境改造向着有利于人体健康和人类进步的方向发展。同时为了人类的生存,并保证国家建设的顺利进行和子孙后代的健康,我们必须做好环境保护工作,防止污染,积极创造一个适合人类生存和发展的良好环境。

## 第二节　环境污染与健康

### 一、环境污染的概念

进入环境的污染物的量超过了环境的自净能力,造成环境质量下降和恶化,直接或间接影响到人体健康,称为环境污染。进入环境并引起环境污染或环境破坏的物质,称为环境污染物。当环境被污染后会造成原来的生态平衡破坏,影响人类健康,甚至有害于人类和其他生物的生存和发展。

### 二、环境污染物的种类与来源

#### (一)环境污染物的种类

1. **按属性分类**　①生物性污染物:如病原微生物、寄生虫、各种有毒有害动植物(鼠类及有害昆虫等)。②化学性污染物:如有害气体(二氧化硫、氯气、氮氧化物、一氧化碳、硫化氢等)、重金属(铅、汞、镉等)、农药(有机磷农药、有机氯农药等)及其他无机、有机化合物。③物理性污染:如电离辐射、非电离辐射、噪声、振动及热污染等。

2. **按形成过程分类**　①一次污染物:由污染源直接排入环境,物理和化学性状未发生变化的污染物。②二次污染物:排入到环境的一次污染物在物理、化学或生物因素的作用下发生变化,或与环境中其他物质发生反应而形成的理化性质不同于一次污染物的、新的、危害更大的污染物,称二次污染物。例如,二氧化硫($SO_2$)在环境中氧化遇水形成 $H_2SO_4$,碳氢化合物($C_xH_y$)、氮氧化物($NO_x$)在紫外线照射下,经过光化学反应生成的臭氧、醛类及过氧酰基硝酸酯等。

#### (二)环境污染物的来源

在自然环境中,由于人类生产和生活活动中排出的废弃物(废气、废水、废渣等)或火山爆发、水灾、森林大火等原因而造成环境污染,其中主要为人为污染。环境污染的来源可分为三类。

1. **生产性污染**　可分为工业生产污染和农业生产污染两大类。工业生产中排放的"废气、废水、废渣",有的废弃物还具有放射性,这些物质若未经处理而大量排入环境,即可污染空气、土壤、水和食物。农业生产中长期、广泛使用农药(杀虫剂、除草剂、植物生长调节剂)、化肥等,会在土壤、农作物、畜产品及野生生物中产生农药残留;空气、土壤、水及生物体也可能受到不同程度的污染。例如,20世纪80年代已停止生产使用的六六六(六氯化苯),但由于它的残留期很长,所以至今在环境中还未消除。又如,氮肥的使用导致土壤中氮负荷增高,使该土地生产的植物中硝酸盐的含量增高,并使水体、特别是井水受到氮污染。

2. **生活性污染**　日常生活中产生的垃圾、粪便、污水,现代生活所使用的各种化学物质(如洗涤剂、杀虫剂、家庭装饰材料等),生活炉灶排出的烟尘废气,医疗垃圾和医院废水等生活性污染已成为城市污染的主要来源;生活垃圾、粪便、污水还是蚊蝇孳生之处。目前城市人口增长,生活废弃物数量上升,加上建筑废弃物增加,给垃圾无害化工作增加了难度。

3. **交通性污染**　汽车、火车行驶过程中可排放大量碳氢化合物、氮氧化物和四乙基铅等,并产生噪声。交通性污染是城市环境污染的重要来源。船舶往来和海上事故,可造成江、河、海洋的石油污染。

**4. 其他污染** 此外，还有广播电台、电视台、通讯设备和其他电磁波通讯设备所产生的微波和其他非电离辐射；医用和军用的原子能和放射性核素机构所排出的放射性废弃物；自然灾害如火山爆发、洪水泛滥、森林大火、地震等自然灾害及意外事故所释放的大量烟尘、废气等，都可使自然环境受到不同程度的污染，并造成不良后果。

### 三、环境污染物在环境中的变迁

环境污染物变迁也称转归，是指污染物进入环境以后，在生物、物理和化学因素的作用下，发生分布或迁徙、生物转化、生物富集和自净作用的全部过程。

#### （一）分布或迁徙

由于环境因素的综合作用，污染物在环境中可发生空间位置的移动。在非生物环境中，由于物理动力学作用，污染物可在大气、水、土壤中相互进行扩散分布，如大气、水体中的污染物，通过稀释、扩散、溶解、沉降等作用由高浓度向低浓度转变；土壤中的污染物可通过降水冲刷进入河流；水中的某些污染物可通过蒸发或逸出而进入大气；大气中的污染物又可通过降水进入土壤或河流。在生物环境中，污染物可通过食物链在各种生物体内进行转移，如甲基汞可通过水生生物食物链的作用而使其在鱼体中含量很高，长期摄入这种鱼类可导致慢性甲基汞中毒。

#### （二）生物转化

生物转化是指环境污染物进入生物体内，在其酶系统的催化作用下进行代谢转化的过程。生物转化是机体对外源污染物处置的重要环节，是机体维持稳态的主要机制。大多数污染物经生物转化作用其毒性降低或消失，某些污染物则可在生物体内转化成毒性更大的有害物质。

#### （三）生物富集

生物富集是指某些生物从环境中不断摄取污染物，在体内逐渐蓄积和（或）通过食物链作用在各级生物之间传递、转移，使污染物在生物体内的浓度超过环境中浓度的现象。生物富集程度可用富集系数表示：

$$富集系数(K) = \frac{某污染物在生物体内的浓度(C_b)}{某污染物在环境中的浓度(C_e)}$$

人类在改造自然的过程中，不可避免地会向生态系统排放有毒有害物质，这些污染物多为脂溶性稳定物质，易被吸收，一旦进入生物体内又难以代谢、转化与排泄，因而随着生物个体的生长发育而不断蓄积。环境中的有机氯、重金属化合物（烷基汞等）即属此类物质。这些物质会在生态系统中不断循环，通过富集作用积累在食物链的最顶端（最顶端往往是人）。有毒有害物质的生物富集曾引起包括水俣病、痛痛病在内的多起生态公害事件。生物富集对自然界的其他生物也有重要影响，如美国的国鸟白头海雕就曾受到DDT生物富集的影响，1952—1957年间，已经有鸟类爱好者观察到白头海雕的出生率在下降，随后的研究表明，高浓度的DDT会导致白头海雕的卵壳变软无法承受自身的重量而碎裂。直到1972年11月美国环境保护署（EPA）正式全面禁止使用DDT，白头海雕的数量才开始恢复。

#### （四）自净作用

自净作用是指少量污染物进入环境中，在各种自然过程的作用下，使污染物逐渐减少或污染危害消失的过程。自净作用是生态系统的一种自我调节的机制。环境自净作用主要通过生物净化作用、物理净化作用和化学净化作用三种方式。

1. 生物净化作用　通过生物的作用使污染物浓度降低，特别是水中的异养微生物对有机物质的氧化分解在其中起主要的作用。例如，许多水生、沼生植物，如芦苇和大米草，对水中悬浮物、氯化物、有机氮、硫酸盐均有一定的净化能力；水葱能净化水中酚类；凤眼莲（水葫芦）、绿萍、金鱼藻、菱角等有吸收水中重金属元素的作用。

2. 物理净化作用　污染物通过稀释、扩散、沉淀等物理作用使浓度和毒性降低或消除的过程。物理作用的强弱取决于环境的物理条件和污染物本身的物理性质，例如，温度升高有利于污染物的挥发，风速增大有利于污染物的扩散，水体中含有黏土矿物有利于对污染物的吸附和沉淀。

3. 化学净化作用　通过污染物的氧化、还原、吸附、凝聚等作用使浓度降低或消除的过程。影响化学净化的环境因素有酸碱度、氧化还原电位和温度等。污染物本身的化学性质、组成和形态对化学净化也有很大的影响。例如，温度升高可加速化学反应，在温度较高的环境中有利于有机污染物的分解；酸性环境中金属离子活性增强，有利于迁移，碱性环境中易形成氢氧化物沉淀而减少环境中的有害金属离子。例如，水中铅、镉、铝等重金属离子与硫离子结合成难溶的硫化物沉淀，或在碱性条件下形成氢氧化物沉淀而利于净化。

应当指出，污染物的扩散、沉降对于局部地带的净化是有利的，但在一定条件下却造成较大范围的区域污染。同时，环境的自净是有限的，当大量的污染物进入环境而超出环境自净容量时，就会造成环境污染。

### 四、环境污染对健康影响的特点

1. 广泛性　环境污染波及的地区范围广，不分地界和国界，可以影响到整个城镇、区域，甚至全球；另外，环境污染影响人口众多，涉及不同年龄、不同性别的人群，甚至可能影响到未出生的胎儿，因为有些污染物（如铅、氟等）可通过胎盘自母体进入胎儿。

2. 复杂性　多种环境因素、多种污染物可同时存在，污染物质通过大气、水、土壤、食物等多种环境因素，经呼吸道、胃肠道、皮肤等不同途径进入人体，既可单独产生作用，又可产生复杂的综合作用或联合作用，从而产生不同的危害作用。

3. 多样性　环境污染物的组成成分复杂，产生的生物学作用也多种多样。既可产生局部刺激作用，也可产生全身性危害；既可呈现特异性作用，也可呈现非特异性作用。某些污染物甚至产生致突变、致癌和致畸等远期效应，遗传给下一代。

4. 长期性　有些环境污染物相当稳定，一旦污染环境则需要数年或数十年方能消除。环境污染物对人群健康影响时间长，一般是低剂量、长时间作用于人体，易造成慢性或潜在性的健康损害，短期内难以察觉，长时间可以酿成极为严重的后果。

### 五、环境污染对健康的损害

由于环境污染存在长期性、多样性、广泛性等特点，它对人类健康的损害表现极为复杂，归纳起来主要有特异性损害（急性危害、慢性危害和远期危害）、非特异性危害和间接效应等。

#### （一）急性危害

化学污染物在短时间内大量进入机体，通常其损害表现快速、剧烈，呈明显中毒症状、疾病暴发甚至死亡，称为急性危害。急性危害的典型例子见于世界各国由于环境受到严重污染引起的急性中毒和死亡的公害事件。现仅就20世纪50年代以来最突出的几起介绍如下。

1. **英国伦敦烟雾事件** 又称煤烟污染事件。世界著名的工业城市伦敦在未治理前每天最多要向大气排放 200 万吨煤烟尘。由于逆温等不利气象条件,燃煤排放的大量烟尘和二氧化硫浓度急剧增加、扩散不开,造成烟雾事件。伦敦 1873~1965 年共发生烟雾事件 12 次,其中发生在 1952 年 12 月 5 日至 8 日的一次烟雾事件最为严重,4 天之内非正常死亡人数达到 4 000 人。美国、比利时等国家也发生过类似的烟雾事件。

2. **洛杉矶光化学烟雾事件** 美国第三大城市洛杉矶,在 20 世纪 50 年代有 350 万辆汽车,每天用汽油约 2 250 $m^3$(500 万加仑),汽油在内燃机中燃烧不完全产生的尾气,整天积聚于城市上空。每当夏秋季节,阳光充足,特别是中午时分又受海陆风的影响,出现逆温天气。此时,汽车排放的大量碳氢化合物、氮氧化合物发生剧烈的光化学反应,生成一系列有刺激性的化合物如甲醛、丙烯醛、过氧乙酰硝酸酯和过氧化氢等二次污染物,混合形成一种浅蓝色烟雾称为光化学烟雾,对眼有强烈的刺激和催泪作用,污染严重时还可引起肺水肿,使老年人死亡率增加。该市先后多次发生此类事件,尤其是 1955 年发生的一次最为严重,当时持续一周多的时间,65 岁及以上的人群死亡率升高,平均每日死亡 70~317 人。洛杉矶、纽约、东京及我国兰州市曾多次发生光化学烟雾事件。

3. **印度博帕尔异氰酸甲酯事件** 1984 年 12 月 3 日凌晨,印度中央安邦首府博帕尔市一家农药制造厂发生异氰酸甲酯毒气外泄事件,酿成了一场震撼世界的大悲剧。这种气体只要有极少量短时间停留在空气中,人体接触后感到眼睛疼痛,若浓度稍大,就会使人窒息。这次事件使几天之内有 2 500 多人死亡,至 1984 年底,20 万人受到波及,附近的 3 000 头牲畜也未能幸免于难。这是世界历史上最为严重的一次工业事故环境污染灾难。

4. **乌克兰切尔诺贝利核电站泄漏事件** 1986 年 4 月 26 日乌克兰切尔诺贝利核电站发生泄漏事件,该电站第四组爆炸,核反应堆全被炸毁,大量放射性物质泄漏,辐射污染严重,当地放射性污染水平达正常允许量的 1 500 倍,导致事故后前 3 个月内有 31 人死亡,之后 15 年内有 6~8 万人死亡,13.4 万人遭受各种程度的辐射疾病折磨,方圆 30 km 地区的 11.5 万多民众被迫疏散。

5. **重庆市开县特大天然气井喷事件** 2003 年 12 月 31 日,位于重庆市开县高桥镇晓阳村境内的中石油天然气井"罗家 16H"井发生井喷,大量富含硫化氢的天然气喷涌而出。有毒气体随空气迅速大面积扩散,造成附近空气中硫化氢浓度急剧升高,造成附近居民大量中毒、死亡以及巨大财产损失。在井喷井周围 1 平方公里的山坡上,家禽、家畜、野生动物如老鼠、野兔等全部死亡,甚至栖息在附近的飞鸟也基本难逃劫难。据事件后统计,开县高桥镇及其附近的 4 个乡镇、30 多个村的 9.3 万人受灾,疏散转移居民 6.5 万人,累计门诊治疗中毒者 27 011 人次,住院治疗 2 142 人次,243 人死亡。中毒者的主要表现为眼部和呼吸道刺激症状以及头昏、头痛、失眠、多梦等神经系统症状。

此外,环境的生物因素污染也可引起传染病的暴发流行。例如,1955 年印度德里自来水厂水源由于受到生活污水的污染,造成最大规模的一次戊型病毒性肝炎的暴发,170 万人口中仅黄疸病例就有 2.9 万人。我国上海市 1988 年,因市民生食污染毛蚶,3 个月有 30 万人患甲型病毒性肝炎,此实属世界上罕见的暴发流行。

### (二)慢性危害

环境中低剂量的环境污染物长时间、反复地作用于机体所产生的危害,称为慢性危害。慢性危害最为常见,且影响广泛,是较为隐匿的健康损害方式。例如,在磷肥厂、炼铝厂周围的大气受氟化氢污染,附近居民长期吸入可引起慢性氟中毒。某些金属矿冶炼与精炼过程中排放的含砷烟尘污染大气,可造成附近儿童的慢性砷中毒。由环境污染引起的区域性疾病介绍几起如下。

1. 四日市哮喘病　位于日本东部伊势湾海岸的四日市,由于交通方便,很快发展成为石油工业的窗口。从1959年开始,昔日洁净的城市空气变得污浊起来。全市平均每月每平方千米降尘量为14吨(最多达30吨),大气含二氧化硫浓度超过标准的五六倍,大气中烟雾厚达500 m,其中含多种有毒有害气体和金属粉尘。生活在四日市的很多人出现头痛、咽喉痛、眼痛、呕吐等症状,患哮喘病的人数剧增。1964年,四日市烟雾不散,致使一些哮喘病患者在痛苦中死去。1967年,又有一些哮喘病患者因不堪忍受疾病的折磨而自杀。到1979年10月底,四日市确认患有大气污染性疾病的患者人数为775 491人。由于四日市的居民长年累月地吸入含二氧化硫及各种金属粉尘的污染空气,呼吸器官受到损害,因此,很多人患有呼吸系统疾病,如支气管炎、哮喘、肺气肿、肺癌等。又因四日市的呼吸系统疾病患者大多一离开大气污染环境,症状就会得到缓解,所以人们把这种疾病称为"四日市哮喘病"。

2. 水俣病　是由于慢性甲基汞中毒引起的。日本九州南部熊本县有一个水俣镇,西面是水俣湾。位于该地的日本氮肥公司在生产氯乙烯的同时,把大量含汞的废水排入水俣湾,汞经过微生物作用转化为甲基汞,再通过食物链的作用,富集到鱼贝类体内,人长期食用这种鱼贝类后引起甲基汞中毒。这种病症以神经系统病变为特征,轻者口齿不清、步履蹒跚、面部痴呆、手足麻痹、感觉障碍、视觉丧失、震颤、手足变形,重者精神失常,或酣睡、或兴奋,身体弯弓高叫,直至死亡。1953~1960年,此病造成111人严重残疾,并使其中43人死亡,当地实际受害人数有1万人。美国、加拿大、瑞典均有类似中毒事件。我国松花江也发现过汞污染。

3. 痛痛病　是由于长期食用被工业废水中镉污染的稻米和饮水引起的,是以肾脏受损、骨质疏松及全身疼痛为临床特点的慢性中毒。该病首先发生在日本富山县神通川流域,因为患者患病后全身非常疼痛,整日喊痛不止而得名。痛痛病的污染源是开采和冶炼铅锌矿排放的含镉"三废",污染河水和大片农田,致使水稻和大豆中含镉量增加,人吃了这些粮食中毒而发病。与此同时,日本还有多个地区发现镉中毒的痛痛病患者。到1972年3月,日本痛痛病患者已超过280人,死亡34人,尚有100多人出现可疑症状。我国广西某些地区,也曾有人患痛痛病。痛痛病至今尚无特效的治疗方法,而且体内蓄积的镉也没有安全有效的排除方法。

此外,慢性危害还可以造成非特异性损害,主要表现为某些多发病、常见病的发病率与死亡率增高。环境有害因素只是此类疾病的诱因和加重因素,而非直接的致病因素,许多环境污染物如铅、镉、汞、苯、CO、$SO_2$、$O_3$、三氯乙烯、多氯联苯等均有不同程度的免疫抑制作用,从而使机体对其他环境有害因素的敏感性增加,抵抗力下降。实际上,环境污染物在更多的情况下产生的是亚临床的非特异性的健康效应,特别当剂量水平较低或暴露时间较短时。揭示这种早期效应状态的存在和发展,包括某些意义尚不明了的潜在性危害,是预防医学应给予充分重视的问题,也是我国职业病防治工作的重点。

### (三) 远期危害

环境污染物的远期危害是能损伤人体遗传机制、诱导人类遗传物质的变化,引起人类基因库和遗传负荷改变,形成遗传性疾病,并可诱发肿瘤、畸胎和出生缺陷。这就是医学界和生物学界所称的"三致"作用:即致突变、致癌和致畸作用。

1. 致突变作用　是指环境因素诱发细胞遗传物质改变而导致机体出现可遗传的变异。

突变可能是原因尚未阐明的自发突变,但大多数是指明确的环境因素引起的诱发突变。突变可以表现在两个方面:①染色体突变,即染色体数目或结构的异常;②基因突变,即DNA分子上的损伤。突变结果可能对机体无害,但一般认为诱发突变是一种损害作用,突变对健康的影响与诱变物作用的靶细胞类型有关。突变如发生在体细胞,则常导致体细胞的异常增殖而形成肿瘤;突变如发生在生殖细胞,则可能导致不孕、早产、死胎、畸形和遗传性疾病。环境中诱发突变的因素统称为诱变原。常见的诱变原如下。

(1) 物理诱变原:X射线,α、β、γ射线,中子等电离辐射及紫外线等都有很强的诱发突变作用,可导致基因突变,也有较强的致染色体畸变的作用。人体内的淋巴细胞和生殖细胞对紫外线的诱变作用很敏感。

(2) 化学诱变原:工业"三废"如烟尘中的苯并(a)芘等,工业毒物如苯、甲醛、铬等,食品添加剂如亚硝酸盐、某些人工甜味剂、着色剂等,农药如有机磷农药、有机氯农药、除草剂等,以及药物如烷化剂等抗癌药,都有诱变作用。化学诱变原在三大诱变原中占重要地位。目前已知的化学诱变原已有2 000种以上,而人类疾病中约有10%表现受基因突变的影响。

(3) 生物诱变原:主要是病毒(如肝炎、麻疹、风疹等病毒)感染,可直接影响DNA代谢,引起基因突变。真菌和细菌虽不能直接引起突变,但它们的毒素或代谢产物(如黄曲霉毒素等)可有诱变作用。

2. 致癌作用　环境因素引起正常细胞的恶性转化,异常增殖,并发展成肿瘤的过程称为致癌作用。大量调查表明,近年来恶性肿瘤死亡率持续上升主要应归咎于环境致癌因素及其相关的行为生活方式,如空气污染、吸烟、酗酒、饮食不当等。据估计,人类癌症80%～90%与环境因素有关,而其中化学因素又占90%。已有报道表明,至少有1 000多种化学物能够引发动物产生肿瘤,然而真正经过充分调查研究已证实对人致癌的不过数十种。WHO所属的国际癌症研究机构(IARC)根据对人致癌证据的充分可靠程度对已知的化学物进行了再评价,将其分成下列4类5组:①1类,确认致癌物:现有证据证明肯定与人类癌发生有因果关系的共107种,其中与环境污染有关的如砷、铬、镍、铍、镉及它们的某些化合物,石棉、联苯胺、苯、氯乙烯、氯甲醚类、黄曲霉毒素、乙烯雌酚、氡及其衰变物,混合物有酒精饮料、煤焦油、煤烟及香烟烟雾等,以及某些工业过程或接触环境(其中具体的化学物质尚未确定),如地下赤铁矿开采、铝的生产过程、橡胶行业等;②2类A组:很可能致癌物,对人致癌证据还需补充;③2类B组,有可能致癌物,对人致癌证据尚不够充分;④3类,未定致癌物,现有证据不足以将其划入其他各类;⑤4类:非人致癌物(仅己内酰胺一种),已有证据表明对人不致癌而仅对动物致癌。应当指出,上述分类并非最后的结论,随着科学的发展及研究资料的积累,某些目前可疑或潜在的致癌物最终可能被划入确定致癌物的黑名单内。历史上,在氯乙烯生产和使用过程中,经三四十年的研究,直到20世纪70年代才确定为人类致癌物。此外,物理因素如电离辐射、紫外线照射,生物因素如单纯性疱疹Ⅱ型病毒、乙型与丙型肝炎病毒、EB病毒,也被认为与人类某些肿瘤有确切关联。

3. 致畸作用　是指环境因素作用于子宫内胚胎,干扰胚胎的正常发育,使其发育缺陷形成畸形的过程。胎儿可能发生四肢、颜面外形异常或内脏器官结构缺损畸形等。人类先天性畸形发生的原因较为复杂,大多数原因不明或被认为是由环境因素和遗传因素相互作用的结果,而约10%的先天性畸形是由确定的环境因素引起的。致畸的敏感期为妊娠的第3～8周,这时胚胎各个器官正在分化形成。其后的胎儿期,除神经系统和外生殖器官外的各器官已形成,致畸物的作用最多是造成胎儿死亡而不会再出现结构畸形。常见的环境致畸物有：

(1) 化学性致畸物：有毒化学物质，如铅、甲基汞、磷、氯乙烯、2,4,5-T落叶剂等。例如，日本的水俣病流行区，有些母亲并无水俣病的症状，其婴儿却出现了先天性麻痹痴呆、小头怪胎或其他畸形，这是由于甲基汞能通过胎盘影响到胎儿的结果。又如美国在越南战争期间曾使用了2,4,5-T落叶剂，在使用范围内流产、死胎、死产和畸形儿的发病率增高。此外，也有报告氯乙烯污染地区畸形儿增加。另外，很多低分子药物尤其是抗生素类药物、抗癌药物及激素类药物均可通过胎盘进入胎儿体内。西欧、日本等国20世纪60年代曾给孕妇服用反应停治疗妊娠呕吐，导致出生8 000多个短肢畸形（又称"海豹儿"）的畸形胎儿事件。

(2) 物理性致畸物：主要有X射线、γ射线、高频和超声波等。一般认为怀孕3个月内照射的危险性较大。例如，日本广岛、长崎市因受原子弹爆炸的影响，胎儿畸形率高达18.9%，出现白内障、小头症、白血病等。

(3) 生物性致畸物：主要有病毒感染。如风疹病毒、埃可病毒、柯萨奇病毒，其中以风疹病毒对胎儿危害最大，怀孕头3个月内（尤其第1个月末），感染风疹最易引起畸形。

### (四) 非特异性损害

环境污染物对人类健康的损害除表现为上述特异性作用外，还可表现为一系列非特异性损害。表现为一般多发病的发病率增高、人体抵抗力下降、劳动能力降低等。流行病学调查资料表明：受二氧化硫严重污染地区的居民呼吸道感染的患病率增高，接触含游离二氧化硅粉尘的工人肺结核患病率上升等。非特异性损害的机制尚未完全阐明，可能与免疫功能降低有关，但也不能解释一切非特异性损害现象。

### (五) 间接效应

全球变暖、臭氧层破坏和酸雨是全球性环境污染最突出的三个热点问题，其影响广泛，后果严重。特别是对人类健康也会产生某些间接影响。

1. 温室效应　大气中含有氮气、氧气、少量的二氧化碳、一氧化碳、甲烷、臭氧、氟利昂等气体。这些气体，尤其是二氧化碳，含量虽少，但由于它可以直接吸收地球向宇宙空间辐射的红外线，因此其浓度对地球的气温影响极大。这种因二氧化碳等气体浓度增加而引起气温上升的现象称为温室效应，引起温室效应的气体统称为温室气体。随着温室气体排放量的逐年增加，地球的平均气温也逐渐升高。专家估计，到2030年地球平均气温将升高3℃，这将对环境及一切生物产生重大影响。此外，温室效应还将导致海平面上升、全球气候变化等破坏性影响，极大地影响人类的生存环境和生活条件。

2. 臭氧层破坏　在离地面20～25 km空气的同温层下部含有较多的臭氧，该层大气因此称为臭氧层。臭氧层能够有效地吸收太阳光中的短波紫外线，从而使地球免受太阳光的过度辐射。科学家认为，由于人类大量生产用作制冷剂、气溶胶推进剂的含氯氟烃（又称氟利昂），后者进入大气光解产生游离氧，破坏臭氧分子，致使臭氧层形成空洞。据联合国环境保护署报告，北美及北欧上空的臭氧层减少了18%，南极上空出现3 000万平方公里的"破洞"。臭氧层被破坏的主要后果是辐射到地面的紫外线剧增，从而导致皮肤癌和白内障等发病率增加，并可引起生物体内基因发生突变，对生态产生不良影响。

3. 酸雨　是指pH<5.6的降水（包括雨、雪、雹、雾等）。煤、石油等矿物性燃料燃烧时会释放出大量的二氧化硫及氮氧化物，这些酸性气态污染物溶于水气，经氧化凝结形成酸雨。酸雨可使湖泊水体酸化，影响水生生物正常生存，甚至使鱼类绝迹，目前，加拿大、北欧等国许多湖泊已经成了没有鱼类的"死湖"。另外，酸雨还破坏植被，腐蚀建筑物，促使土壤

中重金属水溶性增加,加速向农作物、水产品中转移和污染。

除了上述问题外,人类还面临着热带雨林减少、沙漠化、物种减少、海洋污染及有害废料从工业化国家转移到发展中国家等直接威胁人类生存的环境问题。

### 六、环境污染的防制措施

保护和改善环境是关系到整个人类的生存和发展,关系到国家昌盛的全局性的重大决策问题。防止环境污染对人群健康的危害,有赖于环境保护事业,必须有全社会的广泛参与。我国政府鉴于其战略意义,已将环境保护列为一项基本国策。依据1992年在巴西召开的世界环境与发展大会提出的原则,我国在1994年制订了《中国21世纪议程》,阐明了中国可持续发展的战略和对策。可持续发展指的是既满足当代人的需求,又不损害后代人满足其需要能力的发展。其实质就是环境保护与社会经济同步协调发展的观点。在开发、利用资源与发展生产的同时,应考虑生态平衡和环境的承载能力,尽可能地消除和减少污染,从而使资源和能源得到持续使用,社会和经济得到持续发展。

#### (一)减少工业"三废"污染

工业企业排放的"三废"是环境污染物的主要来源,治理工业"三废"是防止环境污染的主要措施。

1. 工业企业合理布局　结合城镇规划,全面考虑工业布局。将工业区配置在当地最小频率风向的上风侧和水源的下游,并与居民区保持一定的防护距离;居民区内不准设立污染环境的工厂,已设立的要改造,少数危害严重的要迁移;新建、扩建、改建的企业要将防治"三废"污染的工程项目和主体工程同时设计、同时施工、同时投产。

2. 改革工艺、综合利用　改进生产工艺,推行"清洁生产",采用无毒或低毒的原料;综合利用,将生产过程中排放的"三废"回收利用、化害为利,如从造纸厂排出的废水中回收烧碱、脂肪酸和木质素等。

3. 净化处理　对于暂时还没有适当方法进行综合利用的"三废",应采取经济、有效的方法净化处理后方能排放。

#### (二)控制生活性污染

改善能源结构与节约能耗,发展气态能源,开发清洁能源,实行集中供热;对垃圾、粪便、生活污水进行无害化处理和综合利用。医院污水、垃圾中常含有大量细菌、病毒、寄生虫卵以及放射性废弃物,应经过专门的氯化消毒等特殊处理,达到《医疗机构水污染排放标准》才能排放。采用汽车尾气的净化技术和噪声的控制技术,减少交通污染。

#### (三)预防农业污染

推广高效、低毒、低残留的农药;严格按照国家规定,控制农药使用范围和用量,执行一定间隔期,以减少农药残留;研制开发新型农药,综合防治病虫害。使用工业废水或生活污水灌溉农田前,必须对污水进行预处理,使其达到灌溉标准后才能使用。

#### (四)加强环境立法,强化环境管理和监督

1973年我国提出了"全面规划、合理布局、综合利用、化害为利、依靠群众、大家动手、造福人民"的环境保护方针。1983年明确提出环境保护是我国的一项基本国策,制定出我国环境保护的战略方针,即"经济建设、城乡建设、环境建设,同步规划、同步实施、同步发展,实现经济效益、社会效益和环境效益的统一"。20世纪70年代末到80年代末,我国相继颁布了

《中华人民共和国环境保护法》《中华人民共和国水污染防治法》《中华人民共和国大气污染防治法》等5部环境保护法律和9部与环境密切相关的资源法律,形成了由环境保护专门法律和相关法律、国家法规和地方法规相结合的比较完整的环境保护法律法规体系,使我国的环境保护事业进入了有法可依的时代。党的十八届三中全会《中共中央关于全面深化改革若干重大问题的决定》中进一步明确提出,"改革生态环境保护管理体制。建立和完善严格监管所有污染物排放的环境保护管理制度,独立进行环境监管和行政执法。建立陆海统筹的生态系统保护修复和污染防治区域联动机制。健全国有林区经营管理体制,完善集体林权制度改革。及时公布环境信息,健全举报制度,加强社会监督。完善污染物排放许可制,实行企事业单位污染物排放总量控制制度。对造成生态环境损害的责任者严格实行赔偿制度,依法追究刑事责任。"此外,制定环境保护发展规划、进行卫生监督也是环境管理的主要职责。环境保护发展规划是指提出环境保护战略目标,制定具有技术先进、经济合理为特点的污染防治政策等,卫生监督是指监督尚处在规划设计阶段的卫生问题的预防性监督和进行环境监测和人群监测的经常性监督。

### (五)开展环境保护宣传教育,提高全民环保意识

加强环境保护教育,增强环境保护意识,通过电视、广播、报纸和网络等媒体广泛宣传环境与健康相关法律法规和环境保护知识,促使社会团体、机构组织、企业及媒体等自觉履行环境保护的责任和义务,促进个人和整个社会良好行为的形成,营造全社会保护环境、维护健康的积极氛围。将环境保护列入各类学校课程教学中,不断增强人民群众保护环境意识,积极参与保护环境的行动,自觉执行环保法规、政策、方针、条例,合理利用自然环境,防止资源和生态破坏,创建清洁、适宜的生活和劳动环境,维护自身健康,促进经济发展。

## 知 识 链 接

### 水体富营养化及危害

水体富营养化主要是指水流缓慢、更新期长的地表水体,接纳大量氮、磷等营养素,引起生物藻类及其他浮游生物急剧增殖,导致水体溶解氧含量下降,水质恶化变臭,鱼类及其他生物大量死亡和水体变色等现象。这种现象发生在湖泊,以蓝色、绿色变化为主,称为水华;出现在海湾,以红色变化为主,称为赤潮。

太湖是我国最美丽的湖泊之一,曾经一曲《太湖美》唱遍了大江南北,使太湖蜚声海内外。然而,2007年5月太湖首次向无锡市民发难。在高温的条件下,太湖无锡流域突然大面积蓝藻暴发,供给全市市民的饮用水源头被蓝藻严重污染。遭到污染的、散发着腥臭味的水进入了自来水厂。一夜之间,全市数百万人无水可饮。无锡市采取紧急措施,从周边大城市大批量调用纯净水,解决市民吃水问题。同时启动"引江济太工程",引进长江水净化太湖水;采取人工增雨办法,降水灭藻;组织大批人力打捞太湖蓝藻。直到6月2日,自来水厂才恢复正常供水。面对这场生态灾难,有关专家发出了警告:"太湖已经非常脆弱了,自然调节能力已经严重丧失。"

(张 阳)

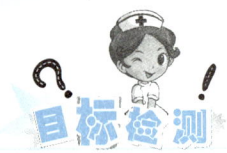

## 一、选择题

1. 下面自然环境中,属于次生环境的是 ( )
   A. 原始森林　　B. 荒漠　　C. 农场　　D. 冻土　　E. 海洋深处
2. 下面污染物中,属于二次污染物的是 ( )
   A. $SO_2$　　B. $CO_2$　　C. CO　　D. 酸雨　　E. 氮氧化物
3. 关于污染物在环境中的变化,哪项描述是错误的 ( )
   A. 部分污染物,在环境中可分解成无害的简单化合物
   B. 大部分污染物,在环境中可分解成危害较小的简单化合物
   C. 污染物在环境中不会转化成毒性更大的新物质
   D. 污染物在环境中可与其他物质发生化学反应
   E. 环境对污染物的自净作用是有限的
4. 根据WHO对人类致癌物的分类,石棉属于 ( )
   A. 确认致癌物　　B. 很可能致癌物　　C. 可能致癌物　　D. 未定致癌物　　E. 非人致癌物
5. 1956年发生在日本的"水俣病"是哪种污染物引起的 ( )
   A. 甲基汞　　B. 镉　　C. 联苯胺　　D. 黄曲霉毒素　　E. 乙烯雌酚
6. 下列名词中,与环境污染无关的是 ( )
   A. 潮汐　　B. 酸雨　　C. 臭氧层空洞　　D. 温室效应　　E. 工业"三废"
7. 某些污染物在生物体内逐渐蓄积和(或)通过食物链作用在各级生物之间传递、转移,使污染物在生物体内的浓度超过环境中浓度的现象称为 ( )
   A. 迁移　　B. 转化　　C. 累积　　D. 富集　　E. 自净

## 二、简答题

1. 简述环境污染对健康的急性危害并举例说明。
2. 简述环境污染对健康的慢性危害并举例说明。
3. 简述环境污染对健康的远期危害并举例说明。
4. 简述环境污染对健康的间接效应并举例说明。
5. 简述环境污染的主要防治措施。
6. 简述环境污染的种类及主要来源。

# 第二章 生活环境与健康

## 学习目标

1. 掌握大气污染和室内空气污染的预防措施;住宅的基本卫生要求;生活饮用水基本卫生要求,生活饮用水水质标准,氯化消毒的原理和影响氯化消毒效果的因素。
2. 大气的理化性状与健康;住宅设计的卫生要求;生活饮用水的水质规范与检验指标。
3. 了解大气的理化性质与意义,大气污染和室内空气污染的危害;水源的种类及特点。
4. 具备利用生活环境与健康的关系,进行防病保健的能力。
5. 培养环境保护意识和习惯,保护生活环境,预防疾病,促进健康。

生活环境主要是指与人类生活密切相关的各种环境要素,包括空气、水、食物等。生活环境是人类生存的基础,一旦受到污染将危害人类健康,导致疾病,影响人类的生活质量,甚至影响寿命。

## 第一节 大气环境与健康

空气是一切生命生存的必要条件。良好的空气有利于人体生长发育、增进健康和提高工作效率,污染的空气则危害健康,甚至引起疾病。

### 一、大气的理化性状与健康

#### (一)大气的物理性状及其卫生学意义

大气的物理性状包括太阳辐射、气象因素(如气温、气湿、气流、气压)、空气离子、噪声等。

1. 太阳辐射 太阳以电磁波的形式向宇宙辐射能量,按照太阳辐射的波长不同可将其分为可见光、紫外线和红外线。

可见光中的红光可引起人体兴奋,蓝、绿光具有镇静作用,黄、绿光使人具有舒适感。

紫外线具有抗佝偻病及杀菌作用。但过量照射可导致雪盲、皮肤老化、电光性眼炎、白内障和皮肤癌。红外线因其热效应,可促进新陈代谢,具有消炎、镇痛作用,常用于治疗慢性皮肤病、神经痛、冻伤等。但过量照射可引起皮肤、角膜及视网膜灼伤和热射病、红外线白内障等。

2. 气象因素　气温、气流、气湿和气压等气象因素,对机体的冷热感觉、体温调节、心脑血管功能、神经系统功能、免疫功能等多种生理活动具有综合调节作用。另外,气象因素对大气污染物的扩散,也具有非常重要的作用。

3. 空气离子　近地表大气中存在的空气离子可分为轻离子和重离子。轻离子与空气中的污染物或水滴结合质量增加而成为重离子。空气中轻、重离子数目的变化与空气中其他污染指标的变化密切相关。空气污染越严重,重离子数目越多,轻离子数目越少。空气中化学物质得失电子而变成负离子和正离子。空气负离子具有调节中枢神经系统功能,可以改善睡眠、镇静、镇痛、降低血压、减慢呼吸、提高注意力与工作效率等。在海滨、森林、公园、瀑布处,感到空气新鲜,使人有舒适感;夏季雷雨之后空气特别清新令人舒爽。这些现象的产生,可能与空气中负离子增多有关。而在城市的闹市区或拥挤的公共场所,容易感到胸闷、头昏、头痛等,则可能与空气中正离子及重离子增多有关。

4. 噪声　凡是干扰人们学习、工作和休息的声音,即人们不需要的声音,统称为噪声。噪声主要来自于交通运输、生产和生活活动,可干扰人们的正常生活和工作,影响睡眠,严重的可导致噪声性耳聋。

### (二) 大气的化学组成及其卫生学意义

自然状态下的大气是无色、无臭、无味的混合气体,主要由氮、氧、氩组成。三者约占空气总量的99.9%。空气中还混有少量其他气体及杂质,如二氧化碳(占0.03%)、水蒸汽、尘埃和微生物等夹杂物,通常,空气各组分含量几乎恒定。

1. 氧　空气中氧含量的波动范围较小,一般在0.5%左右。当空气中氧含量降至14%~15%时,对正常人群影响不明显;当降至12%时,人体可出现代偿性呼吸困难;当降至10%时,可出现恶心、呕吐、智力减退等症状;当降至7%~8%时可引起死亡。但氧含量过高,也会对人体造成伤害。

2. 二氧化碳　空气中二氧化碳含量一般相对稳定,但在一些公共场所,因为人员密集、通风不良等,二氧化碳含量可升高。人体对二氧化碳较动物敏感。当二氧化碳含量升至2%~3%时,可刺激呼吸中枢导致呼吸运动增强和心脑血管扩张;升至8%时,可致呼吸抑制;超过8%时,人体可因呼吸麻痹而死亡。二氧化碳常作为评价空气卫生清洁程度的一个重要指标。

## 二、大气污染对健康的危害及其防治措施

### (一) 大气污染对健康的危害

大气污染对健康的危害是多方面的,可表现为急性中毒、慢性危害和远期危害。环境污染物可作用于皮肤、粘膜、眼睛,在局部或全身造成直接危害;大气污染物可破坏绿化、恶化人类生活卫生条件、影响农作物生长、破坏经济资源等,而造成间接危害。

1. 直接危害

(1) 急性中毒:主要发生在大气污染严重的地区,特别是盆地或谷地并持续出现大气逆温的情况下。急性中毒按生成的原因不同可分为烟雾事件(煤烟型、光化学型)和生产事故。

(2) 慢性中毒:大气污染对人体的危害主要表现为慢性中毒。其特点是污染物在较低的

浓度下,长期持续地作用于人群而导致慢性中毒。如引起咽喉炎、气管炎等,严重者可引起慢性阻塞性肺部疾病。

(3) 诱发疾病:大气污染导致机体抵抗力降低,容易发生感染或使某些疾病的总患病率升高。如在居民区,当大气中烟尘和二氧化硫浓度持续增高时,可出现人群死亡率增高的现象,尤其是老年人和患有慢性阻塞性肺部疾病或有心血管疾病的人。

(4) "三致"作用:"三致"作用,即致癌、致畸形、致突变作用。具有致癌作用的大气污染物有多环芳烃及其衍生物和砷、镍、铍、铬、氟等无机物以及某些放射性物质等多达几十种。空气污染是肺癌发生的重要原因之一。另外一些大气污染物还可引起致突变和致畸变作用。

(5) 变态反应:空气中某些污染物(如甲醛等),可使机体发生变态反应。

2. 间接危害  动物可因吸入被污染的空气或吃了含污染物的食物而发病或死亡;植物可由于大气污染物的危害而致抗病力下降,生长发育受阻,叶面产生伤斑或枯萎死亡。空气污染物可对金属制品、建筑材料、纺织衣物、皮革、文化艺术品等造成化学性损害和玷污损害。酸性降雨,对农业、林业、淡水养殖业等造成不利影响。氟氯烃类化合物可破坏高空臭氧层,导致大气层中出现臭氧空洞,对人类和生物的生存产生危害。二氧化碳等温室气体的增多会导致全球气候变暖、天气灾害增多。烟尘等气溶胶粒子增多,使大气混浊度增加,影响太阳辐射,减弱地球长波辐射,可能导致异常气候。

### (二) 大气污染的防治措施

《环境空气质量标准(GB3095-2012)》于2016年1月1日正式实施。该标准将环境空气功能区分为自然保护区、风景游览和其他需要特殊保护的一类区,以及居住区、商业交通居民混合区、文化区、工业区和农村地区的二类区,并按功能分区进行分类管理。《中华人民共和国环境保护法》和《中华人民共和国大气污染防治法》作为大气保护的基本法律法规,为保障我国居民健康提供了法律保证。

1. 预防和控制污染  大气卫生防护的根本性措施是改革工艺、节能减排。在生产工艺中尽量使用无毒或低毒的原料;实现密闭化、自动化、管道化作业,减少污染物的排放;同时加强生产管理,防止跑、冒、滴、漏;使用消烟除尘设备,改造锅炉以提高燃烧效率。

2. 科学规划,合理布局  工矿企业是空气污染的主要污染源。在城市建设规划时,应将工业区建在居民区常年主导方向的下风侧,同时还应设置卫生防护地带,以减少工业区空气污染物对居民区污染。

3. 加强监测、监督  建立健全大气污染监测系统,评价大气环境质量,及时发现大气污染来源,对违反大气污染防治法的事件及时处理。

4. 加强宣传教育,提高环保意识  依靠政府及全社会的力量,共同防治大气污染,创造良好的大气环境质量。

5. 加强绿化  植树造林,完善城市绿化系统。增设公园绿地,扩大绿地面积。

## 第二节 居住环境与健康

人的一生大约有2/3的时间是在居室内度过的,住房是家庭成员的生活场所,居住生活是人类经济和社会活动的组成部分。居民的居住水平和居住环境质量是衡量一个国家或地区人民生活水平的指标之一,它直接影响着居民的健康。

## 一、住宅的卫生学意义

住宅内的环境因素包括微小气候、日照、采光、噪声和空气清洁状况等。良好的居住环境对机体是一种良性刺激,可增强机体的免疫功能和抗病力,减少疾病的发生,从而降低患病率和死亡率。反之,不良的居住环境对机体是一种恶性刺激,可降低机体各系统的功能和抵抗力,导致居民健康水平下降,患病率和死亡率增高。住宅一旦建成,使用年限可达几十年甚至数百年,因此,住宅卫生状况不仅影响当代人,还影响子孙后代的健康。居住环境对人体的影响是长期的、慢性的,不易在较短的时间内明显地体现出来。

## 二、住宅的基本卫生要求

为了保证住宅具有良好的居住和家庭生活条件,促进居民健康,应满足以下基本卫生要求:

1. 适宜的微小气候　室内微小气候适宜,干燥,防止潮湿,冬暖夏凉,必要时应有通风、隔热、采暖、防寒等设备。

2. 良好的采光照明　白天充分利用自然光采光,晚间照明适当。

3. 清洁卫生的空气　应避免室内外各种污染源对室内空气的污染,冬季也应保证室内有适当的换气。

4. 安静整洁的环境　以利于休息、睡眠、学习和工作。

5. 齐全的卫生设施　应有上、下水道和其他卫生设施,以保持室内清洁卫生。

## 三、住宅设计的卫生要求

### (一)住宅的平面配置

住宅的平面配置包括住宅的朝向、住宅群中住宅间距、住宅内部各户之间的关系以及一户之中各个房间的相互配置。住宅设计中要贯彻住宅的卫生标准和要求。

1. 住宅朝向和间距　住宅的朝向和间距直接影响住宅的采光、通风、小气候和空气的清洁程度等。应根据当地各季节的太阳高度、日照时数、各季节的风向频率和风速等,选择住宅的最佳朝向和间距,特别要保证主室的卫生条件。我国多数地区住宅朝向都采用朝南或南偏东,应避免朝西或北。住宅间距可用日照卫生间距衡量。日照卫生间距是指前后建筑物间距与前排建筑物的高度的比值。根据最小日照时数3小时的标准,南方日照卫生间距应不小于1.5倍,北方应不小于2倍。

2. 相互配置　住宅内各户之间的关系主要解决各户之间的分隔,以营造安静的生活居住环境,避免互相干扰和减少疾病传播的机会。住宅应按照成套设计,每套住宅应设计有卧室、起居室(厅)、厨房和卫生间等。厨房最好配置在近入口处,卫生间不能布置在下层住户的卧室、起居室、厨房和餐厅的上层。室外活动空间(包括阳台、外走廊或底层住宅外的小庭院)应是露天或半露天的,阳光充足,通风良好。户内各个房间的相互配置应方便居民生活,主室要有充足的日照和采光、适宜的小气候、清洁的空气以及安静舒适的环境,具体配置方案可因地制宜。

### (二)住宅居室的卫生规模

居室卫生规模是指根据卫生要求确定的居室容积、净高、面积和进深等应有的规模(大小)。

1. 居室容积　居室容积是指每个居住者所占有的居室的空间容积。居室容积的大小与居住者的生活方便、室内的小气候和空气的清洁程度有关。它是评价住宅卫生条件和居住条件的一个重要指标。当前,由于我国人口众多、住宅紧张,很难单一地强调居室的卫生问题,应综合社会、经济与环境卫生三种效益考虑。根据8城市的调查,结合我国当前实际情况,《住宅居室容积卫生标准(GBll 727-89)》规定全国城镇住宅居室容积的卫生标准为20 $m^3$/人。

2. 居室净高　居室净高是指室内地板到天花板之间的距离。居室净高一般在炎热地区可适当高些,而在寒冷地区可以适当低些。《住宅设计规范》(GB50096-2011)规定卧室、起居室(厅)的室内净高应不低于2.4 m。净高过低,可使人产生压迫感。近年来,我国青少年的身高有增加趋势,故居室净高不宜过低。

3. 居住面积　为保证居室内空气卫生、放置必要的家具、有足够的活动空间、避免过分拥挤和减少传染病的传播,每人在居室中应有一定的面积。根据每人所占有的居室容积和居室净高,可计算出每人应有的居住面积。若以每人居住容积20 $m^3$ 计,当居室净高为2.8 m时,居住面积应为7.1 $m^2$。随着国民经济的发展和人民生活水平的不断提高,人均居住面积将会不断扩大。

4. 居室进深　居室进深是指开设窗户的外墙内表面至对面墙壁内表面的距离,它与室内采光和换气有关。进深大的居室中,离外墙远的地方空气不易流动,换气困难。室内采光在靠近窗户处得到的照度最大,离窗2~2.5 m处,照度明显降低。窗户越高,窗户上缘距天花板越近,直射光和散射光越容易照入室内。居室进深与地板至窗上缘高度之比称室深系数。室深系数在一侧采光的居室不宜超过2~2.5,两侧采光的居室不宜超过4~5。居室进深与居室宽度之比,不宜大于2:1,最好是3:2,以利于室内家具的布置。

### (三)住宅的采光和照明

适宜的采光和照明,对机体具有良好的刺激作用,能使视机能和神经系统处于舒适状态,并提高工作效率。采光和照明不良,不仅对机体的一般生理状态产生不良影响,也可因视机能过度紧张,而致全身疲劳。长期在光线不良的条件下学习或工作,可导致近视。

《住宅设计规范》(GB50096-2011)规定,每套住宅至少应有一个居住空间能获得冬季日照,需要获得冬季日照的居住空间的窗洞开口宽度应不小于0.60 m,卧室、起居室(厅)、厨房应有自然采光。卧室、起居室(厅)、厨房的采光系数应不低于1%。

夜间或白天自然光线不足时,需利用人工照明。人工照明应满足光谱组成接近昼光、照度足够稳定、分布均匀、避免炫目,人工照明设备应防止造成室内过热和空气污染等要求。

## 四、室内空气污染与健康

### (一)室内空气污染的来源

1. 来自室外的污染　室外或其他室内环境中污染物可通过门窗缝隙或其他管道缝隙等途径进入室内,而造成或加重室内空气污染,包括室外空气中的污染物、住宅建筑物材料中的污染物、人为带入室内的污染物、生活用水污染、相邻住宅污染等。

2. 室内污染　包括室内燃料的燃烧或加热、人的活动,室内建筑装饰材料和装饰物品,室内生物性污染,家用电器等。

### (二)室内空气污染的危害

室内空气污染是指各种原因导致室内空气中有害物质超标,进而影响人体健康的室内环境污染。有害物质包括苯、氨、甲醛、放射性氡等。室内空气污染可导致传染病、呼吸道感染、中毒性疾病、变态反应、癌症和不良建筑物综合症。

1. 甲醛及其它挥发性有机化合物　　室内甲醛主要来自装修材料及家具。甲醛极易溶于水,当室内湿度较大时,甲醛易溶于水雾中而滞留室内。甲醛具有强烈的刺激性,主要引起暴露者眼结膜和呼吸道粘膜的刺激征用,可引起眼红、流泪、咳嗽、胸闷、气喘、皮肤干燥发痒等。长期接触低剂量甲醛,可导致机体免疫力下降,引起神经衰弱,表现为嗜睡、记忆力减退等,严重者可出现精神抑郁症状。呼吸道长期受到刺激后,可引起肺功能下降。

除甲醛外,常见的挥发性有机化合物(VOCs)还有苯、甲苯、三氯甲烷、三氯乙烯、萘等。这类污染物主要来源于室内装修过程使用的装修物品,包括装饰材料、胶黏剂、涂料以及空气清新剂等。它们对机体的危害主要是刺激作用,尤其是对眼、鼻、咽喉及头、颈和面部皮肤的刺激,引起头痛、头晕、神经衰弱和皮肤、黏膜的炎症。苯、甲苯能损伤造血系统,诱发白血病。

2. 一氧化碳(CO)　　CO 与心肌梗死、心绞痛、动脉粥样硬化等疾病密切相关。室内 CO 浓度与居民血液中碳氧血红蛋白(HbCO)呈正相关,HbCO 可促进心肌缺氧的发展。

3. 氡及其子体　　氡是一种无色、无味、无臭的惰性放射性气体,氡在衰变过程中释放出 $\alpha、\beta、\gamma$ 粒子后衰变为各种氡子体。氡及其子体均为放射性粒子,其中对人体危害最大的是镭衰变而来的氡。氡污染主要来源于室内地基土壤和建筑装修材料。氡主要损害呼吸道,可引起肺癌。

4. 可吸入颗粒物　　粒径大于 10 $\mu m$ 的颗粒物大部分被阻挡在上呼吸道(鼻腔和咽喉部)。粒径在 2.5 $\mu m$ 至 10 $\mu m$ 之间的颗粒物,能够进入上呼吸道,但部分可通过痰液等排出体外,对人体健康危害相对较小。而粒径小于 2.5 微米的细颗粒物(PM2.5),被吸入人体后会进入支气管,干扰肺部的气体交换,引起哮喘、支气管炎和心血管疾病等。颗粒物的化学组成十分复杂,同时富集了空气中的酸性氧化物、有机污染物、有毒金属,并可吸附细菌、病毒,还可以通过支气管和肺泡进入血液,对人体健康造成危害。

5. 二氧化碳　　当室内、外空气交换良好时,室内空气中 $CO_2$ 的浓度一般不会达到使人主观感觉不适的状态。但是,当室内 $CO_2$ 浓度达 0.1% 时,少数敏感的人就会产生不适感;当浓度大于 1.5% 时,会导致呼吸困难、呼吸频率加快、血液 pH 值改变、人的活动能力减弱等;当浓度大于 3% 时,会出现头痛、眩晕和恶心;当浓度大于 6%～8% 时,可导致昏迷和死亡。$CO_2$ 作为居室中常见的污染物,其浓度的高低可以用来表示室内空气清洁程度以及通风换气是否良好。居室内 $CO_2$ 浓度应保持在 0.07% 以下,最高不超过 0.1%。

6. 病原微生物　　许多病原微生物可通过空气或饮用水在室内传播而引起疾病,如流行性感冒、流行性腮腺炎、麻疹、百日咳、白喉及肺结核等。

尘螨普遍存在于人类生活和工作环境中,尘螨属节肢动物,具有强烈的变态反应原性,可引起荨麻疹、过敏性哮喘、过敏性鼻炎、过敏性皮炎等。尘螨在室温 20～30 ℃,湿度 75%～85%,空气不流通处,尤其在床褥及纯毛地毯下面容易孳生。预防措施主要是加强室内通风换气,勤清扫易滋生尘螨的场所。

军团杆菌为革兰氏染色阴性杆菌,广泛存在于空调制冷装置中,人工供水系统(包括淋浴器、矿泉池、喷泉以及空调设备的冷却塔)有时也能为军团杆菌的大量繁殖提供条件。人们可由空调、供水系统、雾化吸入污染的水源而引起感染,特征表现是肺炎伴全身性毒血症症状,严重者可出现呼吸衰竭,病死率可达 15%～20%。预防措施主要是对空调系统的管道进行定期清洗和循环用水的消毒等。

7. 不良建筑物综合征　不良建筑物综合征(SBS)是人们对室内环境的一种反应,大多数室内活动者的反应不能归因于某一明确的因素,是由若干暴露因素联合作用所引起。其主要表现为易疲劳、嗜睡、头痛、易感冒、胸闷、眼睛不适、上呼吸道刺激症状、工作效率低下等。当离开这种环境一段时间后,上述症状会减轻或消失。可能与建筑物内空气污染、空调系统通风不良、空气交换率低等有关。

### (三) 室内空气污染的预防措施

1. 选择良好的居住环境　住宅应远离工业区、交通要道及其他污染源,在间隔的防护距离内进行绿化。同时,应加强大气卫生防护,防止对室内空气的污染。

2. 选择合格的建筑材料和室内装饰材料　室内装修时应选择符合国家环保标准的建筑、装饰材料,避免过度装修。

3. 加强室内通风　经常开窗、通风换气,坚持室内定期清扫,保持室内空气清新。刚装修的住房或新家具放置后,应经过一定时间的充分通风后再居住。

4. 改革燃料　提高气化水平　保证烟道通畅,改进燃料结构,改进燃烧方式,提高气化水平和燃烧效率,推广电热烹调,采取集中式供暖。

5. 保持良好的卫生习惯　尽量避免油炸食物,炒或煎时也应尽量缩短时间。烹调时应打开油烟机或开窗换气,不在室内吸烟,以减少有害烟雾对室内空气的污染。不在居室内饲养宠物,被褥、毛毯和地毯等应经常在阳光下晾晒。

6. 正确使用空调设备　集中空调通风系统和冷却系统应保持清洁,并按要求定期进行清洗和消毒。

## 第三节　生活饮用水与健康

水是构成机体的重要成分,对人类的生产、生活具有极其重要的作用。水占成人体重约70%,占新生儿体重约80%~90%。水是人体矿物质的重要来源,成人每天生理需水2~3 L。人体内的一切生命活动都离不开水。水在保持个人卫生、绿化环境、调节气候、农作物种植等方面都起着不可替代的作用。我国淡水资源并不丰富,人均淡水资源仅为世界人均量的1/4,同时水体污染加剧了淡水资源的短缺。因此,保护水资源,重视饮用水卫生,供给量足、质优的饮用水对预防疾病、维护和促进人类健康有重要意义。

### 一、水源的种类及其卫生学特征

#### (一) 降水

降水是指雨雪水。降水矿物质含量低,但在降落到地面的过程中空气中的有害物质可溶于其中,从而使水质受到影响。降水中的化学成分与地区地质特点以及大气污染有关。降水量往往受地区和季节影响,因此,降水作为饮用水水源时,水量常常难以保证。

#### (二) 地面水

地面水是指江、河、湖、水库、池塘水等。地面水的化学组成与降水及其流经的地面土壤有关。其特点是水量丰富、矿物质含量低、流动性强、自净能力强、取用方便。地面水是日常生活和工业用水的主要来源。江河水水量大、流速快、水质较浑浊,但具有较强的自净能力。湖水流动较慢、水质较清,水生植物较易生长。池塘水水量较小、自净能力较差,是地面水中水质较差的水源。

### (三)地下水

地下水是指地表以下的水体。地下水可分为浅层地下水、深层地下水和泉水等。其特点是水温较稳定,水质较清,细菌含量较少,矿物质含量较高。但地下水流动慢,溶解氧含量低,一旦被污染,不易自净。

## 二、生活饮用水的基本卫生要求

生活饮用水指供人们生活的饮水、生活用水。《生活饮用水卫生标准》规定生活饮用水水质应符合以下基本要求:①饮用水不得含有病原微生物。②饮用水化学组成上对人体有益无害。③饮用水中放射性物质不得危害人体健康。④饮用水感官性状良好,不得有肉眼可见物。⑤生活饮用水应经消毒处理。⑥生活饮用水水质应符合卫生要求。

## 三、生活饮用水的水质规范与检验指标

2012年7月1日起,我国全面实施新版《生活饮用水卫生标准》(GB5749－2006,以下简称《标准》),水质指标由原来的35项增加到106项,增加了71项,修订了8项,包括37项常规检验项目和69项非常规检验项目(表2-1)。执行《标准》是保证饮用水安全的一项重要措施。

表2-1 生活饮用水水质常规检验项目及限制

| 指 标 | 限 值 |
|---|---|
| 1. 微生物指标[①] | |
| 总大肠菌群(MPN/100 ml 或 CFU/100 ml) | 不得检出 |
| 耐热大肠菌群(MPN/100 ml 或 CFU/100 ml) | 不得检出 |
| 大肠埃希氏菌(MPN/100 ml 或 CFU/100 ml) | 不得检出 |
| 菌落总数(CFU/ml) | 100 |
| 2. 毒理指标 | |
| 砷(mg/L) | 0.01 |
| 镉(mg/L) | 0.005 |
| 铬(六价,mg/L) | 0.05 |
| 铅(mg/L) | 0.01 |
| 汞(mg/L) | 0.001 |
| 硒(mg/L) | 0.01 |
| 氰化物(mg/L) | 0.05 |
| 氟化物(mg/L) | 1.0 |
| 硝酸盐(以 N 计,mg/L) | 10 地下水源限制时为20 |
| 三氯甲烷(mg/L) | 0.06 |
| 四氯化碳(mg/L) | 0.002 |

续表 2-1

| 指　标 | 限　值 |
|---|---|
| 溴酸盐(使用臭氧时,mg/L) | 0.01 |
| 甲醛(使用臭氧时,mg/L) | 0.9 |
| 亚氯酸盐(使用二氧化氯消毒时,mg/L) | 0.7 |
| 氯酸盐(使用复合二氧化氯消毒时,mg/L) | 0.7 |
| 3. 感官性状和一般化学指标 | |
| 色度(铂钴色度单位) | 15 |
| 浑浊度(NTU-散射浊度单位) | 1<br>水源与净水技术条件限制时为 3 |
| 臭和味 | 无异臭、异味 |
| 肉眼可见物 | 无 |
| pH（pH 单位） | 不小于 6.5 且不大于 8.5 |
| 铝(mg/L) | 0.2 |
| 铁(mg/L) | 0.3 |
| 锰(mg/L) | 0.1 |
| 铜(mg/L) | 1.0 |
| 锌(mg/L) | 1.0 |
| 氯化物(mg/L) | 250 |
| 硫酸盐(mg/L) | 250 |
| 溶解性总固体(mg/L) | 1000 |
| 总硬度(以 $CaCO_3$ 计,mg/L) | 450 |
| 耗氧量($COD_{Mn}$ 法,以 $O_2$ 计,mg/L) | 3<br>水源限制,原水耗氧量＞6 mg/L 时为 5 |
| 挥发酚类(以苯酚计,mg/L) | 0.002 |
| 阴离子合成洗涤剂(mg/L) | 0.3 |
| 4. 放射性指标[②] | 指导值[②] |
| 总 α 放射性(Bq/L) | 0.5 |
| 总 β 放射性(Bq/L) | 1 |

①MPN 表示最可能数；CFU 表示菌落形成单位。当水样检出总大肠菌群时,应进一步检验大肠埃希菌或耐热大肠菌群；水样未检出总大肠菌群,不必检验大肠埃希菌或耐热大肠菌群。
②放射性指标超过指导值,应进行核素分析和评价,判定能否饮用。

生活饮用水的常规检验项目分为四类,即微生物指标、毒理指标、感官性状和一般化学指标以及放射性指标。

## （一）微生物指标

1. 菌落总数　细菌总数可用于评价水质清洁程度和净化、消毒的效果。细菌总数增多说明水体被污染，但不能说明污染来源，须结合总大肠菌群来判断。标准规定不超过100个细菌菌落形成单位，即每毫升水样不超过100CFU。

2. 耐热大肠菌群　作为一种卫生指标菌，耐热大肠菌群中很可能含有粪源微生物，因此耐热大肠菌群的存在表明水体可能受到了人畜粪便的污染，可能存在大肠杆菌。为此，标准限值为每100毫升水样中不得检出。

3. 大肠埃希菌　大肠埃希菌专一来自粪便，极少在未受粪便污染的水或土壤中出现，是水体受到粪便污染的重要检测指标之一。标准限值为每100毫升水样中不得检出。

4. 总大肠菌群　当饮用水受到粪便等污染时，就可能带有沙门菌、志贺菌、弧菌、肠道病毒等，从而可引起肠道传染病传播流行。总大肠菌群含量的多少，可表明水体被污染的程度，并间接地表明水中可能存在肠道病原菌以及对人体健康具有潜在危险性。根据我国多年供水实践经验，并确保在流行病学上的安全，标准限值为每100毫升水样中不得检出。

## （二）毒理学指标

1. 砷、镉、铬、铅、汞、硒、氰化物、硝酸盐、溴酸盐、甲醛、亚氯酸盐、氯酸盐　这些物质具有明显的毒性，在饮用水中的含量超过标准限量，会引起急、慢性中毒。

2. 三氯甲烷和四氯化碳　已经证实三氯甲烷（氯仿）对人具有潜在致癌性；四氯化碳具有多种毒理效应，包括致癌及对肝、肾的损害。如果水中含量超出标准，则对人体有潜在的致癌风险。

3. 氟化物　适量的氟可以预防龋齿，但长期饮用高氟水又可引起氟中毒。考虑到饮水中氟含量为1.0 mg/L时对牙齿的轻度影响和氟的防龋作用，以及对我国广大高氟区饮水进行除氟或更换水源所付出的经济代价，标准限值为1.0 mg/L。

## （三）感官性状和一般化学指标

1. 色　洁净水是无色的。沼泽水由于含腐殖质而呈黄色，低铁化合物使水呈淡绿色，高铁化合物及四价锰使水呈黄色，水中存在大量藻类时呈亮绿色。水体被工业废水污染后，可呈现该工业废水所特有的颜色。色度大于15度时，多数人可以察觉，大于30度时所有人均可察觉并感到嫌恶。因此，标准限值为15度，并不得呈现其他异色。

2. 浑浊度　浑浊度与水中存在的泥沙、胶体物、有机物、微生物等物质有关。浑浊度是衡量水质污染程度的重要指标。浑浊度的降低有利于杀灭细菌和病毒，因而，浑浊度低的水对限制水中有害物质、细菌和病毒有着积极的卫生学意义。我国现行标准限值为1度，特殊情况下不超过3度。

3. 臭和味　水臭的产生主要是有机物的存在或生物活性增加的表现，或工业污染所致。《标准》规定饮用水不得有异臭、异味。

4. 肉眼可见物　饮用水中不应含有沉淀物、肉眼可见的水生生物及令人嫌恶的物质。

5. pH值　天然水pH值一般在7.2~8.5之间。pH值对水的净化处理有重要影响，碱性水有倾向沉淀的作用，但使氯化消毒的效果有所降低；酸性水有侵蚀作用，容易腐蚀输水管道，影响水质。标准限值范围为6.5~8.5。

6. 总硬度　总硬度是指水中钙、镁盐的总量。标准规定饮用水的总硬度不超过450 mg/L（以$CaCO_3$计）。水的硬度过高可影响日常生活，如可促使水垢形成、影响茶味、消耗肥皂，同时引起胃肠功能紊乱，出现腹痛、腹胀、腹泻。

7. 耗氧量　耗氧量代表水中可被氧化的有机物和还原性无机物的总量,为有机物污染的主要化学指标之一。标准规定不超过 3 mg/L,特殊情况下不超过 5 mg/L。

8. 铝、铁、锰、铜、锌、氯化物、硫酸盐、溶解性总固体、挥发酚类、阴离子合成洗涤剂　当这些物质在水中超过一定量时,可使水呈异色、异味,影响生活饮用。

### (四)放射性指标

天然水源中可能存在微量的天然本底放射性物质。人类的某些实践活动可能使环境中的天然辐射水平增高,特别是随着核能的发展和同位素新技术的应用,可能出现放射性物质污染环境的问题。放射性有害物质可增加肿瘤的发生率、病死率以及发育中的变态。水质标准限值规定,总 α 放射性不超过 0.1 Bq/L,总 β 放射性不超过 1 Bq/L。

## 四、生活饮用水的净化和消毒

饮水净化的目的是改善水体感官性状,除去悬浮杂质,常用的方法有沉淀和过滤。消毒的目的主要是杀灭水中病原微生物,保证流行病学上安全,防止介水传染病的发生与流行。

### (一)水的净化处理

1. 沉淀　水中的悬浮物质和胶体物质凭借本身的重力作用而下沉,可使水初步澄清,称为自然沉淀。但颗粒小的悬浮物质、水中的胶体微粒因带负电荷而相互排斥,不易自然沉淀,需在水中加入混凝剂,混凝剂与水中重碳酸盐结合生成带正电荷的胶体物,再与水中带负电荷的胶体粒子凝聚形成较大的絮状物(俗称矾花)。这些絮状物有较大的表面积,能吸附水中的悬浮物、细菌及色素,使水澄清、脱色。常用混凝剂有硫酸铝、明矾、三氯化铁、聚合氯化铝和聚丙烯酰胺等。随着吸附数量的增加,絮状物重量越来越大,逐渐沉到水底,这种沉淀称为混凝沉淀。如水中含重碳酸盐太少,就不易生成絮状物而影响混凝效果,这种情况下,可在水中加入一些熟石灰。

通过混凝沉淀,可使水的混浊度降低 98%,色度减少 80% 以上,细菌和大肠菌群减少 80% 以上。

2. 过滤　过滤是使水通过石英砂等多孔滤料层,以截留水中悬浮杂质和微生物等的净水过程。通过阻留、沉淀和吸附作用,过滤可除去水中 80%～90% 以上的细菌及 99% 的悬浮物,还可滤除掉寄生虫虫卵。

### (二)水的消毒

水经过净化处理后,尚不能保证已去除全部病原微生物。为了使水质符合饮用水各项细菌学指标的要求,防止介水传染病的发生和流行,饮用水必须进行消毒处理。饮水消毒可采用物理消毒法(如煮沸、紫外线照射、超声波杀菌等)和化学消毒法。目前我国广泛采用的是化学消毒法中的氯化消毒法。

1. 氯化消毒剂　氯化消毒剂中化合价大于 -1 价的、具有杀菌作用的氯叫有效氯。常用的氯化消毒剂有液态氯、漂白粉(氯化次氯酸钙)、漂白粉精(次氯酸钙)等。

2. 氯化消毒的原理　氯化消毒剂在水中可水解生成次氯酸(HOCl)。次氯酸分子体积小,不带电荷,容易穿过细胞壁。次氯酸又是强氧化剂,能透过细菌的细胞膜在细胞内抑制磷酸丙酮脱氢酶的活性,使细菌糖代谢发生障碍而死亡。次氯酸根(OCl−)也具有杀菌能力,但其带负电荷难于接近细菌,其杀菌力仅为 HOCl 的 1/80。

$$Cl_2 + H_2O = HCl + HClO$$
$$Ca(ClO)_2 + H_2O = Ca(OH)_2 + 2HClO$$

$2Ca(ClO)Cl + 2H_2O = Ca(OH)_2 + 2HClO + CaCl_2$

**3. 影响氯化消毒效果的因素**

（1）加氯量和消毒时间：一般要求加氯消毒 30 分钟后，出厂水中游离性余氯不低于 0.3 mg/L，管网末梢水中游离性余氯不低于 0.05 mg/L。适当增加加氯量和接触时间，可提高消毒效果。

（2）水的 pH 值：次氯酸在水中的浓度受 pH 值的影响。pH 值低时，主要以次氯酸的形式存在；随着 pH 值的增高，次氯酸逐步离解，含量减少，而次氯酸根离子增多。次氯酸的杀菌效力比次氯酸根离子高 80 倍。所以，pH 值偏低时杀菌效力高，pH 值偏高时杀菌效力低。

（3）水温：水温高时杀菌作用快。0～5 ℃时的杀菌速度是 20 ℃时的 1/3。因此，水温低时要适当延长消毒时间，以保证消毒的效果。

（4）水的混浊度：水的混浊度高，表明水中有机物、无机物等杂质多，氯的消耗量会增加，而且附着在悬浮物上的细菌不易受到消毒剂的作用，影响消毒效果。因此，混浊度大的水必须先净化处理后再消毒。

**4. 氯化消毒方法**

（1）常量氯化消毒法：加氯量＝需氯量＋余氯量。污染较轻的水加氯量为 1～3 mg/L，污染较重的为 3～5 mg/L。加氯量是否适宜主要以余氯量来衡量，要求加氯接触 30 分钟以后，水中游离性余氯应不低于 0.3 mg/L，管网末梢水不应低于 0.05 mg/L。

（2）过量氯化消毒法：在新井启用、旧井修理或淘洗、洪涝灾害发生、介水传染病暴发等情况下使用过量氯化消毒法。加氯量为常量氯化消毒法加氯量的 10 倍（10～20 mg/L），游离性余氯量达 1～5 mg/L。

### 知 识 链 接

#### 世界水日

为了唤起公众的水意识，建立一种更为全面的水资源可持续利用的体制和相应的运行机制，1993 年 1 月 18 日，第 47 届联合国大会根据联合国环境与发展大会制定的《21 世纪行动议程》中提出的建议，通过了第 193 号决议，确定自 1993 年起，将每年的 3 月 22 日定为"世界水日"，以推动对水资源进行综合性统筹规划和管理，加强水资源保护，解决日益严峻的缺水问题。同时，通过开展广泛的宣传教育活动，增强公众对开发和保护水资源的意识。让我们节约用水，不要让最后一滴水成为我们的眼泪！

（朱银龙）

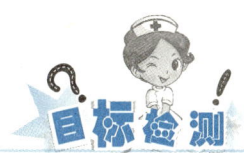

### 一、名词解释
1. 游离性余氯
2. 不良建筑综合征

### 二、选择题
1. 生活饮用水消毒的主要目的是 （ ）
   A. 保持水中有一定量的余氯
   B. 改善水质的感官性状
   C. 除去水中有毒物质
   D. 杀灭病原菌，预防介水传染病
   E. 预防水型地方病的发生
2. 评价氯化消毒效果的简便指标是 （ ）
   A. 加氯量  B. 有效氯  C. 余氯量  D. 水的浑浊度  E. 细菌学指标
3. 生活饮用水卫生标准规定细菌菌落总数应低于 （ ）
   A. 3 CFU/ml  B. 100 CFU/ml  C. 1 000 CFU/ml  D. 3 CFU/L  E. 100 CFU/L
4. 关于室内空气污染描述错误的是 （ ）
   A. 室内空气受大气污染的影响
   B. 室内装修材料可造成室内空气污染
   C. 燃料燃烧是室内空气污染的重要来源
   D. 人的呼吸过程也是室内空气污染的来源
   E. 室内空气污染较室外大气污染轻
5. 下列不属于空气负离子的生物学作用的是 （ ）
   A. 降低血压
   B. 刺激骨髓造血功能
   C. 抑制气管纤毛运动
   D. 改善肺的换气功能
   E. 调节中枢神经的兴奋和抑制

### 三、简答题
1. 如何预防室内空气污染？
2. 住宅的基本卫生要求有哪些？
3. 生活饮用水的基本卫生要求有哪些？
4. 哪些因素影响氯化消毒的效果？

# 第三章 食品与健康

## 学习目标

1. 掌握营养素、营养的概念;平衡膳食的基本要求;常见食品污染的预防与控制;食物中毒的概念与分类。
2. 熟悉各种营养素的生理功能、缺乏危害、食物来源及参考摄入量;常见的细菌性食物中毒;食物中毒的调查处理。
3. 了解常见的非细菌性食物中毒。
4. 能够指导食谱的制订;能够开展食物中毒的调查处理。
5. 具有严谨的态度和团队协作的意识。

食物是人类赖以生存和繁衍的物质条件,是提供人体所需能量和营养物质的重要载体,是维持健康和生命活动的物质基础。食品的营养卫生与人体健康有着密切的关系。食品在原料采购、生产加工、储存和销售等各个环节都有可能受到有害因素的污染,从而对人体健康造成急性、慢性或远期危害。随着社会经济的发展、人民生活水平的提高,食品的质量和安全问题越来越受到人们的重视。

## 第一节 食物与营养

### 一、概述

#### (一)基本概念

1. **食品** 指各种供人食用或者饮用的成品和原料以及按照传统既是食品又是药品的物品,但是不包括以治疗为目的的物品。
2. **营养素** 是指食物中具有特定生理功能,能维持人体生命现象所必需的化学物质。人体所必需的营养素有蛋白质、脂类、糖类、维生素、水、无机盐和膳食纤维7类。
3. **营养** 指人体摄入、消化、吸收和利用食物中营养成分,满足自身生理需要、维持生长发育、组织更新和良好健康状况的生物学过程。简单地讲,营养是人类的摄食过程。
4. **营养学** 营养学是研究食物与机体的相互作用,以及食物营养成分在机体中分布、运输、消化、代谢等方面的一门学科。

5. 食品卫生学　食品卫生学是研究食品中可能存在的、威胁人体健康的有害因素及其预防措施,提高食品卫生质量,保护消费者安全的科学,是研究食品卫生质量,防止食品中可能出现的有害因素损害人体健康的科学。其主要的内容为:食品添加剂及其卫生;食物污染物的来源、性质、对人体危害及其机制、有关的预防措施;食物中毒及其预防;食品卫生质量鉴定和制订食品卫生质量标准;主要食品和主要食品企业卫生管理等。

### (二) 中国居民膳食营养素参考摄入量(DRIs)

DRIs是在推荐的膳食营养素供给量(RDA)基础上发展起来的一组每日平均膳食营养素摄入量的参考值。它包括:平均需要量、推荐摄入量、适宜摄入量和可耐受最高摄入量。

1. 平均需要量(EAR)　满足某一特定性别、年龄及不同生理状况群体中50%个体需要量的摄入水平。EAR是制定RNI的基础。

2. 推荐摄入量(RNI)　是可以满足某一特定性别、年龄及不同生理状况群体中绝大多数个体(97%～98%)需要量的摄入水平。RNI的主要用途是作为个体每日摄入该营养素的目标值。

3. 适宜摄入量(AI)　是指通过观察或实验获得的健康人群某种营养素的摄入量。AI的主要用途是作为个体营养素摄入量的目标值。制定AI时不仅考虑到预防营养素缺乏的需要,而且也纳入了减少某些疾病风险的概念。

4. 可耐受最高摄入量(UL)　是指平均每日可以摄入某营养素的最高量。

## 二、营养素与能量

### (一) 蛋白质

没有蛋白质就没有生命,蛋白质是生命的物质基础。机体中的所有细胞和组织都有蛋白质参与。蛋白质约占人体重量的16.3%。人体内蛋白质的种类很多,性质、功能各异,但都是由20多种氨基酸按不同比例组合而成的,并在体内不断进行代谢与更新。被摄取的蛋白质在体内经过消化分解成氨基酸,吸收后在体内主要用于重新按一定比例组合成人体蛋白质,同时新的蛋白质又在不断代谢与分解,时刻处于动态平衡中。因此,食物中蛋白质的质和量、各种氨基酸的比例,关系到人体蛋白质合成的量,尤其是青少年的生长发育、孕产妇的优生优育、老年人的健康长寿,都与膳食中蛋白质有着密切的关系。

1. 生理功能　蛋白质是构成人体组织的主要成分;人体氮元素的唯一来源;维持机体组织更新、生长、修复的重要物质;遗传信息的传递以及许多重要物质的运转都与蛋白质有关;许多具有调节生理功能的物质如催化代谢反应的酶、调节体内代谢过程的激素、具有免疫功能的抗体、承担运输氧的血红蛋白、进行肌肉收缩的肌纤凝蛋白等其本身就是蛋白质;还能为机体提供热能等。

2. 氮平衡　衡量机体蛋白质营养的重要指标。当膳食蛋白质来源适宜时,机体蛋白质代谢处于平衡状态,氮的摄入量与氮的排出量相等称为氮平衡。应当供给儿童青少年较多的蛋白质,使体内有较多的潴留氮,以保证生长发育。即要求氮的摄入量大于氮的排出量,达到正氮平衡。体弱多病、营养不良、代谢功能衰退等人群,往往处于负氮平衡状态,即由食物摄入的氮量少于排泄物中的氮量,称为负氮平衡。

组成人体蛋白质的20多种氨基酸,其中有8种是人体不能合成或合成数量满足不了机体需要,必须从膳食中直接摄取,这些氨基酸称为必需氨基酸(EAA)。它们是赖氨酸、色氨酸、苯丙氨酸、蛋氨酸、苏氨酸、异亮氨酸、亮氨酸、缬氨酸,组氨酸对婴幼儿也是必需氨基酸。

3. 食物蛋白质的营养价值

(1) 食物中蛋白质的含量:这是评价食物蛋白质营养价值的基础,只有蛋白质含量高,其他指标也较好,才能满足机体的需要。食物中蛋白质含量一般用凯氏定氮法测定,将测得的含氮量乘以 6.25 即得到食物中蛋白质的含量。

各种食物中蛋白质含量以大豆类最高(30%~40%),肉类次之(12%~20%),粮谷类较低(<10%)。

(2) 蛋白质消化率:是指蛋白质被消化酶分解的程度。消化率高说明该蛋白质被消化利用的可能性大,其营养价值也高。

动物蛋白质消化率一般高于植物蛋白质,如蛋类为 98%,乳类 97%~98%,馒头 79%。另外,不同加工方法的食品消化率也不同,如大豆为 60%,加工成豆腐其消化率提高到 90%。

(3) 蛋白质生物学价值:指蛋白质经消化吸收后,进入机体可以储留和利用的部分。食物蛋白质的生物学价值高低主要取决于食物中必需氨基酸的含量和比值。

食物蛋白质中必需氨基酸比值愈接近人体必需氨基酸需要量比值,则该食物蛋白质的生物学价值就愈高。但由于各种食物蛋白质中必需氨基酸组成及含量比值不同,人们往往将富含某种氨基酸和缺乏该种氨基酸的食物混合食用,互相取长补短,以提高其生物学价值,此即为"蛋白质互补作用"。混合膳食一直是我国人民的传统膳食,应当充分予以发扬。常见食物蛋白质生物学价值见表 3-1。

表 3-1　常用食物蛋白质生物学价值

| 食物 | 生物学价值(%) | 食物 | 生物学价值(%) | 食物 | 生物学价值(%) |
| --- | --- | --- | --- | --- | --- |
| 全鸡蛋 | 94 | 大米 | 77 | 小米 | 57 |
| 牛奶 | 90 | 白菜 | 76 | 高粱 | 56 |
| 鱼 | 83 | 豆腐 | 65 | 生黄豆 | 57 |
| 虾 | 85 | 小麦 | 67 | 熟黄豆 | 64 |
| 牛肉 | 76 | 玉米 | 60 | 甘薯 | 72 |
| 猪肉 | 74 | 花生 | 59 | 蚕豆 | 58 |

4. 食物来源　人体所需蛋白质来自动、植物性食物。按蛋白质的营养价值可将其分为完全蛋白质(优质蛋白质)和不完全蛋白质。完全蛋白质含有人体全部必需氨基酸,而且含量比值和人体蛋白质必需氨基酸的比值接近,故营养价值高。优质蛋白质主要存在于动物性食品和大豆及其制品中,如瘦肉含 16%~20%,鱼含 10%~12%,蛋类含 12%,牛奶含 3.4%,大豆含 30%~40%。大多数植物性食品如大米、玉米、小麦、高粱、杂豆类等所含蛋白质数量少,必需氨基酸的种类不全或某种必需氨基酸的比值过低,长期食用某种单一植物性食品对健康不利。

我国居民蛋白质主要来源于粮谷类。近年来随着国民经济的发展和人民生活水平的不断提高,动物性食品的摄入量比过去有所增加。在这里值得指出的是大豆及其制品蛋白质量中质优,应大力提倡多吃大豆制品。

5. 推荐摄入量　我国推荐的每日膳食中蛋白质供给量成年极轻体力劳动者男 70 g、女 65 g,并随劳动强度增加而增加。孕妇和乳母分别增加 15 g 和 25 g,儿童与少年按年龄分组供给 35～90 g，1 岁以内婴儿以公斤体重计，2～4 g/kg（以母乳喂养者供给 2 g/kg，以牛乳喂养者为 3.5 g/kg，混合喂养者为 3 g/kg）。蛋白质的供给量按能量计算，占总能量的 11%～14%，其中儿童青少年为 13%～14%，以保证膳食中有充足的蛋白质满足生长发育的需要；成年人为 11%～12%，可以确保维持正常的生理功能。

6. 蛋白质缺乏症　蛋白质—热能营养不良（PEM）是一种因缺乏能量和（或）蛋白质而引起的营养缺乏病，这是目前发展中国家较为严重的一种营养缺乏病。本病主要发生在婴幼儿，在经济落后、卫生条件差的地区尤为多见，是危害小儿健康、导致死亡的主要原因。据世界粮农组织报道，全世界 70% 的人口不同程度地存在饥饿问题，约有 4 亿儿童患有某种程度的蛋白质—热能营养不良症。

### （二）脂类

脂类是人体重要的组成部分，包括中性脂肪和类脂。

中性脂肪又称为甘油三酯，是由一分子甘油和三分子脂肪酸组成的酯。脂肪酸又有饱和脂肪酸、单不饱和脂肪酸、多不饱和脂肪酸之分，其中亚油酸（十八碳二烯酸）在人体内不能合成，每日必须由食物中供给，故称为必需脂肪酸，是维持人体正常生长发育和健康所必需的。

类脂包括磷脂、固醇类、脂蛋白、糖脂等，是构成人体细胞的重要成分。

1. 生理功能　脂肪进入人体后通过脱氢氧化可释放出大量热能，是人体热能的重要来源。磷脂、胆固醇等类脂是构成人体细胞的重要成分。膳食脂肪提供必需脂肪酸，促进脂溶性维生素的吸收和利用。体内贮存脂肪有隔热和保温作用，脏器间的脂肪能使其免受震动损伤。食物脂肪可增加食物的美味，提高人的食欲和维持饱腹感。

2. 营养价值的评价

(1) 消化率：脂肪的熔点越低，消化率越高。植物油因熔点低，故消化率高。

(2) 必需脂肪酸含量：一般植物油中含量高，动物脂肪中含量少。

(3) 脂溶性维生素的含量：豆、牛奶、肝脏和鱼肝油中含丰富的维生素 A、维生素 D；植物油中含丰富的维生素 E，动物脂肪几乎不含维生素 E。

3. 食物来源　动物性脂肪来自肉、鱼肝油、骨髓、蛋黄等食物，以肥猪肉中脂肪含量最高（90.8%）。动物性食物主要提供饱和脂肪酸，但鱼类例外，内含二十二碳六烯酸（DHA）和二十碳五烯酸（EPA），有降低胆固醇、增加高密度脂蛋白（HDL）的作用，故老年人应多吃鱼。植物性食物以油料作物如大豆、花生、油菜籽、葵花籽、核桃仁等含油量丰富，且以不饱和脂肪酸为主。

4. 推荐摄入量　我国居民脂肪的推荐摄入量以脂肪能量占总能量的百分比计，儿童与青少年为 25%～30%，成年为 20%～25%。另外，多不饱和脂肪酸的摄入量也不是越多越好，一般认为不饱和脂肪酸/饱和脂肪酸≥1 即可。

### （三）糖类

又称为碳水化合物，由碳、氢、氧三种元素组成，包括食物中的单糖（葡萄糖、果糖和半乳糖）、双糖（蔗糖、乳糖、麦芽糖）、多糖（淀粉、糊精、糖原和膳食纤维）。

1. 生理功能

(1) 供给热能：糖类是人体内主要的供能物质，是人类从膳食中获取热能最经济和最主要的来源。我国居民膳食中 60%～70% 的热能由糖类提供。糖类是脑组织所需能量的唯一来源，人体必须定时进食一定量的糖类，维持正常血糖水平以保证大脑的功能。

(2) 构成机体组织成分：如糖脂参与细胞膜的构成，黏蛋白参与结缔组织的构成，核糖与脱氧糖是核酸的重要组成部分。

(3) 解毒和抗生酮作用：当肝糖原贮存充足时，肝脏对毒物有很强的解毒作用。当碳水化合物摄入充足时，有抗生酮作用，可防止酸中毒的发生。

(4) 节约蛋白质作用：碳水化合物充足存在，可免于过多的动用蛋白质作为机体的热能来源而消耗，有利于充分发挥蛋白质特有的生理功能。

2. 膳食纤维　属于多糖，它不能被人体消化吸收，但它对人体具有重要的生理作用，是健康饮食不可缺少的。包括纤维素、木质素、蜡、甲壳质、果胶、β-葡聚糖、菊糖和低聚糖等。

膳食纤维在消化系统中有吸收水分的作用；增加肠道及胃内的食物体积，可增加饱腹感；又能促进肠胃蠕动，可舒解便秘；改善肠道菌群；能吸附肠道中的有害物质以便排出，预防结肠癌。膳食纤维还可以减缓消化速度和最快速排泄胆固醇，所以可让血液中的血糖和胆固醇控制在最理想的水平，预防心血管疾病、糖尿病。

3. 食物来源　多糖类如淀粉主要来自谷类、薯类、根茎类食物，单糖与双糖类除部分来自天然食物外，大部分以制成品的形式（如葡萄糖与蔗糖）直接摄取。

4. 推荐摄入量　我国膳食推荐摄入量中对碳水化合物未做明确规定，一般认为在总热能摄入量中占50%～60%为宜。

### （四）热能

热能是一切生物体包括人类维持生命和一切活动所必需的能量。人体的热能来源于每天所吃的食物，但食物中不是所有营养素都能产生热能的，只有碳水化合物、脂肪、蛋白质这三大营养素会产生热能。碳水化合物、脂肪、蛋白质这三大生热营养素进入机体后，通过生物氧化，将其内在的化学潜能变成热能并释放出来。每克碳水化合物在体内氧化时产生的热能为16.74 kJ（4 kcal），脂肪每克为37.66 kJ（9 kcal），蛋白质每克为16.74 kJ（4 kcal）。

1. 表示热能的单位　过去习惯上用千卡（kcal），作为热能的表示单位。近年来统一用"千焦耳"（kJ）来表示，"千焦耳"的上千倍为"兆焦耳"（MJ）。这两种表示单位可以互换：

1kcal=4.184kJ；1kJ=0.239kcal

2. 人体的能量消耗　人体从食物中摄取能量主要用于基础代谢、体力活动和食物特殊动力作用。其中以体力活动消耗的热能最多。

(1) 基础代谢：基础代谢是机体处于清醒、空腹、安静的状态下维持体温和脏器活动等最基本生命活动所需的最低能量。在实际工作中，可根据身高、体重求出体表面积，然后再按照体表面积计算基础代谢能量。

体表面积($m^2$)=0.006 1×身高(cm)+0.012 8×体重(kg)-0.152 9

成年男子每平方米体表面积每小时基础代谢平均为167.36 kJ（40 kcal），女性比男性约低5%。

(2) 体力活动：从事体力活动所消耗的能量占人体总需要量的大部分，体力活动所消耗的热能与劳动强度、持续时间及熟练程度有关。

(3) 食物特殊动力作用：食物特殊动力作用是机体由于摄取食物而引起体内能量消耗增加的现象。三种生热营养素在摄取过程中所消耗的能量各不相同，蛋白质约为它所供能量的30%，碳水化合物为5%～6%，脂肪为4%～5%。混合膳食的特别动力作用为人体每日基础代谢的10%。

(4) 其他：正处于生长发育阶段的婴幼儿、儿童还包括机体形成新的组织所需的能量。

另外,孕妇、乳母为满足胎盘发育、胎儿生长及体脂贮备、泌乳等均需增加能量的供给。

3. 食物来源　各国的饮食习惯不同,热能来源不同,西方国家居民习惯以动物性食物为主,其热能主要来自蛋白质和脂肪,这种膳食结构既不经济又会因为摄入过多的动物脂肪而不利于健康。我国居民长期以来以粮食为主,动物性食物为辅,粮谷类和薯类含碳水化合物较多,它们是我国居民食物热能的主要来源,占55%~65%。

4. 推荐摄入量　人体能量来源于蛋白质、脂肪和碳水化合物三大产热营养素。中国营养学会推荐:蛋白质、脂肪和碳水化合物提供的热量占总热能的适宜比例分别为10%~15%、20%~30%和55%~65%。

### (五)维生素

维生素是维持人体正常物质代谢和某些特殊生理功能不可缺少的低分子有机化合物。绝大多数维生素都是以本体形式或可被机体利用的前体形式存在于天然的食物中,一般在人体不能合成或合成量很少,必须自食物中获取。维生素不是构成机体组织的原料,也不能为机体提供热能,只需少量即能满足机体的生理需要。维生素对机体具有非常重要的生理功能,许多维生素是体内重要的代谢酶的辅酶,参与机体蛋白质、脂肪、糖类等代谢。

维生素可分为两大类,即脂溶性维生素和水溶性维生素。脂溶性维生素包括维生素A、维生素D、维生素E、维生素K四种,在食物中与脂类共同存在,排泄效率低,故摄入过多时,可在体内蓄积,产生有害作用,甚至发生中毒。水溶性维生素包括B族维生素(维生素$B_1$、维生素$B_2$、维生素$B_6$、维生素$B_{12}$、维生素PP等)和抗坏血酸(维生素C)。水溶性维生素溶于水,排出效率高,故大量摄入一般不会产生蓄积和毒害作用。

1. 维生素A与胡萝卜素　维生素A又名视黄醇,只存在于动物性食物中,胡萝卜素来源于植物性食物,在体内可转变成维生素A,其中最重要的是β-胡萝卜素。维生素A对热、酸、碱稳定,一般加工烹调方法不会引起破坏,但易被氧化,高温与紫外线可促进其氧化破坏。

(1) 生理功能:参与视网膜视紫红质的合成与再生;维持正常暗适应能力,维持正常视觉;维持上皮细胞的正常结构和功能;促进生长发育;抗感染和防癌作用。

(2) 缺乏的危害:长期缺乏维生素A可导致暗适应能力降低,进一步发展可形成夜盲症;皮肤干燥、毛囊角化、毛发干枯脱落;结膜角化、泪腺分泌减少,形成干眼病;骨骼发育受阻、免疫功能下降。但长期过量摄入可引起维生素A中毒,主要表现为厌食、恶心、呕吐、脱发、皮肤瘙痒、肝大,并有致癌作用。

(3) 食物来源:天然维生素A只存在于动物体内。动物的肝脏、鱼肝油、奶类、蛋类及鱼卵是维生素A的良好来源。胡萝卜素广泛分布于植物性食品中。红色、橙色、深绿色植物性食物中含有丰富的β-胡萝卜素,如胡萝卜、红心甜薯、菠菜、苋菜、杏、芒果等。我国居民膳食中动物性食品摄入少,主要由蔬菜中摄取β-胡萝卜素,所以,β-胡萝卜素是我国居民膳食中维生素A的主要来源。

(4) 推荐摄入量:婴幼儿与儿童的不同年龄段,推荐摄入量有所不同(200~750 μg视黄醇当量),从13岁少年开始至成年、老年皆为每日800 μg视黄醇当量。孕妇每日1 000 μg,乳母每日1 200 μg视黄醇当量。

2. 维生素D　维生素$D_2$与维生素$D_3$是最重要的维生素D。维生素$D_2$来源于植物;维生素$D_3$来源于动物,人与动物皮肤中的7-脱氢胆固醇经紫外线照射后即可转变成维生$D_3$。

(1) 生理功能:维生素D对骨骼形成极为重要,其主要功能是调节钙和磷代谢,促进小肠对钙和磷的吸收与利用,促进骨骼与牙齿正常生长与钙化。

(2) 缺乏的危害:维生素 D 与机体内钙、磷代谢密切相关,故当维生素 D 缺乏时,儿童发生佝偻病,成人出现骨软化症和骨质疏松症。但长期摄入过量也可引起中毒。表现为食欲低下、恶心、呕吐、烦渴、易兴奋,甚至有动脉、肾小管、心、肺等处钙化现象。

(3) 食物来源:维生素 D 主要存在于动物肝脏和蛋黄等动物性食品及鱼肝油制剂中,牛奶中含量较少。一般来说,成年人只要能经常接触阳光,在一般膳食条件下,不会造成维生素 D 缺乏。以牛奶为主食的婴儿,应适当补充鱼肝油,并经常接受日光照晒,有利于生长发育。

(4) 推荐摄入量:成年人每日供应 5 μg,孕妇、乳母、儿童与青少年及老年人均为 10 μg。

3. 维生素 $B_1$  维生素 $B_1$(硫胺素)在高温时,特别是在高温碱性溶液中,非常容易破坏,并易受紫外线破坏,在酸性溶液中,稳定性较好。

(1) 生理功能:维生素 $B_1$ 是脱羧辅酶的主要成分,参与碳水化合物代谢,也影响某些氨基酸的代谢;能抑制胆碱酯酶的活性,维持胃肠道的正常蠕动和消化腺的分泌。

(2) 缺乏的危害:维生素 $B_1$ 缺少时,神经组织中的碳水化合物代谢受到阻碍,致使丙酮酸堆积在神经组织中,引起多发性神经炎和脚气病。早期表现为疲乏无力,肌肉酸痛,食欲下降,体重减轻。继之出现周围神经炎症状,严重者表现为心力衰竭,水肿。

(3) 食物来源:维生素 $B_1$ 含量丰富的食物有粮谷类、豆类、干果、酵母、硬壳果类,尤其在粮谷类的表皮部分含量更高,故碾磨精度不宜过度。长期食用精细米、面的人群容易导致脚气病。动物内脏、蛋类及绿叶菜中含量也较高,芹菜叶、莴笋叶中含量也较丰富,应当充分利用。

(4) 推荐摄入量:维生素 $B_1$ 的需要量与机体热能总摄入量成正比,故维生素 $B_1$ 的供给量以每 4.2 MJ(1 000 kcal)热能供给多少来表示,我国推荐维生素 $B_1$ 供给量成人为 0.5 mg/4.2 MJ。

4. 维生素 $B_2$  维生素 $B_2$(核黄素)在中性和酸性溶液中对热稳定,在碱性条件下易分解破坏,对光敏感,特别是紫外光。

(1) 生理功能:维生素 $B_2$ 是机体各种黄素酶的辅酶部分,在生物氧化过程中广泛地起着递氢作用;参与机体内三大生热营养素的代谢过程,与热能代谢直接相关。

(2) 缺乏的危害:机体缺乏维生素 $B_2$ 则出现能量和物质代谢的紊乱,表现在外生殖器、舌、唇、口角的综合征。临床表现为口角炎、唇炎、舌炎、睑缘炎、阴囊炎和脂溢性皮炎。

(3) 食物来源:动物性食物含维生素 $B_2$ 较多,尤以肝、心、肾中丰富,奶、蛋类食品中含量也不少;植物性食品除绿色蔬菜和豆类外一般含量都不高。目前我国居民食用动物性食品较少,易造成维生素 $B_2$ 缺乏。

(4) 推荐摄入量:与维生素 $B_1$ 相同,成人为 0.5 mg/4.2 MJ。

5. 维生素 C

(1) 生理功能:维生素 C 易溶于水,在干燥及无光线条件下比较稳定。很容易被氧化,加热或暴露于空气中、碱性溶液及金属离子($Cu^{2+}$,$Fe^{3+}$)都能加速其氧化。维生素 C 参与体内氧化还原过程,维持组织细胞的正常能量代谢和调节细胞内氧化还原电位;促进体内胶原合成;将血浆运铁蛋白中三价铁还原为二价铁,促进铁的吸收;增加机体的抗病能力,促进伤口愈合;阻断亚硝胺在体内形成,具有防癌和抗癌作用;与铅、汞、砷等重金属离子络合而减少其毒性作用;大量维生素 C 还可促进心肌利用葡萄糖和心肌糖原的合成。

(2) 缺乏的危害:长期维生素C缺乏可引起坏血病,表现为毛细血管脆性增加,牙龈肿胀与出血,牙齿松动、脱落,皮肤出现淤血点与淤斑,关节出血可形成血肿,鼻出血,便血,月经过多。还能影响骨骼正常钙化,出现伤口愈合不良,抵抗力低下,肿瘤扩散等。

(3) 食物来源:维生素C主要来源于新鲜蔬菜和水果,水果中以酸枣、山楂、柑橘、草莓、野蔷薇果、猕猴桃等含量高;蔬菜中以辣椒含量最多,其他蔬菜也含有较多的维生素C,蔬菜中的叶部比茎部含量高,新叶比老叶高。干豆类及种子不含维生素C,但当豆类或种子发芽后则可产生维生素C。

(4) 推荐摄入量:从出生至12岁依年龄不同为每日30~50 mg,少年、成年、老年皆为每日60 mg,孕妇每日80 mg,乳母每日100 mg。

6. 尼克酸(维生素PP)

(1) 生理功能:尼克酸又称为烟酸,是构成脱氢酶的辅酶的重要成分,在生物氧化过程中,起到传递氢原子的作用,如果没有尼克酸,人体就不能利用碳水化合物、脂肪和蛋白质来产生能量,也无法合成蛋白质和脂肪;对维持皮肤、神经和消化系统正常功能起着重要作用;还有扩张血管作用。

(2) 缺乏的危害:尼克酸缺乏可引起癞皮病。其典型症状为皮炎、腹泻及痴呆即所谓"三D"症。癞皮病多发生在以玉米为主食的地区,过去,相当一段时间内新疆南部居民以玉米为主食,又无加碱食用的习惯,副食品供应不足,故发生过癞皮病流行,经长期防治,加之生活水平的提高,目前此病已基本得到控制。

(3) 食物来源与推荐摄入量:尼克酸在动物肝脏、酵母、花生、全谷、豆类及肉类中含量较高;玉米中含量不算少,但为结合型的,不能直接被人体吸收利用。因此,为了预防癞皮病,应用碱处理玉米。我国新疆在防治癞皮病过程中推广玉米加碱食用(可释放出大量游离型尼克酸),在预防癞皮病中收到了良好的效果。尼克酸除了直接从食物中摄取外,也可以在体内由色氨酸转换而来,约60 mg色氨酸可转换为1 mg尼克酸。尼克酸成人推荐摄入量为12 mg/d。

### (六) 矿物质

人体各组织器官中约有60余种化学元素,其中碳、氢、氧和氮构成约占体重95%的有机物和水,其余元素无论以何种形式存在和含量多少都统称为矿物质。钙、镁、钾、钠、硫、磷、氯7种元素的含量占人体总灰分的60%~80%,称之为宏量元素;其他元素在体内的含量极少,低于体重的0.01%,称之为微量元素,其中的碘、铁、铜、锌、锰、钴、钼、锡、铬、镍、硒、硅、氟、钒等14种元素是机体生命活动中必不可少的,被称之为必需微量元素。以上元素在体内不能产生与合成,需由食物来提供。

矿物质是构成机体组织的重要材料;是细胞内、外液的重要成分,能维持细胞内、外液一定的渗透压和体液的酸碱平衡;能维持神经、肌肉的兴奋性;是机体内具有特殊生理功能物质的重要成分;是许多酶系统的活化剂、辅助因子或组织成分。

人体比较容易缺乏的元素是钙和铁,在特殊地理环境或其他特殊条件下也可能造成碘、锌、硒的缺乏。一些元素也可因摄入过量而发生中毒。

1. 钙

(1) 生理功能:钙是人体内含量较高的元素之一,成年人体内约含钙1 200 g,约占体重的2%,其中99%集中在骨骼与牙齿中,是构成骨骼与牙齿的主要成分;1%以钙离子形式存在于混溶钙池中,参与调节心脏和神经的正常活动,维持肌肉一定的紧张力;是血液凝固的必需因子,参与凝血过程;是多种酶的激活剂。

(2) 缺乏的危害:钙缺乏主要影响骨骼与牙齿的发育,可导致婴幼儿佝偻病、成人骨软化症与骨质疏松症的发生;血清钙含量不足,可使神经肌肉的兴奋性提高,引起抽搐。

(3) 食物来源:奶和奶制品是食物中钙的最好来源,不但含量丰富,而且吸收率高,是婴幼儿最佳钙源。蔬菜、豆类和油料种子也含有较多的钙。小虾米、虾皮、海带和发菜含钙特别丰富。在儿童与青少年膳食中加入骨粉、蛋壳粉也是补充膳食钙的有效措施。

钙离子可与食物中的植酸、草酸、脂肪酸相结合形成不溶性钙盐,影响钙在肠道中的吸收,膳食纤维也可影响钙的吸收。故随膳食进入肠道中的钙吸收很不完全,只能吸收 20%～30%。维生素 D、乳糖、蛋白质与氨基酸等都可促进钙的吸收,因此,在选择供钙食物时,这些因素应一并予以考虑。

(4) 推荐摄入量:1 岁以内为每日 400～600 mg,儿童与青少年为每日 600～1 200 mg;成年人与中老年男女皆为每日 800 mg,孕妇和乳母为每日 1 000～1 500 mg。

2. 铁

(1) 生理功能:铁是人体必需微量元素,成人体内含铁 3～5 g,含量虽少,但却有重要的生理功能。铁是细胞色素酶、过氧化氢酶与过氧化物等酶的重要成分,参与组织呼吸,促进生物氧化还原反应;组成血红蛋白与肌红蛋白,参与氧的运输。

(2) 营养性缺铁性贫血:营养性缺铁性贫血是由于铁摄入不足或吸收不良、需要量增加、丢失过多,造成铁缺乏而致。尤其是婴幼儿,由于生长发育迅速,体内铁储备又不足,如果不能及时给予补充,会影响血红蛋白的合成而引起缺铁性贫血。这是一种世界性的营养缺乏病,可发生在各个年龄段,尤以婴幼儿多发;妇女和老人中也有不同程度的发生。该病起病缓慢,轻者可无明显症状,仅表现为面色苍白、口腔黏膜和眼结膜苍白无血色。严重者有头昏、耳鸣、乏力、食欲低下、体重增长缓慢、记忆力减退、思想不集中。重度贫血者可有肝脾肿大,出现贫血性心脏病,红细胞数和血红蛋白均低于正常值。

(3) 食物来源:膳食中铁的良好来源为动物肝脏、动物全血、肉类、鱼类和某些蔬菜(白菜、油菜、雪里蕻、苋菜、韭菜等)。

食物中含铁化合物为血色素铁和非血色素铁,前者的吸收率为 23%,后者为 3%～8%。我国膳食中血色素铁的含量低,估计膳食铁的吸收率为 10%。若膳食中有较多的植酸、草酸和碳酸等抑制铁吸收的因素存在,可影响铁的吸收与利用;维生素 C 与动物的蛋白质(如猪、牛、羊肉与肝脏、鱼、禽肉等)为铁吸收的促进因子,可促进铁的吸收。植物性食品铁的吸收率较低,多在 10%以下;动物性食品铁的吸收率较高,如鱼为 11%,动物肉与肝脏为 22%。牛奶是一种贫铁食物,有些国家限制儿童每日鲜奶的摄取量,每周安排一次无奶日,以预防缺铁性贫血;豆类食物含铁虽多,但不易吸收;蛋黄含有较多的铁,但由于其中含卵黄磷蛋白,故吸收率也不高。菠菜因含草酸较高,所以铁的吸收率只有 2%。

(4) 推荐摄入量:我国居民铁的每日推荐摄入量为:0～9 岁不分性别为每日 10 mg;10～12 岁为每日 12 mg;13～16 岁男每日 15 mg,女每日 20 mg;成年男每日 12 mg,女每日 18 mg;孕妇与乳母均为每日 28 mg,自老年前期(45 岁～)以后的男女皆为每日 12 mg。

3. 锌

(1) 生理功能:锌是人体必需的微量元素,人体内锌含量为 1.4～2.3 g,广泛分布于各组织器官中,其中骨骼与皮肤中较多,头发锌含量可以反映膳食锌的长期供应水平和人体锌的营养状况。锌是体内许多金属酶的组成成分或酶的激活剂;促进机体的发育和组织再生;促进食欲;促进维生素 A 的正常代谢和生理功能;促进性器官与性机能的正常发育;保护皮肤健康;参与免疫功能。

(2) 缺乏的危害:锌缺乏时表现为性成熟推迟,性器官发育不全,性机能降低,精子减少,第二性征发育不全,月经不正常或停止;食欲不振,味觉减退,伤口愈合不良;皮肤出现粗糙、干燥等现象;免疫力降低而易感染。

(3) 食物来源与推荐摄入量:动物食品锌含量高,海产品是锌的良好来源,奶和蛋次之,蔬菜、水果含锌量少。锌的推荐摄入量:1 岁以内为每日 3~5 mg,儿童与青少年为每日 10~15 mg,成人至各年龄段老人均为每日 15 mg,孕妇和乳母每日各增加 5 mg。

4. 碘

(1) 生理功能与缺乏症:碘是维持人体正常生理功能不可缺少的微量元素,它参与甲状腺素的合成。成人体内含碘总量为 20~50 mg,其中 70%~80% 存在于甲状腺。

碘缺乏可引起单纯性甲状腺肿大,又称为地方性甲状腺肿。主要分布在距海较远的内陆和山区。碘缺乏如发生在胎儿、初生儿及婴幼儿期,可引起生长发育迟缓、身材矮小、智力低下,甚至痴呆、聋哑,称为克汀病。某些地方的外环境中碘含量过高,人体摄入过多的碘,也会造成甲状腺不同程度肿大。

(2) 食物来源与推荐摄入量:海盐和海产品含碘丰富,是碘的良好来源,其他食品中的碘含量取决于土壤和水中的含碘量。推荐摄入量:儿童为每日 70~120 μg,少年与成人为每日 150 μg。孕妇每日 175 μg,乳母每日 200 μg。

5. 硒

(1) 生理功能与缺乏症:成人体内硒总量为 14~21 mg。血硒与头发中硒可以反映体内硒的营养水平。硒作为谷胱甘肽过氧化物酶的成分,能使细胞膜中的脂类免受过氧化氢和其他过氧化物的作用,从而保护了细胞膜和细胞;促进生长发育;保护心血管和心肌的健康;硒和金属有很强的亲和力,是一种天然的对抗重金属的解毒剂,解除体内重金属的毒性作用;抗肿瘤作用。硒缺乏是引起克山病、大骨节病的一个重要原因。

(2) 食物来源与推荐摄入量:海产品、动物内脏如肝、肾等及肉类为硒的良好来源。粮谷类中随该地区土壤含硒量而异。硒推荐摄入量:儿童与少年为每日 15~50 μg,成人与老年人各年龄段皆为每日 50 μg。

## 三、合理膳食

### (一) 平衡膳食的概念

平衡膳食又称合理膳食,是指全面达到营养供给量标准的膳食,要求采用多种食物构成,不仅要提供足够数量的热能和各种营养素,满足人体的正常生理需要,而且还要保持各种营养素之间比例的平衡。平衡膳食是合理营养的核心要求,是达到合理营养的手段。

### (二) 平衡膳食的基本要求

1. 各类食物合理搭配  食品的种类越多,所提供的营养素越全,因此膳食应多样化和合理搭配。粗细粮搭配可使粮食中的各类蛋白质互补,提高蛋白质营养价值;荤素搭配既有利于食物的蛋白质互补,又可调节机体酸碱平衡。

2. 合理烹调,减少营养素损失  通过科学地加工烹调,尽可能减少各种营养素的破坏和丢失;增加消化率;增加食物的色香味,提高食物的感观性状,增进食欲。

3. 饮食安全卫生  应保证食物无毒、无害、无污染和无腐败变质。

4. 良好的饮食习惯和合理的膳食制度　进餐定时定量,不挑食、不偏食,不要过量吃糖,摄入盐量要适当,吃饭要细嚼慢咽。各餐热量分配要适当,早餐热量占30%,午餐热量占40%,晚餐热量占30%。

### (三) 中国居民膳食指南

为了指导居民合理选择食物,科学搭配食物,吃的营养,吃的健康,从而增强体质,预防疾病,我国于1989年首次发布了《中国居民膳食指南》,之后于1997年和2007年进行了两次修订。为了更加切合当前我国居民营养状况和健康需求,2016年5月13日国家卫生和计划生育委员会又发布了《中国居民膳食指南(2016)》。

《中国居民膳食指南(2016)》由一般人群膳食指南、特定人群膳食指南和中国居民平衡膳食实践三个部分组成。一般人群膳食指南针对2岁以上的所有健康人群提出6条核心推荐:食物多样,谷类为主;吃动平衡,健康体重;多吃蔬果、奶类、大豆;适量吃鱼、禽、蛋、瘦肉;少盐少油,控糖限酒;杜绝浪费,兴新食尚。

1. 食物多样,谷类为主
(1) 每天的膳食应包括谷薯类、蔬菜水果类、畜禽鱼蛋奶类、大豆坚果类等食物。
(2) 平均每天摄入12种以上食物,每周25种以上。
(3) 每天摄入谷薯类食物250~400 g,其中全谷物和杂豆类50~150 g,薯类50~100 g。
(4) 食物多样、谷类为主是平衡膳食模式的重要特征。

2. 吃动平衡,健康体重
(1) 各年龄段人群都应天天运动、保持健康体重。
(2) 食不过量,控制总能量摄入,保持能量平衡。
(3) 坚持日常身体活动,每周至少进行5天中等强度身体活动,累计150分钟以上;主动身体活动最好每天6 000步。
(4) 减少久坐时间,每小时起来动一动。

3. 多吃蔬果、奶类、大豆
(1) 蔬菜水果是平衡膳食的重要组成部分,奶类富含钙,大豆富含优质蛋白质。
(2) 餐餐有蔬菜,保证每天摄入300~500 g蔬菜,深色蔬菜应占1/2。
(3) 天天吃水果,保证每天摄入200~350 g新鲜水果,果汁不能代替鲜果。
(4) 吃各种各样的奶制品,相当于每天液态奶300 g。
(5) 经常吃豆制品,适量吃坚果。

4. 适量吃鱼、禽、蛋、瘦肉
(1) 鱼、禽、蛋和瘦肉摄入要适量。
(2) 每周吃鱼280~525 g,畜禽肉280~525 g,蛋类280~350 g,平均每天摄入总量120~200 g。
(3) 优先选择鱼和禽。
(4) 吃鸡蛋不弃蛋黄。
(5) 少吃肥肉、烟熏和腌制肉制品。

5. 少盐少油,控糖限酒
(1) 培养清淡饮食习惯,少吃高盐和油炸食品。成人每天食盐不超过6 g,每天烹调油25~30 g。
(2) 控制添加糖的摄入量,每天摄入不超过50 g,最好控制在25 g以下。

(3) 每日反式脂肪酸摄入量不超过 2 g。

(4) 足量饮水,成年人每天 7～8 杯(1 500～1 700 ml),提倡饮用白开水和茶水;不喝或少喝含糖饮料。

(5) 儿童少年、孕妇、乳母不应饮酒。成人如饮酒,男性一天饮用酒的酒精量不超过 25 g,女性不超过 15 g。

6. 杜绝浪费,兴新食尚

(1) 珍惜食物,按需备餐,提倡分餐不浪费。

(2) 选择新鲜卫生的食物和适宜的烹调方式。

(3) 食物制备生熟分开、熟食二次加热要热透。

(4) 学会阅读食品标签,合理选择食品。

(5) 多回家吃饭,享受食物和亲情。

(6) 传承优良文化,兴饮食文明新风。

为了更好地指导大众在日常生活中进行具体实践,同时还推出了《中国居民膳食宝塔(2016)》。《中国居民平衡膳食宝塔(2016)》是 2016 膳食指南的主图形,具体体现了 2016 膳食指南的核心推荐内容。

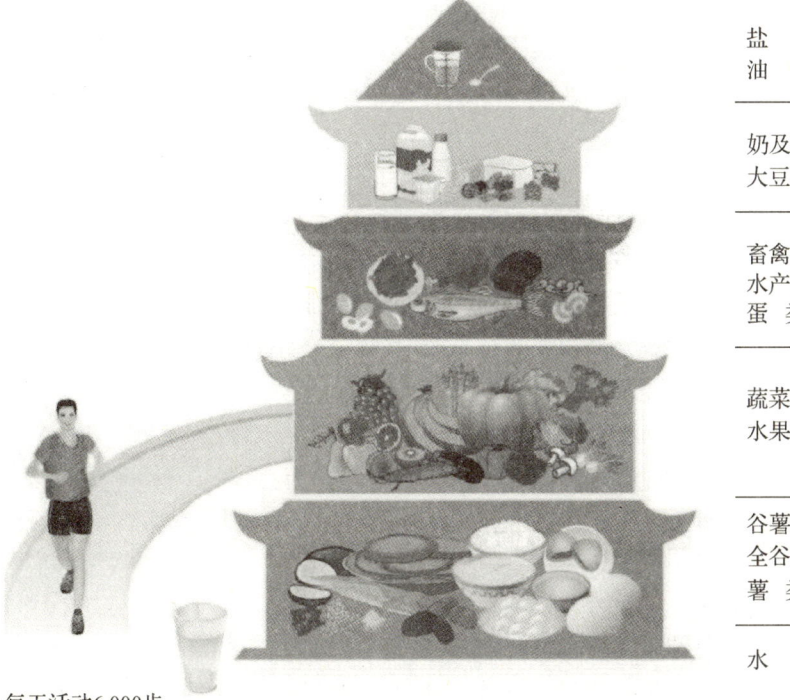

图 3-1　中国居民平衡膳食宝塔(2016)

## 第二节　食品污染

### 一、概述

#### (一) 食品污染的概念

食品污染是指在食品生产、加工、贮存、运输、销售、烹饪以及进食等过程中，不经意地混入食品中的、外来的、不利于食品质量与卫生安全的物质，造成食品安全性、营养性、感官性状的变化，改变或降低食品原有的营养价值和卫生质量，并对人体健康带来不同程度的危害。

#### (二) 食品污染的分类

1. 生物性污染　生物性污染是指有害的病毒、细菌、真菌以及寄生虫等污染食品。包括：微生物（细菌与细菌毒素、霉菌与霉菌毒素）、寄生虫（包括虫卵，指病人或病畜的粪便间接或直接污染食品）、昆虫（甲虫、螨类、蛾、蝇、蛆）、病毒（肝炎病毒、脊髓灰质炎病毒、口蹄疫病毒）。

2. 化学性污染　化学性污染是由有害有毒的化学物质污染食品引起的。原因有：①来自生产、生活和环境中的污染物，如农药、兽药、有毒金属、多环芳烃化合物、N-亚硝基化合物、杂环胺、二噁英、三氯丙醇等；②食品容器、包装材料、运输工具等溶入食品的有害物质；③滥用食品添加剂；④食品加工、贮存过程中产生的物质，如酒中有害的醇类、醛类等；⑤掺假、造假过程中加入的物质。

3. 物理性污染　主要来源于复杂的多种非化学性的杂物，虽然有的污染物可能并不威胁消费者的健康，但是严重影响了食品应有的感官性状和（或）营养价值，食品质量得不到保证，主要有：①来自食品产、储、运、销的污染物，如粮食收割时混入的草籽、液体食品容器池中的杂物、食品运销过程中的灰尘及苍蝇等；②食品的掺假使假，如粮食中掺入的沙石、肉中注入的水、奶粉中掺入大量的糖等；③食品的放射性污染，主要来自放射性物质的开采、冶炼、生产、应用及意外事故造成的污染。

#### (三) 食品污染对人体健康的影响

食用被污染的食品会对机体造成不同程度的损害，常表现为：

1. 急性中毒　一次大量摄入受污染的食品，可引起急性中毒，即食物中毒，如细菌性食物中毒、农药中毒和霉菌毒素中毒等。

2. 慢性中毒　长期少量摄入含污染物的食品，可引起慢性中毒。如长期摄入微量黄曲霉毒素污染的粮食，能引起肝细胞变性、坏死。

3. 远期危害　某些食品污染物通过孕妇作用于胚胎，使在发育中的细胞分化和器官形成不能正常进行，出现畸形儿、死胎。引起致畸的物质有 DDT、黄曲霉毒素。目前具有或怀疑具有致癌作用的化学物质有 1 000 多种，如亚硝胺、黄曲霉毒素、多环芳烃及砷、镉、铅等，与饮食有关的约占 35%。

### 二、常见的食品污染及防控

#### (一) 黄曲霉毒素

黄曲霉毒素（AFT）是主要由黄曲霉和寄生曲霉产生的次生代谢产物。1993 年黄曲霉毒素被 WHO 癌症研究机构划定为 1 类致癌物,是一种毒性极强的剧毒物质。

1. 黄曲霉毒素种类与理化性质　黄曲霉毒素是一组化学结构类似的化合物,目前已分类鉴定出 12 种,主要有黄曲霉毒素 $B_1$、黄曲霉毒素 $B_2$、黄曲霉毒素 $G_1$、黄曲霉毒素 $G_2$、黄曲霉毒素 $M_1$、黄曲霉毒素 $M_2$ 等。其中以黄曲霉毒素 $B_1$($AFB_1$)的产量最高,其毒性和致癌性也最强,并且在食品污染中最为常见,故对食品中黄曲霉毒素的检测以($AFB_1$)作为检测指标。

黄曲霉毒素不溶于水,可溶于氯仿、甲醛等有机溶剂。它的耐热性很强,在食品的一般烹调加工温度下,很少被破坏,而加热至 280℃时,才能使其完全破坏。

2. 黄曲霉毒素对食品的污染　黄曲霉毒素广泛存在于土壤、水与空气中,遇到适宜的生长条件就会大量繁殖并产生黄曲霉毒素污染农作物。黄曲霉毒素对食品的污染主要是粮食作物,存在地区和食品种类的差异。我国长江沿岸及其以南地区,由于环境潮湿,气温较高,适合其繁殖,黄曲霉毒素污染严重,而北方较为干燥,气温较低,不适合其繁殖,污染较轻。在各类食品中,花生、玉米污染严重,大米、小麦、豆类污染较轻。

3. 黄曲霉毒素的危害　黄曲霉毒素的靶器官是肝脏,能抑制肝细胞 DNA、RNA 的合成和蛋白质的合成,具有很强的急性毒作用,也有明显的慢性毒作用和致癌作用。

(1) 急性中毒:黄曲霉毒素是一种剧毒物质,毒性比氰化钾大 10 倍,比砒霜大 68 倍,仅次肉毒霉素,是目前已知霉菌中毒性最强的。动物试验证明:一次大量经口摄入后,可见肝实质细胞坏死、胆管上皮细胞增生、肝脂肪浸润及肝出血等急性病变。黄曲霉毒素引起的人类急性中毒,主要以肝炎症状为主,临床上可见一过性发热、呕吐、厌食、黄疸,继而出现腹水、下肢水肿,甚至很快死亡。

(2) 慢性中毒:长期摄入小剂量的黄曲霉毒素则造成慢性中毒。其主要变化特征为肝脏出现慢性损伤,如肝实质细胞变性、肝硬化等。出现动物生长发育迟缓,体重减轻,母畜不孕或产仔少等系列症状。

(3) 致癌性:AFT 是目前所知致癌性最强的化学物质,其致癌能力比苯并芘大 4 000 倍,比六六六大 1 万倍,可诱发实验动物多种癌,AFT 主要诱发肝癌,还可诱发胃癌、肾癌、泪腺癌、直肠癌、乳腺癌及卵巢及小肠等部位的肿瘤,还可出现畸胎。食用被黄曲霉毒素污染的食物与癌症的发病率呈正相关性。亚洲和非洲疾病研究机构的研究工作表明,食物中黄曲霉毒素与肝细胞癌变呈正相关性。长时间食用含低浓度黄曲霉毒素的食物被认为是导致肝癌、胃癌、肠癌等疾病的主要原因。

4. 黄曲霉毒素污染的防控

(1) 粮食防霉:预防粮食被黄曲霉菌及其他霉菌污染是防止产生黄曲霉毒素的根本性措施。影响食品霉变的因素主要有温度、湿度和氧气,只要控制其中任何一项,即可达到防霉的目的。具体做好以下几个方面的工作:①预防粮食霉变应从田间开始,减少暴露机会,适时收获,及时晒干扬净,减少破损,提高入库品质。②粮食收获后,及时采取机械烘干等方式,降低粮食中的水分含量,使粮食干燥。一般粮粒含水分在 13% 以下,玉米在 12.5% 以下,花生仁在 8% 以下,霉菌即不容易繁殖,故称之为安全水分。③尽可能把粮食储存在干燥低温的环境中,储粮库房要清洁干燥,并对储粮库房采取降温除湿措施。④采取密闭粮仓储粮,降低粮仓中氧气含量,也可起到防霉效果。⑤可选用一些化学防霉剂保存粮食,预防其发生霉变。

(2) 去除毒素:预防与控制黄曲霉毒素污染食品,应以防霉为主,去除毒素为辅。去除毒素即采用物理、化学、生物学方法将毒素去除或破坏毒素,主要有挑选霉粒法、碾轧加工法、加水搓洗法、加碱精炼等。

(3) 加强对黄曲霉毒素的监测和监督：严格限制各类食品中黄曲霉毒素含量，制定食品中黄曲霉毒素最高允许量标准，按照标准限制各种食品中黄曲霉毒素含量。我国规定玉米、花生及其制品中黄曲霉毒素 $B_1$ 含量不得超过 20 μg/kg；大米及其他食用油中不得超过 10 μg/kg；其他粮食、豆类、发酵食品不得超过 5 μg/kg；婴儿代乳品中不得检出。

### (二) 农药残留

由于使用农药而对环境和食品造成的污染（包括农药本体物及其有毒衍生物的污染）称之为环境农药残留或食品农药残留。农药污染食品引起的危害是全世界共同面临的一个重要的食品卫生问题。

1. 造成食品农药残留的原因

(1) 施用农药对农作物直接污染：给农作物直接施用农药制剂后，渗透性农药主要黏附在蔬菜和水果等作物表面，而内吸性农药则可进入作物体内。这些农药虽然可受到外界环境条件的影响或活体内酶系的作用逐渐被降解消失，但降解速度差别很大。性质稳定的农药降解消失是缓慢的。例如，0.04%浓度的对硫磷在水稻叶上半衰期为 46.2 小时，甲基对硫磷为 27 小时；这样使作物在收获时往往还带有微量的农药残留。

(2) 农作物从污染环境中吸收农药：农作物施用农药时，大量农药散落在空气、水、土壤中，成为环境污染物。有些性质稳定的农药在土壤中可残留数十年。农作物可长期从污染的环境中吸收农药，尤其是从土壤和灌溉水中吸收农药。

(3) 通过食物链污染食品：如饲料污染农药而导致肉、奶、蛋的污染；含农药的工业废水污染江河湖海进而污染水产品。

2. 农药污染的危害　农药对人体会产生急慢性中毒，导致中枢神经系统和肝的损害，同时具有三致作用、神经毒性、生殖毒性的可能。多种农药可能产生协调作用，其毒性更大。

3. 控制食品中农药残留量的措施

(1) 加强对农药生产和经营的管理。

(2) 安全合理地使用农药。

(3) 制订和严格执行食品中农药残留限量标准。

(4) 制订适合我国的农药政策。

### (三) 多环芳烃类

多环芳香烃类（PAH）是一类含有多个苯环的芳香族化合物，在自然环境中分布极其广泛。煤炭、木材、石油等有机物不完全燃烧都可产生多环芳香烃类。多环芳香烃类是最早被认识的化学致癌物。早在 1775 年英国外科医生 Pott 就提出打扫烟囱的童工，成年后多发阴囊癌，其原因就是燃煤烟尘中的多环芳香烃所致。当前已知的多环芳香烃类化合物有 200 种左右，其中以苯并(a)芘[B(a)P]污染最广，致癌性最强。

1. 苯并(a)芘的污染来源　苯并(a)芘存在于煤焦油、各类炭黑和煤、石油等燃烧产生的烟气、香烟烟雾、汽车尾气中，以及焦化、炼油、沥青、塑料等工业污水中。食品中苯并(a)芘主要来源于熏烤或高温烹调时使食品污染苯并(a)芘，食品加工过程中受到机油的污染，沥青污染，包装材料污染，环境污染等。

2. 苯并(a)芘的危害　B(a)P 被认为是高活性致癌剂，但并非直接致癌物，必须经细胞微粒体中的混合功能氧化酶激活才具有致癌性。[B(a)P]进入机体后，除少部分以原形随粪便排出外，大部分经肝、肺细胞微粒体中混合功能氧化酶激活而转化为数十种代谢产物，其中转化为羟基化合物或醌类者,是一种解毒反应;转化为环氧化物者,特别是转化成 7,8-环氧化物,则是一种活化反应,7,8-环氧化物再代谢产生 7,8-二氢二羟基-9,10-环氧化苯并(a)芘,便可能是最终致癌物。动物试验包括经口、皮肤、吸入、腹膜皮下注射等途径均出现致癌。此外,B(a)P 还具有致畸和致突变作用。

3. 苯并(a)芘的防控

(1) 减少环境污染:食品中苯并(a)芘的污染源主要来自于环境。

(2) 改进食品加工方法:熏制和烘烤食品时,改进燃烧过程,避免食品直接接触炭火,改进熏烟工艺等。

(3) 去毒:对已经造成苯并(a)芘污染的食品可采取不同的措施去毒,如活性炭吸附去毒。

(4) 制定食品中苯并(a)芘的限量标准。

### (四) N-亚硝基化合物

N-亚硝基化合物(NOC)分为 N-亚硝胺和 N-亚硝酰胺,是对动物具有较强致癌作用的一类化学物质,已研究的有 300 多种亚硝基化合物,其中 90% 具有致癌性。

1. N-亚硝基化合物的前体物

(1) 硝酸盐和亚硝酸盐:硝酸盐和亚硝酸盐广泛存在于人类环境中,是自然界中最普遍的含氮化合物。一般蔬菜中的硝酸盐含量较高,而亚硝酸盐含量较低。但腌制不充分的蔬菜、不新鲜的蔬菜、泡菜中含有较多的亚硝酸盐(其中的硝酸盐在细菌作用下转变成亚硝酸盐)。作为食品添加剂加入过量过多也是硝酸盐和亚硝酸盐的常用来源。

(2) 胺类物质:含氮的有机胺类化合物,是 N-亚硝基化合物的前体物,也广泛地存在于环境中,尤其是食物中,因为蛋白质、氨基酸、磷脂等胺类的前体物是各种天然食品的成分。

2. 天然食品中的 N-亚硝基化合物及亚硝胺在体内的合成　在自然界中 N-亚硝基化合物含量比较高的有以下几种:海产品、肉制品、啤酒及不新鲜的蔬菜等。此外亚硝基化合物可在机体内合成:胃的 pH 为 1~4,适合合成亚硝胺,因此胃可能是合成亚硝胺的主要场所;口腔和感染的膀胱也可以合成一定的亚硝胺。

3. N-亚硝基化合物的致癌性　N-亚硝基化合物可通过呼吸道、消化道、皮下注射、肌内注射、皮肤接触等方式引起动物肿瘤,且具有剂量效应关系。不管是一次冲击量还是少量多次的给予动物,均可引起癌肿。到目前为止,还没有发现有一种动物对 N-亚硝基化合物的致癌作用具有抵抗力。各种不同的亚硝胺对不同的器官有作用,如二甲基亚硝胺主要是导致消化道肿瘤,可引起胃癌、食管癌、肝癌、肠癌、膀胱癌等。N-亚硝基化合物对动物有致癌性,已被公认,但对人是否有致癌作用尚无定论。目前认为 N-亚硝基化合物为人的可疑致癌物,致癌的可能性甚大。

4. N-亚硝基化合物污染的预防措施

(1) 严格执行食品卫生管理条例。我国规定肉类制品中硝酸钠用量不得超过每公斤 0.5 g,亚硝酸钠不得超过每公斤 0.15 g。残留量以亚硝酸钠计,肉类罐头不得超过每公斤 0.05 g,肉制品不得超过每公斤 0.03 g。

(2) 尽量低温下储存肉、鱼、贝、蔬菜,培育含硝酸盐少的新鲜蔬菜品种。

(3) 生产啤酒用的麦芽在烘烤时提倡用间接加热法。豆类食品的干燥也要避免直接加热,以减少亚硝胺的形成。

(4) 提高维生素 C、维生素 E 及胡萝卜素的摄入量,以阻断体内亚硝基化合物的形成。

尽量少食用腌制和酸渍食品。

（5）在日光下曝晒,可促使亚硝基化合物的光解破坏,并减少细菌和霉菌,以避免亚硝基化合物的形成。注意口腔卫生,能减少唾液中亚硝酸盐的浓度。

## 第三节　食物中毒

### 一、食物中毒概述

#### （一）食物中毒的概念

凡健康人经口摄入正常数量、可食状态的"有毒食物"（指被致病菌及其毒素、化学毒物污染或含有毒素的动植物食物）后所引起的以急性感染或中毒为主要临床特征的疾病,统称为食物中毒。凡食入非可食状态食物、暴饮暴食所引起的急性胃肠炎;因摄入食物而感染的传染病、寄生虫病、人畜共患传染病;摄食者本身有胃肠道疾病;或是过敏体质者食入某食物后发生的疾病,均不属于此范畴。不论是一次性还是长期连续摄入"有毒食物",凡是以慢性毒害为主要特征的也不是食物中毒。

#### （二）食物中毒的特征

虽然食物中毒的原因不同,症状各异,但一般都具有如下流行病学和临床特征:

1. 呈暴发型　食物中毒的潜伏期较短,往往在食用后很快发病,短时间内几乎同时出现一批病人,来势凶猛,很快形成高峰,呈暴发流行。

2. 临床表现相似　中毒的病人多以急性胃肠道症状为主。

3. 有共同饮食史　发病与食入某种食物有关。病人在近期同一段时间内都食用过同一种食物,发病范围与食物分布呈一致性,不食者不发病,停止食用该种食物后很快不再有新病例。

4. 人与人之间不传染　一般人与人之间不传染,发病曲线呈骤升骤降的趋势,没有传染病流行时发病曲线的余波。

5. 有明显的季节性　夏秋季多发生细菌性和有毒动植物食物中毒;冬春季多发生肉毒中毒和亚硝酸盐中毒等。

#### （三）食物中毒的分类

通常按病原学将食物中毒分为:

1. 细菌性食物中毒

（1）感染型食物中毒:包括沙门菌属、变形杆菌属、副溶血性弧菌、致病性大肠菌属等引起的食物中毒。

（2）毒素型食物中毒:包括肉毒梭菌毒素、葡萄球菌肠毒素等引起的食物中毒。

2. 有毒动植物食物中毒

（1）有毒动物中毒:如河豚、有毒贝类、鱼类组胺、动物内脏（过冬的狼和狗肝脏）、腺体（甲状腺等）所引起的食物中毒。

（2）有毒植物中毒:如毒蕈、木薯、四季豆、发芽马铃薯、新鲜黄花菜、生豆浆等引起的食物中毒。

3. 化学性食物中毒　食物被某些金属、类金属及其化合物、亚硝酸盐、农药等污染,或因误食引起食物中毒。

4. 真菌毒素食物中毒　食入含有被大量霉菌毒素污染的食物引起的食物中毒,如赤霉病麦、霉变甘蔗等。

## 二、细菌性食物中毒

### (一)常见的细菌性食物中毒

1. 沙门菌食物中毒

(1)病原:沙门菌属有2 500多种血清型,我国已发现200多种血清型。致病性最强的是猪霍乱沙门菌,其次是鼠伤寒沙门菌和肠炎沙门菌。沙门菌为具有鞭毛、能运动的革兰阴性杆菌,不耐热,55 ℃1小时或60 ℃15～30分钟可被杀灭,100 ℃立即死亡。自然界中广泛存在,存活力较强,在水和土壤中可存活数日至数月,在蛋中存活20～30天。该菌在适宜的基质上,20～30 ℃条件下可迅速繁殖,经2～3小时即可达到引起中毒的细菌数量。

(2)引起中毒的食品:主要是畜肉类,其次是蛋类、奶类及其他动物性食品。畜肉类主要来自畜类生前感染。另外宰杀后经各种途径使畜肉受到污染。沙门菌不分解蛋白质,因此被沙门菌污染的食品无感官性状的变化而容易被忽视。蛋类可在卵巢和产蛋过程中被污染。带菌的牛羊所产的奶中也含有大量沙门菌,或受到带菌挤奶员、不卫生的容器具的污染。带有沙门菌的食品,在较高温度下久存,细菌可在食品上大量繁殖,如果烹调时食品加热不彻底,或熟食品再次受到污染,食用前又未加热,即可因食入大量活菌而发生中毒。

(3)临床表现:潜伏期一般为12～24小时。临床表现依症状不同可分为五型:胃肠炎型、类霍乱型、类伤寒型、类感冒型和类败血症型。其中以胃肠炎型最为多见,表现为:体温升高(38～40 ℃)、恶心、呕吐、痉挛性腹痛、腹泻,大便多为黄绿色水样便,一日7～8次,大便有恶臭,内有未消化的食物残渣,偶带脓血。病程3～5天,一般两天后停止腹泻,食欲恢复正常,预后良好。

2. 副溶血性弧菌食物中毒

(1)病原:副溶血性弧菌为嗜盐性弧菌,革兰染色阴性。在含盐3%～4%的培养基中生长良好。最适宜生长的pH值为7.5～8.5,温度为37 ℃。不耐高温,80 ℃1分钟或56 ℃5分钟即可杀灭。对酸敏感,在2%醋酸中或50%的食醋中1分钟即可死亡。

(2)引起中毒的食品:主要为墨鱼、带鱼、黄花鱼、虾、蟹、贝等海产品,其次为盐渍食品,如咸菜、腌渍的肉禽类食品等。

(3)临床表现:潜伏期多为10小时左右,一般8～40小时,主要症状有恶心、呕吐、上腹部阵发性剧烈绞痛、频繁腹泻、洗肉水样或带黏液便,无里急后重,每日5～6次,体温39 ℃。重症病人可有脱水、血压下降、意识不清等。病程2～4天,一般预后良好,无后遗症,少数病人因休克、昏迷而死亡。

3. 葡萄球菌肠毒素食物中毒

(1)病原:葡萄球菌广泛分布于自然界,健康人的皮肤和鼻咽部、化脓灶都有该菌存在。该菌为革兰阳性球菌,不耐热,但能耐受干燥和低温。在28～38 ℃生长良好,繁殖的最适温度为37 ℃,最适pH为7.4,在含20%～30% $CO_2$ 的条件下有利于产生大量肠毒素。肠毒素耐热性强,在食品中一般烹调方法不能破坏,须经100 ℃2小时方可破坏。

(2)引起中毒的食品:主要为肉制品、剩饭、凉糕、奶及其制品。人和动物带菌率高,尤其是患化脓性皮肤病和上呼吸道感染者,可通过各种途径污染食品;牛患乳腺炎时的奶也大量带菌。被污染的食品若在较高温度和湿度下贮存,利于该菌生长繁殖产毒。

(3) 临床表现:潜伏期一般为1~6小时,多为2~4小时。主要症状有恶心、剧烈反复呕吐、上腹部疼痛、水样便,体温正常或低热。病程短,1~2天内即可恢复健康,预后一般良好。

4. 肉毒梭菌食物中毒

主要是由于食入含有肉毒梭菌毒素的食品而引起的食物中毒,是细菌性中毒中症状最重、病死率很高的一种毒素型食物中毒。

(1) 病原:肉毒梭状芽胞杆菌(简称肉毒梭菌)系革兰阳性厌氧杆菌,有芽胞。广泛分布于土壤、江河湖海污泥中及鱼类和动物粪便中,借其芽胞可长期存活。耐高温,芽胞需干热180℃5~15分钟或湿热100℃6小时方被杀灭。10%盐酸1小时或20%甲醛24小时方能杀死芽胞。在适宜条件(无氧、发酵、适宜的营养基质、18~30℃)下肉毒梭菌可迅速生长,大量繁殖,同时产生一种以神经毒性为主要特征的可溶性剧毒的肉毒毒素。该毒素毒性极强,1μg即可使人致死。毒素不耐热,80℃30分钟或100℃10~20分钟可完全破坏,pH>7.0时亦可迅速分解,暴露于日光下迅速失去活力。在干燥、阴暗、密封条件下可保存多年。

(2) 引起中毒的食品:可因饮食习惯和膳食结构不同而异。国外多为火腿、香肠、罐头食品;我国主要见于家庭自制发酵豆、面制品(豆酱、面酱、红豆腐、臭豆腐、豆豉等),也见于肉类和其他食品。

(3) 临床表现:潜伏期6小时~10天,一般1~4天。早期有全身乏力、头晕、食欲不振,以后逐渐出现视力模糊、眼睑下垂、复视、瞳孔散大等神经麻痹症状;重症患者则出现吞咽、咀嚼、语言、呼吸困难,头下垂、运动失调、心力衰竭等。体温、血压正常,无感觉障碍,意识清楚。病死率较高,多死于发病后10天内。经积极治疗后逐渐恢复健康,一般无后遗症。

**(二) 细菌性食物中毒的防治**

1. 细菌性食物中毒的治疗原则

(1) 迅速排出毒物:对潜伏期短的中毒患者可催吐、洗胃以促使毒物排出;对肉毒中毒早期病例可用清水或1:4000高锰酸钾溶液洗胃。

(2) 对症治疗:止腹痛、腹泻,纠正酸中毒及补液,抢救循环衰竭和呼吸衰竭等。

(3) 特殊治疗:细菌性食物中毒患者可用抗生素治疗,但葡萄球菌毒素中毒一般不需要用抗菌药,以保暖、输液、饮食调节为主。肉毒中毒患者应尽早使用多价抗毒血清,注射前要做过敏试验;并可用盐酸胍以促进神经末梢释放乙酰胆碱。

2. 细菌性食物中毒的预防措施

(1) 防止食品污染:严防食品在加工、贮存、运输、销售过程中被病原体污染。食品容器、砧板、刀具等应严格生熟分开使用,做好消毒工作,防止交叉污染。生产场所、厨房、食堂要有防蝇、防鼠设备。严格遵守饮食行业和炊事人员的个人卫生制度。患化脓性疾病和上呼吸道感染的病人,在治愈前不应参加接触食品的工作。

(2) 控制病原体繁殖及外毒素的形成:绝大部分致病菌生长繁殖的最适宜温度为20~40℃,在10℃以下繁殖减弱;低于0℃多数细菌不能繁殖和产毒。因此,食品应低温保存,或放在阴凉通风处。食品中加盐量达10%也可控制细菌繁殖及形成毒素。

(3) 彻底加热,杀灭细菌及破坏毒素:这是防止食物中毒的重要措施。为彻底杀灭肉中病原体,烹调时肉块不应太大,要使肉块内部温度达到80℃,持续12分钟。蛋类应彻底煮熟。为预防葡萄球菌肠毒素中毒,食品应100℃加热2小时。

### 三、非细菌性食物中毒

#### (一) 河豚中毒

河豚又名鲀,有上百个品种,是一种味道鲜美但含剧毒毒素的鱼类。中毒多发生在日本、东南亚及我国沿海、长江下游一带。

1. **毒性**　有毒物质为河豚毒素,是一种神经毒,对热稳定,需 220 ℃以上方可分解;盐腌或日晒不能破坏。鱼体中含毒量在不同部位和季节有差异,卵巢和肝脏有剧毒,其次为肾脏、血液、眼睛、鳃和皮肤。鱼死后内脏毒素可渗入肌肉,而使本来无毒的肌肉也含毒。产卵期卵巢毒性最强。

2. **临床表现**　潜伏期 10 分钟至 3 小时。早期有手指、舌、唇刺痛感,然后出现恶心、呕吐、腹痛、腹泻等胃肠症状。四肢无力、发冷、口唇和肢端知觉麻痹。重症患者瞳孔与角膜反射消失,四肢肌肉麻痹,以致发展到全身麻痹、瘫痪。呼吸表浅而不规则,严重者呼吸困难、血压下降、昏迷,最后死于呼吸衰竭。

3. **防治措施**

(1) 治疗:目前对此尚无特效解毒剂,对患者应尽快排出毒物和给予对症处理。

(2) 预防:加强宣传教育,防止误食。新鲜河豚应统一加工处理,经鉴定合格后方准出售。

#### (二) 毒蕈中毒

我国有可食蕈 300 余种,毒蕈 80 多种,其中含剧毒素的有 10 多种。常因误食而中毒,多散发于高温多雨季节。

1. **毒素与中毒的临床表现**　一种毒蕈可含多种毒素,多种毒蕈也可含有一种毒素。毒素的形成和含量常受环境影响。中毒程度与毒蕈种类、进食量、加工方法及个体差异有关。根据毒素成分,中毒类型可分为四种:

(1) 胃肠炎型:潜伏期 10 分钟至 6 小时,表现为恶心、剧烈呕吐、腹痛、腹泻等。病程短,预后良好。

(2) 神经精神型:潜伏期 6～12 小时。中毒症状除有胃肠炎症状外,主要有神经兴奋、精神错乱和抑制,也可有多汗、流涎、脉缓、瞳孔缩小等。病程短,无后遗症。

(3) 溶血型:潜伏期 6～12 小时,除急性胃肠炎症状外,可有贫血、黄疸、血尿、肝脾肿大等溶血症状。严重者可致死亡。

(4) 肝肾损害型:潜伏期 6 小时至数天,病程较长,临床经过可分为六期:潜伏期、胃肠炎期、假愈期、内脏损害期、精神症状期、恢复期。该型中毒病情凶险,如不及时积极治疗,病死率甚高。

2. **防治措施**

(1) 治疗:早期用催吐、导泻等措施排出毒物,可用二巯基丁二酸钠等巯基药物解毒,并用保肝疗法和其他对症治疗。

(2) 预防:加强宣传教育,防止误食。

#### (三) 亚硝酸盐中毒

1. **中毒原因**　进食过量的不新鲜蔬菜、腌制不久的咸菜;食用过量的亚硝酸盐或硝酸盐加工的肉类;或误将硝酸盐当作食盐食用;用苦井水煮饭并放置过久后食用。

2. **中毒机制**　亚硝酸盐进入机体后,能将红细胞中血红蛋白上的二价铁离子氧化成三价铁离子,而失去携氧能力,引起组织缺氧而出现一系列中毒症状。

3. 临床表现　潜伏期1~3小时,主要表现为头痛、头晕、乏力、嗜睡、烦躁不安、呼吸急促、口唇、指甲和全身皮肤出现发绀,严重者昏迷和惊厥,可因呼吸循环衰竭而死亡。

4. 急救治疗　早期排除未吸收的毒物,催吐、洗胃、导泻;及时应用解毒剂亚甲蓝;采用1‰亚甲蓝小剂量口服或缓慢静脉滴注。亚甲蓝、维生素C和葡萄糖三者合用效果更佳。

5. 预防措施　蔬菜应妥善保存,防止腐烂,不吃腐烂的蔬菜;食剩的熟菜不可在高温下存放长时间后再食用;勿食大量刚腌的蔬菜,腌菜时盐应多放;肉制品中硝酸盐和亚硝酸盐用量要严格控制。

### 四、食物中毒的调查与处理

#### (一)明确诊断和抢救病人

询问病史和体检,初步确定是否为食物中毒,可能由何种食物引起,并将情况及时向当地的卫生和计划生育委员会等有关部门报告,通知有关食堂、餐馆暂时封存可疑食物,保护好现场。同时,及时就地抢救病人,重点是老人、儿童和重症患者。对已摄入可疑食物而无症状者也应严密观察。

#### (二)食物中毒的调查

1. 中毒情况调查　当地的卫生和计划生育委员会等有关部门接到报案后立即组织人员到现场进行调查,进一步了解发病经过、主要临床表现,发生中毒的地点、单位、时间、中毒人数、重病人数及死亡人数,可疑食物、进食范围及发病趋势,已采取的措施和待解决的问题等。

2. 现场一般卫生情况调查　了解餐具、炊具、用具、设备是否符合卫生要求,炊事人员个人卫生习惯和健康状况,用膳制度等,分析可能引起中毒的原因和条件。

3. 确定中毒食物

(1) 详细了解病人发病前24~48小时内进食的各餐食谱,找出可疑食物。

(2) 进一步了解可疑食物的来源、运输、贮存情况、制作过程及出售中有无污染的可能。

4. 采样检验

对食剩的可疑食物、餐具及用具涂抹物、病人排泄物、炊事人员的手部等进行检验,查明病原。

#### (三)食物中毒的处理

确定食物中毒类型后,针对原因立即对现场进行处理,以防止事件扩大蔓延:①销毁引起中毒的食物;②针对污染原因及时督促改进;③有传染病的炊事人员应暂时调离饮食服务工作,制定和完善卫生管理制度;④指导现场消毒。

### 知　识　链　接

#### 食物中毒发生的原因

食物中毒发生的原因主要有:①原料选择不严格,可能食品本身有毒,或受到大量活菌及其毒素污染,或食品已经腐败变质;②食品在生产、加工、运输、贮存、销售等过程中不注意卫生,生熟不分造成食品污染,食用前又未充分加热处理;③食品保藏不当,致使马铃薯发芽、食品中亚硝酸盐含量增高、粮食霉变等都可造成食物中毒;④加工烹调不当,如肉块太大,内部温度不够,细菌未被杀死;⑤食品从业人员本身带菌,个人卫生习惯不好,造成对食品的污染;⑥有毒化学物质混入食品中并达到中毒剂量。

(解 萍)

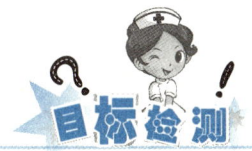

一、名词解释
1. 营养素
2. 食物中毒
3. 平衡膳食
4. 食品污染

二、填空
1. DRIs 是在 RDAs 基础上发展起来的一组每日平均膳食营养素摄入量的参考值,包括四项内容:_____、_____、_____、_____。
2. 维生素 D 的来源包括_____和_____两方面。
3. 维生素 $B_1$ 缺乏可引起_____,维生素 $B_2$ 缺乏可引起_____。尼克酸缺乏症又称_____,典型症状为_____、_____和_____。维生素 C 缺乏症称为_____。
4. 海鱼中所含的长链多不饱和脂肪酸,如_____和_____,具有降血脂、防治动脉粥样硬化的作用。
5. 食物中毒按病原可分为:_____、_____、_____、_____四类。
6. 亚硝酸盐重度中毒者应及时应用特效解毒剂_____。

三、选择题
1. 评价食物蛋白质营养价值高低主要看 ( )
   A. 蛋白质含量、蛋白质真消化率
   B. 蛋白质含量、氨基酸含量、生物学价值
   C. 氨基酸组成、蛋白质互补作用
   D. 蛋白质含量及其氨基酸组成与机体的吸收利用程度
   E. 蛋白质消化率、生物学价值、化学成分
2. 下列食物蛋白质生物学价值最高的是 ( )
   A. 鸡蛋  B. 牛奶  C. 瘦猪肉  D. 豆制品  E. 鱼
3. 维生素 $B_1$ 缺乏可引起 ( )
   A. 黏膜炎症  B. 癞皮病  C. 脚气病  D. 坏血病  E. 夜盲症
4. 成人蛋白质供热能应占全日热能摄入量的 ( )
   A. 8%～10%  B. 10%～12%  C. 15%～20%  D. 20%～25%  E. 25%～30%
5. 我国居民膳食中蛋白质主要来源于 ( )
   A. 蛋类  B. 豆类  C. 肉类  D. 粮谷类  E. 奶类
6. 必需脂肪酸最好的食物来源是 ( )

A. 牛油　　　　　　　　　　　　　　　　B. 植物油(除椰油外)
C. 猪油　　　　　　　　　　　　　　　　D. 奶油
E. 羊油

7. 成人糖类(碳水化合物)供热应占总热能的　　　　　　　　　　　　　　　　(　)
   A. 50%　　B. 50%～60%　　C. 70%～75%　　D. 55%～65%　　E. <50%

8. 膳食纤维的主要食物来源是　　　　　　　　　　　　　　　　　　　　　　(　)
   A. 果冻　　　B. 蔬菜和水果　　C. 海藻植物　　D. 坚果　　E. 豆类

9. 主要的产热营养素是　　　　　　　　　　　　　　　　　　　　　　　　　(　)
   A. 蛋白质、脂类、矿物质(无机盐)　　　　　B. 蛋白质、脂类、糖类(碳水化合物)
   C. 蛋白质、维生素、矿物质(无机盐)　　　　D. 脂类、糖类(碳水化合物)、水
   E. 蛋白质、脂类、维生素

10. 维生素 A 的最佳食物来源是　　　　　　　　　　　　　　　　　　　　　(　)
    A. 动物肝脏　　B. 蔬菜　　C. 豆类　　D. 禽肉　　E. 粮食

11. 脚气病的病因是　　　　　　　　　　　　　　　　　　　　　　　　　　(　)
    A. 维生素 A 缺乏　　　　　　　　　　　　B. 维生素 $B_2$ 缺乏
    C. 维生素 $B_1$ 缺乏　　　　　　　　　　D. 烟酸缺乏
    E. 维生素 C 缺乏

12. 不利于钙吸收的膳食因素有　　　　　　　　　　　　　　　　　　　　　(　)
    A. 乳糖多　　　　　　　　　　　　　　　B. 蛋白质多
    C. 维生素 D 多　　　　　　　　　　　　　D. 脂肪多
    E. 氨基酸多

13. 含铁量相对缺乏的食物是　　　　　　　　　　　　　　　　　　　　　　(　)
    A. 奶类　　　　　　　　　　　　　　　　B. 肝脏
    C. 瘦肉　　　　　　　　　　　　　　　　D. 动物血
    E. 豆类

14. 下列哪种细菌性食物中毒应慎用抗生素　　　　　　　　　　　　　　　　(　)
    A. 沙门菌属食物中毒　　　　　　　　　　B. 葡萄球菌食物中毒
    C. 副溶血性弧菌食物中毒　　　　　　　　D. 致病性大肠埃希菌食物中毒
    E. 变形杆菌食物中毒

15. 下列哪项不是食物中毒的特征　　　　　　　　　　　　　　　　　　　　(　)
    A. 突然暴发,潜伏期短　　　　　　　　　　B. 临床表现相似
    C. 易集体发病　　　　　　　　　　　　　D. 有传染性
    E. 发病者均与某种食物有明确的关系

16. 毒蕈碱中毒的常见原因有　　　　　　　　　　　　　　　　　　　　　　(　)
    A. 加工方法不当　　　　　　　　　　　　B. 误食毒蕈
    C. 加热不彻底　　　　　　　　　　　　　D. 未加碱破坏有毒成分
    E. 不恰当的保藏方法

17. 我国居民膳食中糖类最主要的来源是　　　　　　　　　　　　　　　　　(　)
    A. 谷类　　　　　　　　　　　　　　　　B. 薯类
    C. 鱼肉类与奶类　　　　　　　　　　　　D. 蔗糖
    E. 根茎类食物

18. 一名 7 岁男孩,长期不吃动物性食物,生长迟缓,味觉异常,考虑缺乏的营养素为　(　)
    A. 钙　　　　　　　　　　　　　　　　　B. 铁
    C. 维生素 D　　　　　　　　　　　　　　D. 维生素 $B_2$

E. 锌

19. 以下哪种食物为主食的地区易发生烟酸缺乏病 （　）
  A. 豆类　　　　　　　　　　　　　　B. 大米
  C. 小米　　　　　　　　　　　　　　D. 玉米　　　　E. 小麦
20. 下列哪项不属细菌性食物中毒的预防措施 （　）
  A. 防止食品污染
  B. 控制细菌繁殖及毒素形成
  C. 贯彻执行《食品卫生法》
  D. 隔离中毒患者
  E. 食前彻底加热，杀灭病原菌及破坏毒素

### 四、简答题

1. 为何要提倡食物多样化？
2. 食品黄曲霉毒素污染的防控措施是什么？
3. 细菌性食物中毒的预防措施是什么？
4. 如何开展食物中毒的调查与处理？

# 第四章 职业环境与健康

## 学习目标

1. 掌握常见职业病的定义、特点及诊断；职业中毒和矽肺的预防。
2. 熟悉常见职业中毒、矽肺的临床表现、处理措施。
3. 了解职业性有害因素；生产性毒物。
4. 能够开展职业病的健康教育。
5. 具有实事求是的精神和团队协作的意识。

生产劳动是人类改造世界的基本方式,是人类生存、发展和获得健康的必要条件之一。劳动者的健康状况与其在生产劳动时所处的职业环境有密切关系,良好的职业环境能够维护和促进劳动者的健康,不良的职业环境则可以损害劳动者的健康,甚至导致严重的疾病,包括各种职业病。为了保护劳动者的健康,人们必须对职业环境中存在的各种有害因素进行识别、评价、预测和控制。对已受到职业性有害因素影响的劳动者进行早期检查、诊断和处理,使其尽早康复。

## 第一节 职业性有害因素与职业性损害

### 一、职业性有害因素

生产工艺过程、劳动过程和工作环境中产生和(或)存在的,可能危害劳动者健康的一切要素或条件,统称为职业性有害因素。职业性有害因素按其来源可以分为三大类。

#### (一)生产工艺过程中产生的有害因素

生产过程是指从原材料加工到成品的整个工艺过程,与生产技术、机械设备、使用材料和工艺过程有关。生产过程中的有害因素按性质分为三类。

1. **化学因素**
   (1) 生产性毒物：如汞、铅、砷、一氧化碳、苯、农药等。
   (2) 生产性粉尘：如矽尘、煤尘、石棉尘、有机粉尘等。
2. **物理因素**

(1) 异常的气象条件：如由于生产过程中释放出大量热量和水蒸气，形成高温、高湿环境。

(2) 异常的气压：如潜涵作业所致的高气压；高山、航空作业环境所致的低气压。

(3) 噪声、振动。

(4) 电离辐射：如 X、α、β、γ 射线。

(5) 非电离辐射：如紫外线、红外线、微波以及激光等。

3. 生物因素　屠宰、皮毛等作业可接触到的炭疽杆菌；畜牧业可接触到的布氏杆菌；森林作业可接触到的森林脑炎病毒。

### (二) 劳动过程中的有害因素

如劳动组织和劳动制度不合理，劳动强度过大或生产定额不当，长时间处于某种不良体位或使用不合理工具，个别器官和系统过度疲劳或紧张等。

### (三) 生产环境中的有害因素

厂房建筑或布置不合理；生产环境中缺乏必要的防尘、防毒、防暑降温等设备，造成生产过程中有害因素对生产环境污染。

在实际生产场所中常同时存在多种职业有害因素，对人体健康产生联合作用。

## 二、职业性损害

职业性有害因素在一定条件下对劳动者的健康、劳动能力等产生不同程度的损害称为职业性损害，主要包括职业病、工作有关疾病和工伤。

### (一) 职业病

1. 职业病的定义和种类　广义的职业病是泛指职业性有害因素所引起的特定疾病；而在立法意义上，职业病则有一定的范围，即法定职业病。法定职业病患者在治疗和休养期间及在确定为伤残或治疗无效而死亡时，均应按劳动保险条例的有关规定给予劳保待遇。

2013 年 12 月 23 日，国家卫生计生委、人力资源社会保障部、安全监管总局、全国总工会 4 部门联合印发《职业病分类和目录》。该《分类和目录》将职业病分为 10 类 132 种，包括职业性尘肺病及其他呼吸系统疾病、职业性皮肤病、职业性眼病、职业性耳鼻喉口腔疾病、职业性化学中毒及物理因素所致职业病、职业性放射性疾病、职业性传染病、职业性肿瘤及其他职业病。

2. 职业病的特点

(1) 病因明确：在控制了相应病因或作用条件后，发病可以减少或消除。

(2) 存在接触水平(剂量)—反应关系：所接触的病因大多是可以检测和识别的，一般需接触到一定程度才发病，因此，存在接触水平(剂量)—反应关系。

(3) 群发性：在接触同样有害因素的人群中，常有一定的发病率，很少只出现个别病人。

(4) 发现愈晚疗效愈差：大多数职业病目前尚无特殊治疗方法，发现愈晚，疗效也愈差。所以，防制职业病，关键在于全面执行三级预防，着重抓好第一级和第二级预防。

3. 职业病的诊断　职业病的诊断是一项政策性和科学性很强的工作，它涉及劳保待遇，既关系到患者的健康与福利，也涉及国家和企业的利益。故在诊断上有别于一般疾病，需具有职业病诊断权的机构诊断。为了防止误诊、漏诊，在诊断上需采取以当地为主和以防治机构或职业病诊断小组的集体诊断为准的原则，同时需将以下几方面的资料进行综合分析。

(1) 职业史：职业史是了解职业病是否有可能发生的重要依据之一。职业史可作为正确诊断的依据；找到已存在的疾病并进一步弄清它是否与职业有关；了解工作环境中是否存在职业有害因素。职业史内容包括：①详细描述该职工自参加工作起全部职业的工种和工龄。②工作时接触有害因素情况。同一工厂，往往有很多工种，每个工种接触有害因素又可以很不相同，因此要了解具体因素及其接触水平。③症状出现的时间。如噪声性耳聋往往在噪声环境中工作十多年甚至更长时间才能发生，在耳聋前有一听觉适应，进而发生听觉疲劳的过程；吸入水溶性低的光气中毒常有一个无症期，到出现症状时病情已很严重。④同工种其他工人患病情况。如有，可以佐证；如无，也不能轻易排除。⑤非职业性接触和其他生活情况。如家庭使用农药、有机溶剂、吸烟、服药史、居住区空气和水的污染等。

(2) 生产环境调查：通过调查，可以确定存在哪些职业有害因素，有害因素的种类和特点，包括生产流程、原料、中间产品和成品，接触方式、浓度、时间、毒物的入体途径及防护设备等情况。

(3) 临床资料：也是诊断职业病的主要依据，包括：

1) 病史：如怀疑职业有害因素引起的机体损害应详细询问在接触某职业有害因素后引起的症状及其发生发展和目前情况，从中分析判断这些症状与职业接触的关系。

2) 体格检查：除一般常规检查外，应重点注意和检查一些与接触职业有害因素有关的项目。

3) 实验室检查：除一般检查外，可根据有害因素的作用特点，进行特殊检查，如接触四氯化碳的工人应检查肝功能，接触苯的工人应检查血常规等。

4. 职业病的处理　职业病的处理主要有三个方面：①对职业病患者进行治疗；②按照我国的有关规定，落实职业病患者应享受的各种待遇；③对不适宜继续从事原工作的职业病患者，应当调离原工作岗位，并妥善安排。

### (二) 工作有关疾病

由于生产环境及劳动过程中某些不良因素，造成职业人群常见病发病率增高、潜伏的疾病发作或现患疾病的病情加重等，这类疾病统称为工作有关疾病。工作有关疾病的病因往往是多因素的，工作环境及其性质能与其他危险因素联合起作用，职业因素虽是该病发生发展中的许多因素之一，但不是唯一因素，不像职业病那样病因明确；除职业有害因素外，社会、心理、个人行为和生活方式均掺杂其中。常见的与工作有关的疾病有：

1. 与职业有关的肺部疾病　如慢性非特异性呼吸系统疾病、慢性支气管炎、肺气肿等。吸烟、反复感染、作业场所空气污染和不良的气象条件，常为此病的病因或诱发因素。

2. 骨骼及软组织损伤　如腰背痛、肩颈痛等。主要由外伤、提重或负重、不良体位及不良气象条件等因素引起。在建筑、煤矿、搬运工人中更为常见。

3. 与职业有关的心血管系统疾病　高度精神紧张的作业、噪声、寒冷均可诱发冠心病；职业接触二硫化碳、一氧化碳、氯甲烷等化学物质可导致冠心病发病率及病死率增高。

4. 生殖功能紊乱　经常接触铅、汞、砷及二硫化碳等可导致早产及流产发病率增高。

5. 消化道疾患　如高温作业工人由于出汗过多、盐分丧失，导致消化不良及溃疡发病率增高；又如重体力劳动者和精神高度紧张的脑力劳动者，同时又吸烟（或酗酒）较多者均可导致溃疡病多发。

### (三) 工伤

系指工人在从事生产劳动过程中，由于外部因素直接作用，而引起机体组织的突发性意外损伤。工伤不仅能造成缺勤，而且可引起残废，甚至死亡。工伤的主要原因有：

1. 生产设备质量差或维修不善,容器管道不严密,工具、附件或设备有缺陷等。

2. 防护设备缺乏或不全,生产设备上缺少安全防护装置,如机器的轮轴、齿轮、皮带、切刀等转动部分缺乏安全防护罩。

3. 劳动组织不合理和生产管理不善　①生产设备及安全防护装置无专人管理及定期检修制度;操作规程和制度不健全;②对工人技术指导及安全教育不够;③个人防护用品缺乏或不适用。

4. 个体素质　①健康状况,身体有病或某种缺陷,又从事不适合本人的作业;②工人的年龄、性别、精神因素、文化水平及生活方式等。

5. 操作环境因素　如生产环境布局不合理,操作场所过于拥挤,照明不良或不合理,不良的微小气候,噪声或空气中含有毒物质或有害气体,这些因素在一定条件下,也可成为工伤的诱因。

## 第二节　生产性毒物与职业中毒

### 一、概述

#### (一) 生产性毒物的来源与存在形态

1. 生产性毒物的来源

(1) 生产原料:如生产颜料、蓄电池使用的氧化铅;生产合成纤维、燃料使用的苯等。

(2) 中间产品:如用苯和硝酸生产苯胺时,产生的硝基苯。

(3) 成品:如农药厂生产的各种农药。

(4) 辅助材料:如橡胶、印刷行业用作溶剂的苯和汽油。

(5) 副产品及废弃物:如炼焦时产生的煤焦油、沥青,冶炼金属时产生的二氧化硫。

(6) 夹杂物:如硫酸中混杂的砷等。

2. 生产性毒物存在形态　毒物在生产过程中以多种形式出现,同一种化学物质在不同生产过程中呈现的形式也不同。生产性毒物在生产过程中常以气体、蒸气、粉尘、烟和雾的形态存在并污染空气。如氯化氢、氰化氢、二氧化硫、氯气等在常温下呈气态的物质是以气体形态污染空气的。一些沸点低的物质是以蒸气形态污染空气的,如喷漆作业中的苯、汽油、醋酸乙酯等。在喷洒农药时的药雾、喷漆时的漆雾、电镀时的铬酸雾、酸洗时的硫酸雾等,是以雾的形态污染空气的。

弄清楚生产性毒物以什么形态存在,对了解毒物进入人体的途径,制定预防控制措施,以及采集空气样品,测定毒物浓度都有重要意义。

#### (二) 生产性毒物的接触机会

在生产劳动过程中可能接触到毒物的操作或生产环节主要有:原料的开采与提炼;材料的搬运与贮藏;材料加工及准备;成品处理与包装;生产中使用,如农业生产中喷洒杀虫剂。

#### (三) 生产性毒物进入人体的途径

1. 呼吸道　经呼吸道吸入是最常见最危险的途径。呈气体、蒸气、气溶胶等形态的毒物均可经呼吸道进入人体。经呼吸道吸收的毒物吸入肺泡后,很快能通过肺泡壁进入血液循环中,毒物随肺循环血液而流回心脏,然后不经过肝脏解毒,直接进入体循环而分布到全身各处。空气中的毒物浓度越高,粉尘状毒物粒子越小,毒物在体液中的溶解度越大,经呼吸道吸收的速度就越快。

2. 皮肤　在生产过程中,毒物经皮肤吸收而中毒者也较常见。某些毒物可通过完整的皮肤进入体内。皮肤吸收的毒物一般是通过表皮屏障到达真皮,进入血液循环的。脂溶性毒物可经皮肤直接吸收,如芳香族的氨基和硝基化合物、有机磷化合物、苯等。个别金属如汞也可经皮肤吸收。某些气态毒物,如氰化氢,浓度较高时也可经皮肤进入体内。皮肤有病损时,不能被完好皮肤吸收的毒物,这时也能大量被吸收。除毒物本身的化学特性外,毒物的浓度和黏稠度,与皮肤接触的面积、部位,及外界的气温、湿度等也会影响皮肤的吸收。

3. 消化道　在生产环境中,单纯从消化道吸收而引起中毒的机会比较少见。往往是由于手被毒物污染后直接用污染的手拿食物吃,造成毒物随食物进入消化道。绝大部分由肠道吸收进入血循环的毒物,都将流经肝脏,一部分被解毒转化为无毒或毒性较小的物质,一部分随胆汁分泌到肠腔,随排泄物排出体外,其中少部分可被吸收。有的毒物如氰化氢,在口腔内即可被黏膜吸收。

### (四) 毒物在体内的过程

1. 分布　毒物在吸收后,随血液循环(部分随淋巴)分布到全身,当在作用点达到一定浓度时,就可发生中毒。毒物在全身的分布情况在很大程度上取决于它通过细胞膜的能力及与体内各组织的亲和力。有的通过细胞膜的能力强,分布可能相对均匀,有的通过能力差,分布则有局限性。开始毒物往往分布于血液充足或易透过细胞膜的组织或器官,以后缓慢地重新分布于血循环较差的部位,如铅吸收进入血流后很快在血浆及红细胞之间取得平衡。

2. 生物转化　毒物吸收后受到体内生化过程的作用,其化学结构发生一定改变,称为毒物的生物转化。其结果可使毒性降低(解毒作用)或增加。大多数有机毒物在体内的代谢转化反应可归结为氧化、还原、水解及结合。

3. 排出　排出的途径有多种,其中肾脏是最主要的一个途径,但是其他途径对排出一些特殊的化合物也是非常重要的,如肺排出有毒气体及蒸气,肝及胆道排出 DDT 和铅、锰等金属,机体各种分泌腺似乎都能排泄毒物。

4. 蓄积　毒物或其代谢产物在接触间隔期内,如不能完全排出,则可在体内逐渐积累,此种现象称为毒物的蓄积。毒物的蓄积作用是引起慢性中毒的物质基础。如有机汞化合物蓄积于脑组织,可引起中枢神经系统损害;如铅蓄积于骨骼内。

### (五) 影响毒物对机体毒作用的因素

1. 毒物本身的特性　毒物本身的化学结构对决定毒物的毒性大小和毒性作用特点有很大影响。如有机化合物中的氢原子,被卤族元素取代,其毒性增强,取代的越多,毒性也就越大。无机化合物随着分子量的增加,其毒性也增强。毒物的物理特性如溶解度、分散度、挥发度等与毒物的毒性有密切的关系。如氧化铅分散度大,又易溶于血清,故较其他铅化物毒性大。乙二醇、氟乙酸胺毒性大但不易挥发,不易经呼吸道及皮肤吸入,但经消化道进入机体,可迅速引起中毒。

2. 毒物的浓度、剂量与接触时间　毒物的毒性作用与其剂量密切相关,空气中毒物浓度高、接触时间长,则进入体内的剂量大,发生中毒的几率高。因此,降低生产环境中毒物浓度,缩短接触时间,减少毒物进入体内的剂量是预防职业中毒的重要环节。

3. 毒物的联合作用　生产环境中常同时存在多种毒物,两种或两种以上毒物对机体的相互作用称为联合作用。应用国家标准对生产环境进行卫生学评价时,必须考虑毒物的相加及相乘作用。此外,还应注意到生产性毒物与生活性毒物的联合作用,如酒精可增加苯胺、硝基苯的毒性作用。

4. 生产环境和劳动强度　在高温或低温环境中毒物的毒性作用比在常温条件下大，如高温环境可增强氯酚的毒害作用，亦可增加皮肤对硫磷的吸收。紫外线、噪声和振动可增加某些毒物的毒害作用。体力劳动强度大时，机体的呼吸、循环加快，可加速毒物的吸收；重体力劳动时，机体耗氧量增加，使机体对导致缺氧的毒物更为敏感。

5. 个体状态　接触同一剂量的毒物，不同的个体可出现迥然不同的反应。造成这种差别的因素很多，如健康状况、年龄、性别、生理变化、营养和免疫状况等。肝、肾疾病患者，由于其解毒、排泄功能受损，易发生中毒；未成年人，由于各器官系统的发育及功能不够成熟，对某些毒物的敏感性可能增高；在怀孕期，铅、汞等毒物可由母体进入胎儿体内，影响胎儿的正常发育或导致流产、早产；免疫功能降低或营养不良，对某些毒物的抵抗能力减低等。

## 二、常见的职业中毒

### （一）铅中毒

1. 理化特性　铅是一种灰色重金属，比重 11.3 g/cm³，溶点 327.4 ℃，沸点 1 620 ℃加热至400～500 ℃时，即可产生大量的铅蒸气，在空气中迅速氧化成氧化亚铅，并凝结为铅烟。金属铅、铅合金及铅化合物，用途广泛，使用量大，接触面广，是主要环境和工业毒物之一，可熔经不同的接触方式引起不同类型中毒。

2. 接触机会　铅中毒是我国常见职业中毒之一，发病率居前三位的行业是：铅冶炼和熔炼、酸式蓄电池制造和铅颜料生产。铅在铅锌矿冶炼、铅熔炼和浇铸加工、铅颜料和铅塑料稳定剂生产中，产生的铅蒸汽经凝结为铅烟，或形成铅尘易经呼吸道吸入，引起以呼吸道为主进入途径的职业性铅中毒。城市交通含铅汽油尾气的排放和含铅颜料、油漆等的广泛使用对生活环境的污染曾成为某些发达国家儿童铅中毒的主要原因。生活性铅接触日益增多，如油漆家具、塑料制品、化妆品、染发剂、皮蛋加工等，均可含少量铅。

3. 毒理　干扰卟啉代谢，影响血红素合成，是铅中毒早期的主要变化之一。铅还可作用于血管引起血管痉挛；作用于红细胞，使红细胞脆性增加；干扰肾小管上皮细胞线粒体功能，引起肾脏损伤；影响大脑皮层兴奋和抑制的平衡及直接损伤周围神经；与含硫基蛋白质结合和抑制酶的活性，抑制氧化磷酸化和干扰正常代谢。

4. 临床表现　急性中毒少见，职业性铅中毒主要是慢性中毒。接触铅的工人无明显临床症状，而血铅（Pb-B）、尿 δ-氨基-γ-铜戊酸（δ-ALA）、尿粪卟啉（CP-U）增高，感觉和运动神经传导速度减慢；轻度中毒时出现神经衰弱症候群和消化系统症状；中毒较重时出现贫血、腹绞痛；严重时出现铅性麻痹或中毒性脑病，但这种重度中毒已极为罕见。

（1）神经系统症状：出现头昏、头痛、无力、肌肉关节酸痛、睡眠障碍、记忆力减退等神经衰弱症候群；轻重不同的感觉型、运动型和混合型周围神经病，早期出现感觉和运动神经传导速度减慢，肢端麻木或呈手套、袜套样感觉迟钝或缺失，伸肌无力，握力减退；重者瘫痪，呈"腕下垂"。中毒性脑病主要表现为表情淡漠、精神异常、运动失调；重者昏迷、惊厥、呕吐，呈癫痫样发作，出现脑损害综合征的症状与体征。职业性铅中毒性脑病目前已很少见。此种情况多见于非职业性中毒，急性和慢性均可发生，如小儿捡食含铅油漆刷过的墙皮或啃咬涂有含铅油漆的玩具，长期饮用污染铅的饮料等。成人亦可发生。

（2）消化系统症状：有纳差、恶心、腹胀、腹隐痛、腹泻或便秘等。腹绞痛见于较重病例或急性发作，其主要表现为顽固性便秘后出现阵发性腹正中绞割样疼痛，腹软、喜按、多伴呕吐、面色苍白、全身冷汗。少数可见齿龈边缘约 1 mm 的蓝灰色或蓝黑色"铅线"与口腔黏膜较大的铅斑。

(3) 血液系统：血、尿卟啉代谢产物异常增高；外周血点彩红细胞、网织红细胞和碱粒红细胞增多；轻度低色素性正常细胞型贫血。

此外，铅还能引起肾小管功能障碍甚至损伤。早期肾脏损害经治疗可能恢复，但后期可能导致肾功能不全。有研究报道，铅对心血管也有影响，可引起高血压；还可影响生殖系统，导致女工不孕、流产及畸胎等，亦可引起男性精子活动度减低及畸形精子增多。

5. 诊断　根据确切的铅职业接触史，以神经、消化、造血系统损害为主的临床表现和有关实验室检查结果为主要依据，结合现场职业卫生学调查资料，进行综合分析，排除其他原因引起的类似疾病后，方可诊断。依据中华人民共和国国家职业卫生标准 GBZ 37-2015《职业性慢性铅中毒的诊断》，诊断结果分为：

(1) 轻度中毒

1) 血铅≥2.9 μmol/L(600 μg/L)，或尿铅≥0.58 μmol/L(120 μg/L)，且具有下列一项表现者：①红细胞锌原卟啉(ZPP)≥2.91 μmol/L(13.0 μg/gHb)；②尿 δ-氨基-γ-酮戊酸≥61.0 μmol/L(8 000 μg/L)；③有腹部隐痛、腹胀、便秘等症状。

2) 络合剂驱排后尿铅≥3.86 μmol/L(800 μg/L)或 4.82 μmol/24 h(1 000 μg/24 h)者，可诊断为轻度铅中毒。

(2) 中度中毒：在轻度中毒的基础上，具有下列一项表现者：①腹绞痛；②贫血；③轻度中毒性周围神经病。

(3) 重度中毒：在中度中毒的基础上，具有下列一项表现者：①铅麻痹；②中毒性脑病。

6. 处理原则

(1) 治疗原则：中毒患者宜根据具体情况，使用金属络合剂驱铅治疗，如依地酸钙钠、二巯丁二酸钠等注射或二巯丁二酸口服，辅以对症治疗。

(2) 其他处理：轻度、中度中毒治愈后可恢复原工作，不必调离铅作业。重度中毒必须调离铅作业，并根据病情给予治疗和休息。

7. 预防

(1) 用无毒或低毒物代替铅：如以锌钡白代替铅白造漆，电瓶以聚乙烯代替铅封口等。

(2) 控制熔铅温度，减少铅的蒸发：加强铅烟尘局部吸出和回收利用，控制铅对周围环境的污染。

(3) 加强预防保健与健康教育：定期进行环境监测与健康监护，推动和监督卫生法规的实施，严格实行职业禁忌证，对有下列疾患或情况之一者均不宜从事铅作业：①明显贫血；②神经系统器质性疾病；③明显的肝、肾疾病；④心血管器质性疾病；⑤妊娠和哺乳期妇女。

### (二) 汞中毒

1. 理化特性　汞俗称水银，为银白色液态金属。比重 13.59 g/cm$^3$，熔点为-38.9 ℃，沸点375 ℃，在常温下即能蒸发，随温度增高，蒸发量也增高。汞表面张力大，洒落在地面或桌面上，立即形成许多小汞珠，增加蒸发的表面积，也易沉积于衣服、毛发及面部等皮肤，形成持续二次汞污染源。

2. 接触机会　汞矿开采与冶炼；仪器仪表的生产、使用和维修；汞合金的制造和以汞为原料的化工；制药工业生产含汞药物或试剂以及口腔科用汞填补牙齿。

3. 毒理　在生产环境中汞主要以蒸气形式经呼吸道进入人体，易透过肺泡壁被吸收，吸收率达70%以上。汞可经完整的皮肤进入人体。金属汞很难经消化道吸收,但汞盐及有机汞易被消化道吸收。

无机汞及其化合物进入血液后可分布于全身各器官中,且在体内的分布极不均匀。主要分布于肾脏,其次是肝脏、心脏和脑。汞主要经尿和粪便排出,少量可经胆汁、汗腺、唾液腺、乳腺和头发等排出体外。

汞中毒的机制目前还不是完全清楚。一般认为,汞在体内被氧化为二价汞离子再与蛋白质的巯基结合。由于巯基是细胞代谢过程中许多酶的活性部分,汞与巯基结合后可抑制多种含巯基酶的活性,这是汞产生毒效应的基础。

4. 临床表现　生产环境中汞中毒多见慢性中毒,急性中毒较少见。慢性汞中毒主要临床表现为:

(1) 神经精神症状:有头晕、头痛、失眠、多梦、健忘、乏力、食欲缺乏等神经衰弱表现,经常心悸、多汗、皮肤划痕试验阳性、性欲减退、月经失调,进而出现情绪与性格改变,表现为易激动、喜怒无常、烦躁、易哭、胆怯、羞涩、抑郁、孤僻、猜疑、注意力不集中,甚至出现幻觉、妄想等精神症状。

(2) 口腔炎:早期齿龈肿胀、酸痛、易出血、口腔黏膜溃疡、唾液腺肿大、唾液增多、口臭,继而齿龈萎缩、牙齿松动、脱落,口腔卫生不良者可有蓝黑色的"汞线"。

(3) 震颤:起初穿针、书写、持筷时手颤,方位不准确、有意向性,逐渐向四肢发展,患者饮食、穿衣、行路、骑车、登高受影响,发音及吐字有障碍,从事习惯性工作或不被注意时震颤相对减轻。肌电图检查可有周围神经损伤。

(4) 肾脏表现:一般不明显,少数可出现腰痛、蛋白尿,尿镜检可见红细胞。临床出现肾小管肾炎、肾小球肾炎、肾病综合征的病例少见。一般脱离汞作业及治疗后可恢复。部分患者可有肝脏肿大,肝功能异常。

5. 诊断　根据我国《职业性汞中毒诊断标准》(GBZ89-2007)。接触金属汞的职业史,出现相应的临床表现及实验室检查结果,参考职业卫生学调查资料,进行综合分析,排除其他病因所致类似疾病后,方可诊断。诊断及分级标准为:

(1) 急性中毒

1) 轻度中毒:短期内接触大量汞蒸气,尿汞增高,出现发热、头晕、头痛、震颤等全身症状,并具有下列表现之一者:①口腔-牙龈炎和胃肠炎;②急性支气管炎。

2) 中度中毒:在轻度中毒基础上,具有下列一项者:①间质性肺炎;②明显蛋白尿。

3) 重度中毒:在中度中毒基础上,具有下列一项者:①急性肾衰竭;②急性中毒或重度中毒性脑病。

(2) 慢性中毒

1) 轻度中毒:长期密切接触汞后,具有下列任何三项者:①神经衰弱综合征;②口腔-牙龈炎;③手指震颤,可伴有舌、眼睑震颤;④近端肾小管功能障碍,如尿低分子蛋白含量增高;⑤尿汞增高。

2) 中度中毒:在轻度中毒基础上,具有下列一项者:①性格情绪改变;②上肢粗大震颤;③明显肾脏损害。

3) 重度中毒:慢性中毒性脑病。

6. 处理原则

(1) 治疗原则

1) 急性中毒治疗原则:①迅速脱离现场,脱去污染衣服,静卧,保暖;②驱汞治疗:用二巯丙磺钠或二巯丁二钠治疗;③对症处理与内科相同。

2) 慢性中毒治疗原则:①驱汞治疗,用二巯丙磺钠或二巯丁二钠、二巯丁二酸治疗;②对症处理与内科相同。

(2) 其他处理:观察对象应加强医学监护,可进行药物驱汞;急性和慢性轻度中毒治愈后可从事正常工作;急性和慢性中度及重度中毒者治疗后不宜再从事接触汞及其他有害物质的作业。

7. 预防　改善生产设备,改革工艺流程,达到生产密闭化、自动化;尽可能少用汞或不用汞;降低车间汞蒸气浓度,加强车间通风排气;防止汞的污染和沉积;车间地面、墙壁及天花板宜采用光滑材料;操作台和地面应有一定的倾斜度,以便清扫与冲洗;对污染的车间,要采取降低浓度措施,如用 $1 g/m^3$ 碘加酒精点燃熏蒸,使之生成不易挥发的碘化汞,然后用水冲洗;对排出的含汞废气,应用碘化或氯化活性炭吸附净化后排放;加强个人卫生防护,建立必要的卫生制度,汞浓度较高的车间,可戴 $2.5\%\sim10\%$ 碘处理过后的活性炭口罩,工作后用 $1:5000$ 高锰酸钾洗手。神经系统、肝、肾器质性疾病、自主神经功能紊乱、精神病者均不宜从事汞作业。

### (三) 苯中毒

1. 理化特性　苯属芳香烃类化合物,有特殊芳香气味。常温下为油状液体,沸点 $80.1℃$,极易挥发,微溶于水,易溶于乙醇、乙醚及丙酮等有机溶剂。

2. 接触机会　苯广泛用于工农业生产,主要有以下接触机会:煤焦油分馏或石油裂解生产苯及其同系物甲苯、二甲苯时;苯用作化工原料,如生产酚、硝基苯、香料、药物、合成纤维、塑料、染料等;苯用作溶剂及稀释剂,如在制药、橡胶加工、有机合成及印刷等工业中用作溶剂,在喷漆制鞋行业中用作稀释剂。在现代生活中,住宅装潢、工艺品等制作方面使用苯,增加了人群接触的机会。我国苯作业工作绝大多数接触苯及其同系物甲苯和二甲苯,属混苯作业。

3. 毒理

(1) 吸收与代谢:苯在生产环境中以蒸气状态存在,主要通过呼吸道进入人体,皮肤仅能吸收少量。苯蒸气进入肺泡后,吸收的苯约 $50\%$ 以原形由呼吸道重新排出,$40\%$ 左右在体内氧化,形成酚等代谢物随尿排出。留在体内的苯,主要分布在骨髓、脑及神经系统等含脂肪组织多的组织内,尤以骨髓中含量最多。

(2) 毒作用机制:苯中毒的发病机制迄今尚未阐明,一般认为苯的急性毒性主要是对中枢神经系统的麻醉作用。慢性毒性作用主要是损害骨髓的造血功能引起白细胞减少,引起再生障碍性贫血或白血病,这可能和苯的代谢产物(主要是酚类物质)引起骨髓造血功能抑制和造血细胞的损伤有关。

4. 临床表现　大量吸入苯主要引起中枢神经系统抑制作用。长期接触一定量的苯,可损害造血系统,出现血象及骨髓象异常,甚至发生再生障碍性贫血或白血病。

(1) 急性中毒:急性苯中毒是由于短时间在通风不良的作业场所,例如在密闭船舱、室内喷涂时吸入大量苯蒸气而引起。主要表现为中枢神经系统症状,轻者出现黏膜刺激症状,患者诉头痛、头晕、恶心、呕吐等,随后出现兴奋或酒醉状态,严重时发生昏迷、抽搐、血压下降、呼吸和循环衰竭。目前急性中毒罕见。

(2) 慢性中毒:以造血系统损害为主要表现。患者常伴有头晕、头痛、乏力、失眠、记忆力减退等神经衰弱症候群的表现。造血系统损害以白细胞数减少最常见,主要为中性粒细胞减少,白细胞数低于$4×10^9/L$有诊断意义。此外,血小板亦出现降低,皮下及黏膜有出血倾向,血小板数减至$80×10^9/L$有诊断意义。出血倾向与血小板数往往不平行。中毒晚期可出现全血细胞减少,致再生障碍性贫血。苯还可引起白血病。

此外,经常接触苯,皮肤可因脱脂而变干燥、脱屑以至皲裂,也可出现过敏性湿疹。女工长期接触会导致月经血量增多、经期延长,会影响胎儿的发育和存活。如果工作中长期接触苯,有可能导致职业性苯中毒或职业性苯所致白血病等职业病。

5. 诊断 根据中华人民共和国国家职业卫生标准GBZ68-2013《职业性苯中毒的诊断》,急性苯中毒根据短期内吸入大量苯蒸气职业史,以意识障碍为主的临床表现,结合现场职业卫生学调查,参考实验室检测指标,进行综合分析,并排除其他疾病引起的中枢神经系统损害,方可诊断。慢性苯中毒根据较长时期密切接触苯的职业史,以造血系统损害为主的临床表现,结合现场职业卫生学调查,参考实验室检测指标,进行综合分析,并排除其他原因引起的血象、骨髓象改变,方可诊断。

(1) 急性苯中毒

1) 轻度中毒:短期内吸入大量苯蒸气后出现头晕、头痛、恶心、呕吐、黏膜刺激症状,伴有轻度意识障碍。

2) 重度中毒:吸入大量苯蒸气后出现下列临床表现之一者:①中、重度意识障碍;②呼吸循环衰竭;③猝死。

(2) 慢性苯中毒

1) 轻度中毒:有较长时间密切接触苯的职业史,可伴有头晕、头痛、乏力、失眠、记忆力减退、易感染等症状。在3个月内每2周复查一次血常规,具备下列条件之一:①白细胞计数大多低于$4×10^9/L$或中性粒细胞低于$2×10^9/L$;②血小板计数大多低于$80×10^9/L$。

2) 中度中毒:多有慢性轻度中毒症状,并有易感染和(或)出血倾向。具备下列条件之一者:①白细胞计数低于$4×10^9/L$或中性粒细胞低于$2×10^9/L$,伴血小板计数低于$80×10^9/L$;②白细胞计数低于$3×10^9/L$或中性粒细胞低于$1.5×10^9/L$;③血小板计数低于$60×10^9/L$。

3) 重度中毒:在慢性中度中毒的基础上,具备下列表现之一者:①全血细胞减少症;②再生障碍性贫血;③骨髓增生异常综合征;④白血病。

6. 处理原则

(1) 治疗原则

1) 急性中毒:迅速将中毒患者移至空气新鲜处,立即脱去被苯污染的衣服,用肥皂水清洗被污染的皮肤,注意保暖。急救原则与内科相同,忌用肾上腺素。

2) 慢性中毒:无特殊解毒药,治疗根据造血系统损害所致血液疾病给予相应处理。

(2) 其他处理

1) 急性中毒:病情恢复后,轻度中毒恢复原工作,重度中毒原则上调离原工作。

2) 慢性中毒:一经诊断,即应调离苯及其他有毒物质作业的工作。

7. 预防 采用综合性的预防措施。

(1) 以无毒或低毒的物质代替苯:如喷漆作业中改用无苯稀料,制药工业以酒精代替苯作萃取剂,印刷工业中以汽油代替苯作溶剂。

(2) 改革生产工艺:在现今乡镇制鞋行业中用含苯80%左右的氯丁胶作粘胶剂是重度苯中毒高发的主要原因,因此改用无苯胶,改革生产方式,以达到工作人员不接触或少接触苯的目的。对喷漆作业,根据具体情况采用静电喷漆、自动化淋漆、浸漆等。

（3）通风排毒:使用苯的操作在排毒罩内进行,排出的气体要进行回收处理,以防止污染大气环境。

（4）卫生保健措施:对苯作业现场进行定期的劳动卫生调查和空气中苯浓度的测定。对劳动防护设备加强管理,注意维修及更新,以防失效。在特殊作业环境下无法降低空气中苯浓度的工作带,应教育工人加强个人防护,戴防苯口罩或使用送风式面罩。加强宣传教育,了解苯的毒性及预防苯中毒的基本知识,增强自我保健意识,切忌不恰当地使用苯,禁止在印刷行业用苯作为清洗手上油墨的清洁剂等。制定就业前及工作后定期体检制度,重点在血液系统指标的检查,对具有从事苯作业的职业禁忌证者,如患有中枢神经系统性疾病、精神病、血液系统疾病及肝、肾器质性病变者,都不宜从事接触苯的工作。

## 第三节　生产性粉尘与尘肺

### 一、概述

生产性粉尘是指在工农业生产中形成的,并能够长时间飘浮在空气中的固体微粒,长期吸入主要引起肺部病变。

*（一）生产性粉尘的来源与分类*

1. 来源　在各种不同生产场所,可以接触到不同性质的粉尘。如在采矿、开山采石、建筑施工、铸造、耐火材料及陶瓷等行业,主要接触的粉尘是石英的混合粉尘;石棉开采、加工制造石棉制品时接触的是石棉或含石棉的混合粉尘;焊接、金属加工、冶炼时接触金属及其化合物粉尘;农业、粮食加工、制糖工业、动物管理及纺织工业等,接触植物或动物性有机粉尘为主。

2. 分类　根据生产性粉尘的性质,可分以下三类:

（1）无机性粉尘:根据来源不同,可分:

1）金属性粉尘:例如铝、铁、锡、铅、锰等金属及其化合物粉尘。

2）非金属的矿物粉尘:例如石英、石棉、滑石、煤等。

3）人工无机粉尘:例如水泥、玻璃纤维、金刚砂等。

（2）有机性粉尘

1）植物性粉尘：例如木尘、烟草、棉、麻、谷物、茶、甘蔗等粉尘。

2）动物性粉尘：例如畜毛、羽毛、角粉、骨质等粉尘。

（3）合成材料粉尘:主要见于塑料加工过程中。塑料的基本成分除高分子聚合物外,还含有填料、增塑剂、稳定剂、色素及其他添加剂。

*（二）生产性粉尘的理化特性及其卫生学意义*

1. 粉尘的化学组成和粉尘浓度　生产场所空气中粉尘的化学成分和浓度直接决定对人体作用的性质和危害程度。如金属粉尘可引起中毒,游离 $SiO_2$ 可引起矽肺等。同一种粉尘,生产环境空气中浓度越大,接触时间越长,则对人体危害愈严重。

2. 粉尘的分散度　分散度是指物质被粉碎的程度,以粉尘中各种颗粒直径大小的组成百分比来表示。粉尘分散度越高,在空气中悬浮的时间越长,对人体危害越严重。

3. 其他:粉尘的硬度、形状和比重;粉尘的溶解度;粉尘的电荷性等都会影响对人体危害的程度。

#### (三) 生产性粉尘对健康的影响

根据不同特性,粉尘可对机体引起各种损害。如可溶性有毒粉尘进入呼吸道后,能很快被吸收入血流,引起中毒;放射性粉尘,则可造成放射性损伤;某些硬质粉尘可损伤角膜及结膜,引起角膜混浊和结膜炎等;粉尘堵塞皮脂腺和机械性刺激皮肤时,可引起粉刺、毛囊炎、脓皮病及皮肤皲裂等。

粉尘对机体影响最大的是呼吸系统损害,包括上呼吸道炎症、肺炎、肺癌(如石棉尘、砷尘)、尘肺(如二氧化硅等尘)以及其他职业性肺部疾病等。

#### (四) 尘肺

尘肺是在职业活动中由于长期吸入生产性粉尘并在肺内潴留而引起以肺组织弥漫性纤维化为主的全身性疾病。它是职业性疾病中影响面最广、危害最严重的一类疾病。

我国《职业病目录》规定的职业病名单中列出的法定尘肺病有13种:矽肺、煤工尘肺、石墨尘肺、碳黑尘肺、石棉尘肺、滑石尘肺、水泥尘肺、云母尘肺、陶工尘肺、铝尘肺、电焊工尘肺、铸工尘肺、根据"尘肺病诊断标准"和"尘肺病理诊断标准"可以诊断的其他尘肺。矽肺和煤工尘肺是我国目前发病人数最多的尘肺病,两者占尘肺病例总数的90%左右。

我国目前尘肺发病人数呈上升趋势,目前每年新增病例2万人左右。截至2012年底,全国累计报告发病72.7万人,死亡15万人,煤炭行业约占全国尘肺病人的51%,尘肺病也因此被称为"隐性矿难"。应高度重视尘肺防治工作,依法建立煤矿强制性尘肺病筛查、鉴定、治疗制度;严格煤矿作业场所的粉尘监管,将粉尘超标纳入煤矿事故管理;依靠科技进步,从源头上解决和控制煤矿粉尘治理问题,加快井下防尘和尘肺病治疗关键技术和装备的课题研究与技术攻关,特别是在尘肺病的发病机制、肺纤维活化等技术方面加强国际合作,同时加强临床研究,使肺灌洗技术更加安全、有效;高度关注农民工等弱势群体的尘肺病防治问题,从医保、医疗方面保障其享有同等权利。

### 二、矽肺

矽肺是由于生产过程中,长期吸入游离二氧化硅($SiO_2$)含量较高的粉尘所致的以肺组织纤维化为主的疾病。矽肺病人约占尘肺的一半。矽肺是尘肺中最常见、进展最快、危害最严重的一种类型。

#### (一) 矽肺的病因

游离二氧化硅在自然界中分布很广,是地壳的主要成分,约95%的矿石中含有游离二氧化硅。接触含有10%以上游离二氧化硅的粉尘作业,称为矽尘作业。常见的矽尘作业,如矿山采掘时使用风钻凿岩或爆破、选矿等作业;开山筑路、修建水利工程及开凿隧道等;在工厂,如玻璃厂、石英粉厂、耐火材料厂等生产过程中矿石原料破碎、碾磨、筛选、配料等作业;机械制造业中铸造车间的原料粉碎、调配、铸件开箱、清砂及喷砂等作业,均可产生大量的含硅粉尘。有的沙漠地带,砂中含硅量也很高。

#### (二) 影响矽肺发病的主要因素

矽肺的发生与生产环境中粉尘游离$SiO_2$的含量、粉尘的浓度、粉尘的分散度、接尘时间、防护措施以及个体状况等因素有关。

1. 粉尘中游离$SiO_2$含量　在生产环境粉尘中游离$SiO_2$含量越高,粉尘浓度越大,则造成的危害越大。当粉尘中游离 $SiO_2$ 含量较大,且浓度很高,长期吸入后,肺组织中形成矽结节。在煤炭开采中,煤矿岩层往往也含相当高的游离二氧化硅,有时可高达40%,这些工人所接触的粉尘常为煤矽混合尘,如果长期吸入大量这类粉尘后,也可引起以肺纤维化为主的疾病。

2. 接触时间　矽肺的发展是一个慢性过程,一般在持续吸入矽尘5～10年发病,有的长达5～20年以上。但持续吸入高浓度、高游离二氧化硅含量的粉尘,经1～2年即可发病,称为"速发型矽肺"。有些矽尘作业工人,在离开粉尘作业时没有发现矽肺的征象,但日后出现矽结节,并诊断为矽肺,称为晚发型矽肺。这常见于部队复员的工程兵,服役时曾从事坑道作业。还有的矽尘作业工人调到非粉尘作业。这些工人,脱离接触粉尘后仍需定期检查肺部情况。

3. 粉尘分散度　分散度是表示粉尘颗粒大小的一个量度。小颗粒粉尘所占的比例愈大,则分散度愈大。分散度大小与尘粒在空气中的浮动和其在呼吸道中的阻留部位有密切关系。直径大于 10 μm 的粉尘粒子在空气中很快沉降,即使吸入也被鼻腔鼻毛阻留,随鼻涕排出;10 μm 以下的粉尘,绝大部分被上呼吸道所阻留;5 μm 以下的粉尘,可进入肺泡。

4. 机体状态　凡有慢性呼吸道炎症者,则呼吸道的清除功能较差,呼吸系统感染尤其是肺结核,能促使矽肺病程迅速进展和加剧。另外,个体因素如年龄、健康素质、个人卫生习惯、营养状况等也是影响矽肺发病的重要条件。

### (三) 矽肺的发病机制与病理改变

1. 发病机制　目前认为肺泡巨噬细胞在矽肺的发病过程中起关键性作用。二氧化硅粉尘(矽尘)吸入肺泡后被肺巨噬细胞吞噬,含有矽尘的吞噬小体与溶酶体合并成次级溶酶体。石英表面的羟基与溶酶体膜的磷脂或蛋白质形成氢键,导致膜通透性的改变从而引起吞噬细胞溶酶体崩解,水解酶释放,细胞溶解、死亡,矽尘释放,后又可被其他巨噬细胞吞噬。如此反复进行。吞噬细胞崩解时释放出致纤维化因子,激活成纤维细胞,导致胶原纤维增生。吞噬细胞崩解时释放出来的二氧化硅也可作为抗原,刺激免疫活性细胞,产生抗体,抗原抗体反应产生复合物和补体一起,沉积在胶原纤维上,使新形成的结缔组织呈透明样外观。在矽结节的发展中,其周围有较多的浆细胞。另外,当石英粉尘的剂量较大时,大量的石英粉尘也可吸附于巨噬细胞膜上,直接损伤细胞膜导致细胞的不可逆损伤。

2. 病理改变　矽肺的基本病变是特征性病灶——矽结节的形成和弥漫性间质纤维化。尘细胞聚集在一起,周围有成纤维细胞增生和网状纤维出现、增粗、变性而成为胶原纤维,最后形成胶原结节,部分出现玻璃样变。肉眼观察肺脏多呈灰褐色,体积增大,硬度增加,弹性降低,触之有砂粒感和硬皮感。肺切面可见大小不等的结节或硬块,境界分明,质地较硬。镜下矽结节位于支气管和血管周围,直径为 0.3～1.5 mm。典型的矽结节为呈同心圆排列的玻璃样变的胶原纤维。胶原纤维之间可有矽肺尘颗粒,矽尘随组织液流向他处引起新的矽结节。所以脱离粉尘作业后,矽肺仍可继续发展。随着继续暴露于游离矽尘,多个结节聚集成大结节,很多大结节融合成大的玻璃样团块,称为进行性块状纤维化。

矽尘在肺泡被巨噬细胞吞噬后,经淋巴管可达肺门淋巴结。由于尘细胞的不断沉积,造成淋巴管的阻塞及淋巴液淤滞并逆流至胸膜下淋巴管。从而使肺泡间隔和血管、支气管周围尘细胞聚集,发生结节性纤维化。纤维团块的挤压或收缩,使肺间质扭曲、变形,细小支气管和毛细血管管腔狭窄而影响通气和血流。

肺门淋巴结形成矽结节时,出现肺门淋巴结肿大、硬化,可在淋巴结内或其周围出现钙盐沉着,在 X 线胸片上出现透明样变。胸膜纤维化引起胸膜增厚、粘连。

#### (四) 矽肺的临床表现

1. 症状和体征　患者早期无明显症状,随病情进展,或有并发症时,出现气短、胸闷、胸痛、咳嗽、咯痰等症状和体征。胸闷、气急程度与病变范围及性质有关。早期由于吸入矽尘可出现刺激性咳嗽,并发感染或吸烟者可有咳痰。少数患者有血痰。合并肺结核、肺癌或支气管扩张时可反复或大量咯血。患者尚可有头昏、乏力、失眠、心悸、胃纳不佳等症状。

2. X 线表现

(1) 矽结节:矽肺的基本病理变化是肺组织内有特征性的结节形成和弥漫性间质纤维化,在胸部 X 线胸片上表现为肺纹理增多、增粗,出现圆形或不规则小阴影。晚期 X 线片上显示融合块状大阴影。

(2) 肺门改变:肺门阴影扩大,密度增高。晚期由于肺部纤维组织收缩和团块的牵拉,使肺门上举外移,肺门阴影可呈"残根样"改变。

(3) 胸膜改变:胸膜广泛纤维化增厚。晚期由于肺部纤维组织收缩牵拉和粘连,横膈可呈现"天幕状"影像,肺底胸膜粘连,使肋膈角变钝。

3. 并发症　矽肺病人的主要并发症有肺结核、肺及支气管感染、自发性气胸及肺心病等,其中最常见的并发症是肺结核。矽肺合并结核后,可促使矽肺加速恶化,肺结核也迅速进展,是矽肺患者主要死亡原因之一。

#### (五) 矽肺的诊断

根据职业史、病史、临床表现和胸部 X 线检查,结合现场环境(尤其是工作环境中粉尘浓度和粉尘中游离 $SiO_2$ 的含量)和操作方式(干式或湿式作业)等综合分析作出诊断。

#### (六) 矽肺的治疗

矽肺目前尚无特效治疗药及根治办法。矽肺的治疗应采取综合措施,原则是提高病人的抗病能力,积极防治并发症,消除和改善症状,减轻病人痛苦,延长寿命。可通过:①适当安排病人力所能及的劳动及增强体质锻炼,注意加强营养,预防感染。②针对症状及并发症处理。③药物治疗。各地采用的药物有克矽平、柠檬酸铝等,但各地报道的使用疗效看法不一。

#### (七) 矽肺患者的安置原则

矽肺病人一旦确诊,立即脱离接触矽尘,并作劳动能力鉴定,即根据患者全身状况,X 线诊断分期及结合肺功能代偿功能确定,安排适当工作或休息。此外,应教育患者善于自我保健,戒烟、戒酒,增加营养,并进行适当的体育锻炼,改善体质,延长寿命。

#### (八) 矽肺的预防

至今尚未有消除矽肺病变的办法,关键在于预防。采取综合的防尘措施,严格控制空气中的矽尘浓度,是预防矽肺的治本办法。根据我国多年防尘的经验,要有效地预防矽肺,必须采取综合措施,包括组织措施、技术措施及卫生保健措施,我国总结出防尘八字综合性措施,取得了巨大成就。

1. 革　即工艺改革和技术革新,这是消除粉尘危害的根本途径。

2. 水　即湿式作业,可防止粉尘飞扬,降低环境粉尘浓度。

3. 风　加强通风及抽风措施,常在密闭、半密闭发尘源的基础上,采用局部抽出式机械通风,将工作面的含尘空气抽出,并可同时采用局部送入式机械通风,将新鲜空气送入工作面。

4. 密　将发尘源密闭,对产生粉尘的设备,尽可能中罩密闭,并与排风结合,经除尘处理后再排入大气。

5. 护　即个人防护。比较常用的防护措施是戴防尘口罩或普通纱布口罩，必要时应用送风式防尘头盔。

6. 管　维修管理。建立健全必要的防尘设备管理制度和车间卫生清扫制度。

7. 查　定期检查环境空气中粉尘浓度，接触者要进行定期体格检查。

8. 教　加强宣传教育。对广大职工进行防尘知识的卫生宣传教育，增强个人防尘意识。

## 知 识 链 接

### 中国尘肺病农民生存状况

2016年2月1日，中华社会救助基金会大爱清尘基金在北京发布《中国尘肺病农民生存状况调查报告(2015)》。报告显示，目前全国尘肺病农民患者已超600万人，相当于青海省的总人数。

大爱清尘基金发起人王克勤介绍，2016年1月20日，国家十部委联合发布了《关于加强农民工尘肺病防治工作的意见》，这一政策的出台对于中国尘肺病农民问题的解决具有里程碑的意义与价值。"所有职业病中，尘肺病约占90%，在尘肺病患者中，农民占95%。得了尘肺病后，诊断难鉴定更难，这长期以来是绝大多数中国尘肺病农民兄弟最大的拦路虎，《意见》明确地解决了这一问题，为尘肺病农民获得基本权益提供了保障。"王克勤说。

（高步刚）

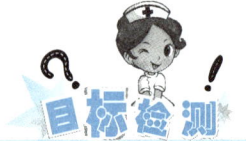

一、名词解释

1. 职业病
2. 矽肺
3. 工作有关疾病
4. 职业性有害因素

二、选择题

1. 职业性接触苯者所患再生障碍性贫血属于　　　　　　　　　　　　　　　　（　）

   A. 职业病　　　　　　B. 工作有关疾病　　　　　　C. 职业性外伤
   D. 职业特征　　　　　E. 以上都不是

2. 接触职业性有害因素人员使用个体防护用品的主要目的是　　　　　　　　　（　）

   A. 消除职业性有害因素
   B. 减少接触职业性有害因素的机会
   C. 降低接触职业性有害因素的强度

D. 经常性卫生监督的需要

E. 以上都不是

3. 生产环境易危害人体健康的是 (　　)

　A. 液体、固体、粉尘、烟　　　　　　　　B. 气体、液体、烟、固体

　C. 蒸汽、液体、固体、烟　　　　　　　　D. 气体、蒸汽、气溶胶

　E. 固体、液体、尘、雾

4. 影响职业性有害因素对机体作用的最主要因素是 (　　)

　A. 接触浓度和时间　　　　　　　　　　　B. 接触浓度和方式

　C. 接触的时间　　　　　　　　　　　　　D. 年龄和接触的方式

　E. 营养状况和接触的时间

5. 接触生产性粉尘可引起的工作有关疾病是 (　　)

　A. 胸膜间皮瘤　　B. 石棉肺　　C. 尘肺　　D. 肺癌　　E. 慢性气管炎

6. 铅引起机体的主要早期变化之一是 (　　)

　A. 小血管痉挛　　　　　　　　　　　　　B. 卟啉代谢障碍

　C. 对神经鞘细胞作用　　　　　　　　　　D. 大脑神经细胞变性

　E. 以上都不是

7. 可接触到铅的作业是 (　　)

　A. 吹玻璃　　B. 蓄电池制造　　C. 电镀　　D. 气压计制造　　E. 提炼金、银等

8. 沉积在骨骼中铅的存在形式是 (　　)

　A. 磷酸氢铅　　B. 甘油磷酸铅　　C. 氧化铅　　D. 四氧化三铅　　E. 磷酸铅

9. 职业性慢性铅中毒的二级预防措施是 (　　)

　A. 控制熔铅温度　　　　　　　　　　　　B. 上岗前健康检查

　C. 健康检查　　　　　　　　　　　　　　D. 定期检测空气中铅的浓度

　E. 加强通风排毒

10. 铅主要沉积在 (　　)

　A. 肾脏　　B. 血液　　C. 脑　　D. 肝脏　　E. 骨骼

11. 目前国内驱铅治疗的常用解毒剂是 (　　)

　A. 二巯基丙磺酸钠　　　　　　　　　　　B. 亚硝酸钠—硫代硫酸钠

　C. 二巯基丁二酸　　　　　　　　　　　　D. 依地酸二钠钙

　E. 二巯基丙醇

12. 慢性铅中毒主要引起 (　　)

　A. 正常细胞性贫血　　　　　　　　　　　B. 小细胞低色素性贫血

　C. 大细胞性贫血　　　　　　　　　　　　D. 再生障碍性贫血

　E. 巨幼红细胞性贫血

13. 慢性轻度铅中毒患者的处理原则是 (　　)

　A. 驱铅治疗,调离铅作业　　　　　　　　B. 驱铅治疗后一般不必调离铅作业

　C. 积极治疗,必须调离　　　　　　　　　D. 密切观察

　E. 对症处理

14. 慢性铅中毒急性发作的典型症状是 (　　)

　A. 腹绞痛　　B. 垂腕　　C. 周围神经炎　　D. 肌肉震颤　　E. 精神症状

三、简答题

1. 职业病与工作有关疾病有何区别?

2. 如何预防铅中毒?

3. 矽肺的预防措施是什么?

# 第五章 社会环境与健康

## 学习目标

1. 掌握卫生服务与健康。
2. 熟悉人口发展与健康。
3. 了解社会制度、社会经济及文化因素与健康。
4. 能够开展基本的公共卫生服务,促进居民健康。
5. 具有宏观观念和大卫生意识。

社会环境是人类在生产、生活与社交活动中形成的人文环境体系,是各种非物质要素的综合。社会制度、社会经济、人口、家庭、文化教育等社会环境因素通过对人的生理、心理以及人的社会适应能力等方面产生的影响,直接或间接地影响个体或群体的健康状况。

## 第一节 社会因素与健康

### 一、社会制度与健康

社会制度是指在一定历史条件下形成的社会关系和社会活动的规范体系。社会制度是居民健康的根本保证,起决定性的作用。社会制度决定分配制度,物质财富及卫生资源的分配取决于社会制度,合理的分配制度有利于人群健康。我国是社会主义国家,国家保证人民享受必需的生活资料和基本医疗卫生服务,人民生活水平和健康水平不断提高,一些主要健康指标已接近发达国家的水平,是社会主义制度优越性的体现。

社会制度决定卫生政策,建国初制定的卫生工作方针明确了社会主义制度条件下卫生工作的方向,随着卫生工作的改革与世界卫生保健策略的发展,我国始终继承和保持了为人民健康服务的基本方针,取得举世瞩目的成绩,传染病、营养不良性疾病等得到了有效控制,居民平均期望寿命大幅度提高,人口总死亡率和婴儿死亡率明显下降。

## 二、社会经济与健康

### (一) 经济发展对健康的促进作用

经济贫困导致居民物质生活条件和劳动条件恶劣,衣食住行无法满足健康的基本需要,缺乏基本的医疗保健条件,导致疾病的流行,特别是传染病的流行,生命权与健康权得不到保障。经济发展可改善生活与生产劳动条件,改善医疗保健条件,通过预防、医疗、康复和健康教育等服务,提高人口质量及人群健康水平。

### (二) 经济发展带来的负面效应

经济发展对人群健康有负面影响,经济发展会加快工业化的进程,有时会造成环境的污染和破坏;丰富的物质生活导致的肥胖、高血压、冠心病、糖尿病、癌症等与行为和生活方式有关的疾病呈明显上升趋势;生活节奏加快,就业压力增大,紧张的工作和激烈的竞争,使心理紧张因素增加,身心性疾病及精神疾患增多。

### (三) 健康水平提高对经济的促进作用

人群健康水平的提高,一方面有利于保障社会劳动力,延长劳动力的工作时间,创造更多的社会财富,促进社会经济的发展。另一方面,人群健康水平的提高有利于降低病伤缺勤损失,减少资源耗费,减轻卫生事业的负担,使国家对卫生事业的投入重点更多地放在预防保健工作上,促进全社会人群整体健康水平,提高工作效率,促进社会经济的稳定快速发展。

## 三、社会关系与健康

### (一) 社会支持与健康

Cullen(1994)认为社会支持是个体从社区、社会网络或从亲戚朋友获得的物质或精神帮助。Malecki 等(2002)认为,社会支持是来自于他人的一般性或特定的支持性行为,这种行为可以提高个体的社会适应性,使个体免受不利环境的伤害。影响社会支持的因素主要有人际关系、社会网络和社会凝聚力。目前大致可以将社会支持分为两类:

1. 客观实际的支持　即实际社会支持,包括物质上的援助和直接服务。
2. 主观体验的或情绪上的支持　即领悟社会支持,指个体感到在社会中被尊重、被支持和被理解的情绪体验和满意程度。

领悟社会支持通过对支持的主观感知这一心理现实影响着人的行为和发展,更可能表现出对个体心理健康的增益性功能。社会支持能够缓解个体心理压力、消除个体心理障碍,在促进个体的心理健康方面起着重要作用。

### (二) 家庭与健康

家庭是社会的细胞,是维护健康的基本单位。通过优生、优育和计划生育可使人口数量得以控制,且能保证人口质量,降低人群发病率。家庭成员和睦相处,有助于保持良好的生理和心理状态。良好的家庭生活习惯、卫生习惯可保证生活质量,增强体质,减少疾病。

## 四、人口发展与健康

在一定的经济和生产力发展水平条件下,人口发展即人口的数量、质量和再生产的速度,决定了人们的生活水平和健康水平。

### （一）人口数量与健康

人口数量是指一个国家或地区在某一时点或时期人口的总和。1999年10月,世界总人口已突破60亿,预计2025年将达80亿,2050年达到93亿。目前,人口问题已成为一个重大的全球性社会问题,尤其在许多发展中国家人口密度过大、增加过快,超出了环境的承载与负担能力,加重资源危机,严重影响了社会经济的发展,不利于提高人群的健康水平。人口数量过多对人类健康的影响主要表现在以下几个方面：

1. 加重社会负担,影响人群生活质量　据人口经济学家估算,社会人口每增加10%,就要消耗国民生产总值的3%～4%。人口增长过速导致人均消费水平下降,而人均消费水平与人群健康呈正相关。

2. 加重教育及卫生事业的负担,影响人口质量　人口增长速度过快,造成社会财富主要用于维持民众温饱的需要,而对教育和医疗保健的投入减少,导致人群应享受的教育及医疗保健水平降低,最终必然影响到民众的身体健康及人口质量。

3. 增加社会不安定因素　人口数量过多,使劳动力人口超出了经济发展的需要,从而使就业困难、失业人口增加。同时人口密度过大,为传染病的流行创造了有利的条件。

4. 加重了环境污染和破坏　地球的资源和空间都是有限的,人口增长速度过快,人类对大自然的索取和破坏会不断增大,人类生存空间日益缩小,生存环境日益恶化。实际上,环境污染不仅影响了人类健康,而且影响了人类的可持续发展。

### （二）人口结构与健康

人口结构主要指人口的性别、年龄、婚姻、职业、文化等结构。其中与健康最为密切的是年龄及性别结构。

1. 人口年龄结构　是指各年龄组在所有人口中所占的比例。人口评价的重点是老年人口和儿童少年人口,这两部分人口属于不能进行物质资料生产的非劳动人口。其物质消耗需要15～64岁年龄组的人口来负担。老年、儿童的人口比例,各国之间有较大的区别,发达国家负担老年人口的比例较大,发展中国家主要负担在儿童。而总的负担系数发展中国家高于发达国家。年龄结构与疾病的分布具有极为密切的关系。老年人口疾病的患病率高,卫生资源消耗量大。随着社会向人口老龄化发展,老年性疾病的患病率增加,对社会的医疗卫生事业形成沉重负担。联合国规定60岁及以上人口超过全人口的10%,或65岁及以上人口超过全人口的7%为老年型社会。据世界银行预测:2030年全世界的60岁及以上的老龄人口将是1990年的3倍,达到14亿,其中80%来自发展中国家。

2. 人口性别结构　是指男女两性人口分别在总人口中所占比例。性比例平衡是社会安定的基础因素之一,性比例失调则是滋生社会问题的根源之一。从人类生物学的特点分析,人口的性比例能够保持自然平衡,然而受传统价值观、战争、社会生产需要及不适当医疗保健措施的影响,会出现性别比例失调。

### （三）人口素质与健康

人口素质是指人类本身具有的认识改造世界的条件和能力,包括人的身体素质、思想科学文化技术素质和道德素质等。人口素质对健康的影响主要表现在以下三个方面：

1. 身体素质　是人群健康水平整体提高的表现。人口的身体素质状况取决于先天和后天两个方面。人体的先天素质是遗传的,而后天的条件更为重要,包括营养、教育、医疗条件等。身体素质是人口素质的基础,表现为人群健康整体水平。

2. 科学文化素质　是提高人群健康水平的基础。科学文化素质是指人们在自身的社会化、生活活动、社会实践的统一过程中形成的文化水平和理性能力。包括劳动技能、受教育程度、发明创造能力以及分析解决实际问题的能力等。主要用社会中受过较好的正规教育的个体比例来衡量。人口科学文化素质提高,有利于经济发展、社会进步从而促进健康。

3. 道德素质　是提高人群健康水平不可缺少的因素。道德素质是指人们在社会活动中形成的一定世界观、人生观、价值观等,它包括政治思想、精神信仰、心理态势和行为等内容。人的道德素质影响人的社会行为方式。提高思想道德素质有利于形成良好的人群互助合作网络、提高社会凝聚力,促进健康教育的全面开展。

### 五、文化因素与健康

广义的文化指物质文化和精神文化的总和;狭义的文化即精神文化。文化具有历史继承性、相互渗透性、现实差异性的特点。各种文化因素都可能对人群健康产生影响。

#### (一) 文化教育对健康的影响

教育是人们社会化的过程和手段。教育具有按社会需要传授知识和传播社会准则两种职能,可以从多方面影响人们的健康。教育主要通过培养人的文化素质来指导人的生活方式,有助于提高人的健康保健意识,主动关心自己的健康,寻求较好的生活质量。

#### (二) 风俗习惯对健康的影响

风俗习惯是历代相沿的规范文化,是一种无形的力量,约束着人们的行为,从而对健康发生着重要的影响。不良的风俗习惯可导致不良的行为,将直接危及和影响人群健康。

#### (三) 宗教信仰对健康的影响

宗教是以神的崇拜和神旨意为核心的信仰和行为准则的总和。宗教伦理及教义以观念意识注入思想,强烈地影响人的心理过程及行为。宗教对健康的影响有积极的一面,也有消极的一面。

## 第二节　卫生服务与健康

卫生服务的质量对居民的健康水平有着直接的影响,而卫生服务的质量又取决于卫生事业的发展状况。

### 一、卫生资源配置对健康的影响

1. 医疗资源分配不均　目前我国医疗资源集中于城市,基层医疗机构服务能力严重不足。根据《2015 中国卫生和计划生育统计年鉴》数据,2014 年医院平均每家的床位数为 191.85 张,基层医疗机构为 1.51 张;医院病床使用率为 88%,基层医疗机构为 59.7%;医院的平均每家执业医师数为 56.86 人,基层医疗机构为 0.77 人;医院平均每家万元以上设备台数为 143.96 台,基层医疗机构为 0.58 台;医院平均每家全科医师数为 1.18 人,基层医疗机构全科医师数为 0.15 人。医疗资源相差悬殊。从医疗费用角度分析,2013 年城市人均医疗费用 3 234.1 元,农村人均医疗费用 1 274.4 元,城市人均医疗费用是农村的 2.54 倍。

医疗资源分配不均,基层医疗服务能力薄弱,使人们的医疗需求难以满足,造成高级别医院需求旺盛,基层医院首诊刚性不足。据《2015 年我国卫生和计划生育事业发展统计公报》资料,2015年占医院总数31.74%的一级医院,其诊疗人次仅占医院总诊疗人次的6.82%,住院人数仅占医院总住院人数的6.00%;占医院总数27.16%的二级医院,诊疗人次占医院总诊疗人次的37.99%,住院人数占医院总住院人数的44.27%;而占比只有7.70%的三级医院的诊疗人次和住院人数却分别达到了48.70%和42.55%。从入院人数/诊疗人次来看,根据《2015中国卫生和计划生育统计年鉴》数据,医院的比值为5%左右,且呈现增长趋势;而基层仅为1%左右,且呈下降趋势。

2. 分级诊疗制度　我国医疗资源分配不均,政府需加紧建立健全基层医疗体系。建立分级诊疗制度是合理配置医疗资源、促进基本医疗卫生服务均等化的关键举措,是解决当前医疗体系"看病难"问题的核心。分级诊疗制度,就是要按照疾病的轻、重、缓、急和治疗的难易程度进行分级,不同级别的医疗机构承担不同疾病的治疗,实现基层首诊和双向转诊。分级诊疗最终实现的是不同层级、不同类别医疗机构之间通过多种实现方式,在医疗服务上的一种分工合作的状态,其实质是一种基于医疗服务需求的逐级诊治过程以及医疗资源配置和使用效率最大化、患者管理服务精细化的医疗服务形态。

2015年9月,国务院发布了《国务院办公厅关于推进分级诊疗制度建设的指导意见》。

(1) 分级诊疗制度的指导思想:按照以人为本、群众自愿、统筹城乡、创新机制的原则,以提高基层医疗服务能力为重点,以常见病、多发病、慢性病分级诊疗为突破口,完善服务网络、运行机制和激励机制,引导优质医疗资源下沉,形成科学合理就医秩序,逐步建立符合国情的分级诊疗制度,切实促进基本医疗卫生服务的公平可及。

(2) 分级诊疗制度的模式:我国目前分级诊疗制度的主要模式是基层首诊、双向转诊、急慢分治、上下联动。

1) 基层首诊:坚持群众自愿、政策引导,鼓励并逐步规范常见病、多发病患者首先到基层医疗卫生机构就诊,对于超出基层医疗卫生机构功能定位和服务能力的疾病,由基层医疗卫生机构为患者提供转诊服务。

2) 双向转诊:坚持科学就医、方便群众、提高效率,完善双向转诊程序,建立健全转诊指导目录,重点畅通慢性期、恢复期患者向下转诊渠道,逐步实现不同级别、不同类别医疗机构之间的有序转诊。

3) 急慢分治:明确和落实各级各类医疗机构急慢病诊疗服务功能,完善治疗—康复—长期护理服务链,为患者提供科学、适宜、连续性的诊疗服务。急危重症患者可以直接到二级以上医院就诊。

4) 上下联动:引导不同级别、不同类别医疗机构建立目标明确、权责清晰的分工协作机制,以促进优质医疗资源下沉为重点,推动医疗资源合理配置和纵向流动。

(3) 分级诊疗制度的目标任务:到2017年,分级诊疗政策体系逐步完善,医疗卫生机构分工协作机制基本形成,优质医疗资源有序有效下沉,以全科医生为重点的基层医疗卫生人才队伍建设得到加强,医疗资源利用效率和整体效益进一步提高,基层医疗卫生机构诊疗量占总诊疗量比例明显提升,就医秩序更加合理规范。到2020年,分级诊疗服务能力全面提升,保障机制逐步健全,布局合理、规模适当、层级优化、职责明晰、功能完善、富有效率的医疗服务体系基本构建,基层首诊、双向转诊、急慢分治、上下联动的分级诊疗模式逐步形成,基本建立符合国情的分级诊疗制度。

## 二、医疗保健制度对健康的影响

1. 医疗保健制度的概念　是指一个国家筹集、分配和使用卫生保健基金为个人和集体提供防病治病等卫生服务的一种综合性措施和制度。它包括医疗保健费用的负担方式,以及筹集、分配和使用卫生基金的规程。

2. 医疗保健制度对健康的影响　医疗保健制度对健康的影响主要取决于它对整个人群的覆盖面和医疗费用的分担形式。我国目前城镇职工实行的是社会统筹与个人账户相结合的城镇职工基本医疗保险制度;城乡居民实行个人缴费与政府补助相结合为主要筹资方式的城乡居民基本医疗保险制度。目前这些制度相对于以前而言,总体上较为合理。合理的医疗制度使个人、社会和政府都有能力支付必要医疗费用开支,有助于医疗资源的更合理分配,使人们的健康消费支出走上良性的发展道路。

## 三、社区卫生服务体系对健康的影响

我国发展社区卫生服务的总体目标是建立健全完善的社区卫生服务体系,使其成为卫生服务体系的重要组成部分,使城市居民能够享受到与经济社会发展水平相适应的卫生服务,提高人民健康水平。

社区卫生服务体系为居民提供基本卫生服务,满足人民群众日益增长的卫生服务需求。社区卫生服务体系覆盖广泛、方便群众,能使广大群众获得基本卫生服务,也有利于满足群众日益增长的多样化卫生服务需求。积极发展社区卫生服务体系,有利于调整城市卫生服务体系的结构、功能、布局,提高效率,降低成本,形成以社区卫生服务机构为基础,大中型医院为医疗中心,预防、保健、健康教育等机构为预防、保健中心的城市卫生服务体系新格局。

## 知 识 链 接

### 我国分级诊疗制度的组织实施

1. 加强组织领导　分级诊疗工作涉及面广、政策性强,具有长期性和复杂性,地方各级政府和相关部门要本着坚持不懈、持之以恒的原则,切实加强组织领导,将其作为核心任务纳入深化医药卫生体制改革工作的总体安排,建立相关协调机制,明确任务分工,结合本地实际,研究制定切实可行的实施方案。

2. 明确部门职责　卫生计生行政部门(含中医药管理部门)要加强对医疗机构规划、设置、审批和医疗服务行为的监管,明确双向转诊制度,优化转诊流程,牵头制定常见疾病入、出院和双向转诊标准,完善新型农村合作医疗制度支付政策,指导相关学(协)会制定完善相关疾病诊疗指南和临床路径。发展改革(价格)部门要完善医药价格政策,落实分级定价措施。人力资源社会保障部门要加强监管,完善医保支付政策,推进医保支付方式改革,完善绩效工资分配机制。财政部门要落实财政补助政策。其他有关部门要按照职责分工,及时出台配套政策,抓好贯彻落实。

3. 稳妥推进试点　地方各级政府要坚持从实际出发,因地制宜,以多种形式推进分级诊疗试点工作。2015年,所有公立医院改革试点城市和综合医改试点省份都要开展分级诊疗试点,鼓励有条件的省(区、市)增加分级诊疗试点地区。以高血压、糖尿病、肿瘤、心脑血管疾病等慢性病为突破口,开展分级诊疗试点工作,2015年重点做好高血压、糖尿病分级诊疗试点工作。探索结核病等慢性传染病分级诊疗和患者综合管理服务模式。国家卫生计生委要会同有关部门对分级诊疗试点工作进行指导,及时总结经验并通报进展情况。

4. 强化宣传引导　开展针对行政管理人员和医务人员的政策培训,把建立分级诊疗制度作为履行社会责任、促进事业发展的必然要求,进一步统一思想、凝聚共识,增强主动性,提高积极性。充分发挥公共媒体作用,广泛宣传疾病防治知识,促进患者树立科学就医理念,提高科学就医能力,合理选择就诊医疗机构。加强对基层医疗卫生机构服务能力提升和分级诊疗工作的宣传,引导群众提高对基层医疗卫生机构和分级诊疗的认知度和认可度,改变就医观念和习惯,就近、优先选择基层医疗卫生机构就诊。

(高步刚)

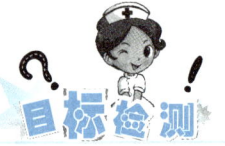

一、名词解释
1. 老年型社会
2. 医疗保健制度

二、简答
1. 人口发展与健康有何影响关系?
2. 我国分级诊疗制度的指导思想与模式是什么?建立分级诊疗制度有何意义?

# 第二篇 人群健康研究的统计学方法

# 第六章 医学统计方法概述

**学习目标**

1. 掌握总体与样本的概念；抽样误差。
2. 熟悉同质与变异；参数与统计量；系统误差和随机抽样误差；医学统计资料的类型；统计资料的来源。
3. 了解统计设计的概念；统计资料的要求；如何整理统计资料。
4. 能够把握统计学的基本原理和运用统计学的基本方法。
5. 具有主动运用统计学的观点和方法来处理和看待医学现象的意识和能力。

为确保调查研究或实验研究结果的可靠性和准确性、科学评估研究报告，熟悉完整的统计基础知识和工作过程十分重要，以下介绍统计学研究中经常涉及的基本知识。

## 第一节 统计学中的基本概念

### 一、总体与样本

#### （一）总体

总体(population)是根据研究目的所确定的同质观察单位的全体，确切地说，是同质的所有观察单位某种变量值的集合。个体是构成总体的最基本观察单位。例如，调查某地某年正常成年女性的血红蛋白水平，则观察对象是该地的正常成年女性，全部正常成年女性构成了研究总体，其同质基础是同一地区、同一年份、同为正常人、同为成年女性。观察单位是该地该年的每一个正常成年女性。这里的总体只包括(确定的时间、空间范围内)有限的观察单位，称为有限总体。有时总体是假想的，如研究某种辅助疗法对肾移植病人生存时间的影响，这里总体的同质基础为肾移植病人、同用某种辅助疗法，总体包括设想用该辅助疗法的所有肾移植病人。由于没有时间和空间概念，因而观察单位是无限的，称为无限总体。

#### （二）样本

样本(sample)是从总体中随机抽取部分观察单位，其变量值的集合。样本中所包含的个体数称为样本含量。随机抽样不等于随便抽样。所谓随机，是指总体中每个观察单位被抽到的机会均等,只有这样,才能保证抽取的样本具有代表性。

医学研究中的总体很多是无限总体,要直接研究总体的情况是不可能的。即使是有限总体,如果包含的观察单位过多,也要花费大量的人力、物力、财力,有时也是不可能和不必要的。如检查麻疹疫苗的合格率,不可能将所有的疫苗逐一打开检查。所以实际工作中总是从总体中抽取有代表性的样本,目的是根据样本所提供的信息推断总体的特征,这是统计推断的根本思路和内容。

### 二、同质与变异

同质是指观察单位(研究个体)间被研究指标的影响因素相同。医学现象绝大多数是随机现象,其影响因素错综复杂,各不相同。其中有些因素是较易控制的,而另外一些因素是难以控制甚至是未知的。实际工作中,影响被研究指标的主要可控制因素达到相同或基本相同就可认为是同质。例如,影响儿童生长发育的因素有年龄、性别、民族、地区、时间、营养、遗传等,前五个因素在研究中较易控制,而后两个因素难以控制。欲获得儿童某项生长发育指标,可规定随机选择同地区、同性别、同年龄、同民族健康儿童进行调查,这些儿童即为同质的儿童。

变异是指在同质基础上被观察单位之间的差异。医学研究中存在两种变异。一是个体差异,即观察单位本身的差异,表现为即使各个条件相同的个体,其某项特征仍存在差异。例如,同一年龄的男孩,身高、体重各不相同;同一年龄的成年男性,血清中胆固醇含量各不相同;同一病种的患者,即使病情一致,治疗方案相同,疗效也存在差异,等等。二是随机测量变异,它是由于测量手段或条件的波动而造成测量结果的差异。例如,同一样品,用分析天平多次称量,各次测量值不完全相同。

同质是相对的,变异是绝对的。个体变异现象广泛存在于人体及其他生物体,是个体的反映。虽然每个个体的变异表现出一定的随机性和不可预测性,但变异不等于杂乱无章,指标的变异是有规律的,当所观察的个体数足够多时,观察值的分布将呈现一定的规律性,这是总体的反映。统计学就是探讨变异规律,并运用其规律进行深入分析的一门学科。可以这么说,没有变异就没有统计学。

### 三、参数与统计量

总体的指标称为参数。例如,某地 40 岁以上正常男性血清胆固醇的总体均数就是一个参数;而该地随机抽取的 100 名 40 岁以上的正常成年男性,其血清胆固醇的均数,就是一个统计量。习惯上用希腊字母表示总体参数,用拉丁字母表示统计量。如 $\mu$ 表示总体均数,$\pi$ 表示总体率,$\sigma$ 表示总体标准差,$P$ 表示样本率,$\bar{X}$ 表示样本均数,$s$ 表示样本标准差等。抽样研究的目的之一就是用样本统计量来推断总体参数。

### 四、误差

统计学上所说的误差是指测量值与真实值之差,可分为以下三类。

#### (一) 系统误差

系统误差是指数据搜集和测量过程中由于仪器不准确、标准不规范等人为原因,造成观察结果偏大或偏小的一种误差,是由确定原因造成的误差。系统误差的特点是,测量结果朝一个方向偏离,其数值按一定规律变化,具有重复性、单向性。因此,多次测量求平均值并不能消除系统误差。应根据具体的实验条件和系统误差的特点,找出产生系统误差的原因,采取适当措施降低它的影响。

### (二) 随机测量误差

随机测量误差是由于各种偶然因素对同一受试对象或检样采用同一方法重复测定时所出现的误差,称为随机测量误差,又称重复误差。其特点是大小和方向都不固定。随机测量误差随着测定次数的增加,正负误差可以相互抵消,误差的平均值将逐渐趋向于零。控制重复误差的手段主要是改进测定方法,提高操作者的熟练程度,将误差控制在一定的允许范围内。

### (三) 抽样误差

由于总体中的个体之间存在差异,在抽样研究中,样本统计量与总体参数不能完全相同,从同一总体中随机抽取的多个例数相同的样本,其样本统计量也各不相等。这种由于随机抽样所引起的样本统计量与总体参数之间的差异以及各样本统计量之间的差异称为抽样误差。如从某地某年 13 岁女生的总体中随机抽取含量为 120 的样本,计算出其平均身高(统计量)为 155.4 cm,这个数不一定恰好等于该地 13 岁女生的总体均数(参数)。由于生物体的变异总是客观存在的,因而抽样误差是不可避免的。一般来说,样本含量越大,抽样误差就越小,用样本推断总体的精确度就越高。当样本无限接近总体时,抽样误差就会逐渐消失。

## 五、概率

概率(probability)又称几率,是描述某一事件发生可能性大小的量值,常用符号 $P$ 表示,其大小可用小数或百分数表示。概率的取值范围在 0～1 之间,即 $0 \leqslant P \leqslant 1$。某事件出现的概率愈接近于 0,表示出现的可能性愈小;愈接近于 1,表示出现的可能性愈大。$P(A)=0$,表示 $A$ 为不可能事件,即 $A$ 不可能发生;$P(A)=1$ 表示 $A$ 为必然事件,即 $A$ 必然要发生。

若在一次观察或实验中某事件发生的可能性很小,可以看做很可能不发生,则称该事件为小概率事件。不同研究问题对小概率的要求不同,医学研究中,将 $P \leqslant 0.05$ 或 0.01 的事件称为小概率事件。这种小概率事件虽不是不可能事件,但一般认为小概率事件在一次随机试验中基本上不会发生,这就是小概率原理。小概率原理是统计推断的一条重要原理。

## 第二节 医学统计资料的类型

变量是指观察单位的某项特征或某种属性。变量的观察结果被称为变量值。在统计分析前,必须要分清变量类型。因为变量的类型不同,其分布规律也不同,统计分析方法也各异。医学统计资料通常分为三类:计量资料、计数资料和等级资料。

### 一、计量资料

计量资料亦称为定量资料或数值变量资料。用定量的方法测定观察单位某项指标数值的大小,所得的资料称计量资料,一般有度量衡单位。如调查某地 10 岁男童的生长发育,每个人的身高(cm)、体重(kg)等为计量资料。计量资料中在同组变量值之间,没有质的不同,只有量的差别。

## 二、计数资料

计数资料亦称为定性资料或无序分类变量资料。先将观察单位按某种属性或类别分组,然后清点各组观察单位数目而得到的资料称为计数资料,如某一样本血型分组:A型24例、B型20例、O型38例、AB型21例。计数资料中同组变量值间无量的区分,异组变量值间性质截然不同。

## 三、等级资料

等级资料亦称半定量资料或有序分类变量资料,是指将观察单位按某种属性的不同程度分成等级后分组,清点各组的观察单位数目所得的资料。这些资料具有计数资料的特性,同时又兼有半定量的性质。这类资料变量数值间不仅有类别的不同,且不同分组间也有顺序、等级或量的差别,但这种差别又无法精确量化。如职工体检资料中眼底动脉硬化级别检查结果:正常325例,轻度变化18例,中度变化13例,重度变化10例。

根据分析需要,计量资料可以转化成等级资料,等级资料可以转化成计数资料。但变量只能由"高级"向"低级"转化:计量→等级→计数;不能做相反方向的转化。如体重变量属于计量资料,如按体重小于2 500 g为低体重儿,大于2 500 g为正常儿,则"体重"变量由计量资料转化为计数资料。但需注意,这种转换可能损失部分信息。

## 第三节 统计工作的基本步骤

医学统计工作可分为四个步骤,即统计设计、搜集资料、整理资料和分析资料。这四个步骤密切联系,任何一个步骤的缺陷和失误,都会影响统计结果的正确性。

### 一、统计设计

统计设计是根据特定的研究目的,对一项科学研究的全过程进行科学、有效、周密的计划和安排,包括专业设计和统计设计两部分内容。专业设计主要考虑专业方面的需要,如研究对象的选择,实验技术与方法的确定等。统计设计围绕专业设计确定,其内容包括资料搜集、整理和分析全过程总的设想和安排。例如,什么是研究目的和假说,什么是观察对象和观察单位,需要搜集哪些原始资料,用什么方式和方法取得这些原始资料,怎样对取得的资料作进一步的整理汇总和计算统计指标,如何控制误差,预期会得到什么结果等。以上问题都要结合实际,周密考虑,妥善安排。统计设计是后续步骤的依据,是统计工作的第一步。

### 二、收集资料

收集资料即根据研究目的、实验设计的要求,收集准确、完整、可靠、及时的原始资料。

#### (一)资料的来源

医学统计资料的来源主要有以下三个方面。

1. 统计报表 如法定传染病报表、职业病报表、医院工作报表等。这是国家规定的报表,由国家统一设计,要求有关医疗卫生机构定期逐级上报,提供居民健康状况和医疗卫生机构工作的主要数字,作为制定卫生计划与措施、检查与总结工作的依据。报表资料的质量取决于填报人员的认识和责任感,使用时应对数据的准确性作出判断。

2. 经常性工作记录　如经常性卫生监测记录、健康检查记录等。要做到登记的完整、准确。病例是医疗工作的重要记录,分析时应注意其局限性(如不能反映一般人群特征)。

3. 专题调查或实验　实验和现场调查一般都经过严格的研究设计过程,但应注意收集资料过程中的质量控制和审核。

### (二)统计资料的要求

统计资料是统计工作的基础,直接关系到调查研究工作的质量。数据的准确性要求测量、记录或计算的数据均无虚假差错,且尽可能做到界限明确、真实可靠。数据的完整性强调在收集调查研究项目信息时避免出现错误、遗漏或缺项。数据收集的及时性强调按规定要求的时间完成填报和调查登记等,不拖延或后补。只有满足以上三方面要求的资料,才能作为统计分析的原始数据,才有可能做出符合客观规律的解释。

## 三、整理资料

整理资料的目的是净化原始数据,使其系统化、条理化,便于进一步计算指标和分析。

### (一)原始资料的检查与核对

检查观察资料项目填写是否完整、是否有遗漏,保证资料的准确性和完整性。如一般项目中是否漏填了姓名、性别;男性病人的调查表中是否出现妇科疾病等。因为无论是调查或实验的原记录过程还是计算机录入过程,常会有错误,必须经过反复地检查和核对。这是需要耐心从事的基础工作,特别是数据较多时,一定要在修正错误、去伪存真之后,再开始按分析要求,分组汇总资料。

### (二)资料的分组

原始资料的分组有两种方法:

1. 数量分组　即将观察单位按其数值大小分组,如按年龄的大小、药物剂量的大小。
2. 质量分组　即将观察单位按其类别或属性分组,如按性别、职业、阳性和阴性等。

### (三)资料的汇总

分组后的资料要按照设计的要求进行汇总,拟定合适的整理表。原始资料较少时,可用手工汇总;原始资料较多时,一般使用计算机汇总。

## 四、分析资料

分析资料是根据设计的要求,对整理后的数据进行统计学分析,结合专业知识,作出科学合理的解释。统计分析包括以下两个方面:

### (一)统计描述

统计描述是按照设计要求,计算相应的统计指标,选用适当统计表或统计图来概括数据特征,阐明事物现象的水平及内在联系。

### (二)统计推断

统计推断是根据抽样原理,在概括样本信息特征的基础上,对所研究总体特征进行统计推断。即通过样本统计量进行总体参数的估计和假设检验,以达到了解总体的数量特征及其分布规律,才是最终的研究目的。

总之,以上四个步骤是紧密联系、不可分割的整体,任何一个环节的缺陷,最终都会影响统计分析的结果的准确性。

## 知 识 链 接

**医学生为什么要学习统计学?**

统计学原理和方法几乎应用到自然科学和社会科学的各个领域,目前产生了许多应用性分支学科,如社会经济统计学、生物统计学、教育统计学、药物统计学等。医学领域的研究对象主要是人体以及与人体健康相关的各种因素,具有特殊性,并受到社会、经济和心理等诸多因素的影响。这些影响具有不确定性,必须透过这些不确定性来探测其内部蕴含的规律性,统计学便有了用武之地。医学统计学就是运用概率论和数理统计原理、方法结合医药卫生工作的实际情况,阐述医学科研设计的基本原理,研究医学资料的搜集、整理和分析的方法学总论,它是认识医学现象特征的重要工具。

医学生学习统计方法,主要是因为:医学上许多现象(如血压、脉搏、丙氨酸氨基转移酶等生理、生化指标测定)都是随机现象。随机现象广泛存在于生物医学的各个领域,对于这些"随机现象",由于其不确定性,只有借助概率论原理,运用统计学方法,帮助我们透过偶然性来认清事物内部潜在的客观规律。统计知识还能帮助临床医生阅读文献资料、评价医学文献、开展医学科研和总结工作经验。因此,正确掌握医学统计学原理和方法是医学生学习和今后开展工作必备的素质。

(张 阳)

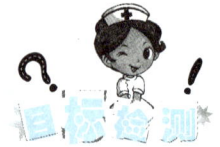

一、选择题

1. 下面的变量中,属于定性资料的是 ( )
   A. 脉搏　　　　　　　　B. 血型　　　　　　　　C. 心跳
   D. 肺活量　　　　　　　E. 红细胞计数
2. 下面的变量中,属于定量资料的是 ( )
   A. 性别　　　　　　　　B. 体重　　　　　　　　C. 血型
   D. 职业　　　　　　　　E. 年级
3. 某人记录了60名病人体重的测量结果:小于50 kg 的17人,介于50 kg 和70 kg 间的23人,大于70 kg 的20人,此时资料属于 ( )
   A. 定量资料　　　　　　B. 计量资料　　　　　　C. 有序资料
   D. 二分类资料　　　　　E. 定性资料
4. 若要通过样本做统计推断,样本应是 ( )
   A. 总体中典型的一部分　　　　　　　B. 总体中任一部分
   C. 总体中随便一部分　　　　　　　　D. 总体中随机抽取的一部分
   E. 总体中选取的有意义的一部分

5. 系统误差的消除方法不包括 ( )
A. 在测量结果中进行修正
B. 消除系统误差的根源
C. 实时反馈修正
D. 提高操作熟练程度
E. 在测量系统中采用补偿措施

## 二、简答题

1. 医学统计资料的来源主要有哪些途径？
2. 如何整理现场调查资料？

# 第七章 计量资料的统计分析

## 学习目标

1. 掌握算术均数的适用条件及计算方法;标准差的计算方法及应用;假设检验的基本思想与基本步骤。
2. 熟悉频数分布表的编制方法及用途;几何均数、中位数、百分位数的计算方法及其应用;极差、方差、变异系数的应用;抽样误差及标准误的计算、总体均数的估计。
3. 了解正态分布的规律,正态分布的概念、特征及应用;$t$ 分布特点。
4. 能依据研究设计类型选择正确的假设检验方法。
5. 能正确选择统计分析方法进行统计资料分析。

测定每一个观察单位的某一项研究指标的大小,得到一系列的数据资料(观察值)称为计量资料。为了解这些资料的分布规律,需要先对资料进行统计描述,在描述的基础上进一步进行统计推断。常用的统计描述指标有集中趋势指标和离散趋势指标两大类,统计推断方法有 $t$ 检验、$F$ 检验等。

## 第一节 计量资料的统计描述

### 一、频数分布表与频数分布图

频数是指对某一随机事件进行重复观察时,其中某变量值出现的次数。了解数值变量的分布规律,当观察单位较多时可通过资料整理编制频数分布表(简称"频数表")。

(一)频数分布表的编制

**例 7.1** 某地 101 例健康男子血清总胆固醇值(mmol/L)测定结果如下:

| | | | | | | | | | | | |
|---|---|---|---|---|---|---|---|---|---|---|---|
|4.77|3.37|6.14|3.95|3.56|4.23|4.31|4.71|5.69|4.12|4.56|4.37|
|5.39|6.30|5.21|<u>6.78</u>|5.54|3.93|5.21|6.51|5.18|5.77|4.79|5.12|
|5.20|5.10|4.70|4.74|3.50|4.69|4.38|4.89|6.25|5.32|4.50|4.63|
|3.61|4.44|4.43|4.25|4.03|5.85|4.09|3.35|4.08|4.79|5.30|4.97|
|3.18|3.97|5.16|5.10|5.86|4.79|5.34|4.24|4.32|4.77|6.36|6.38|

| 4.88 | 5.55 | 3.04 | 4.55 | 3.35 | 4.87 | 4.17 | 5.85 | 5.16 | 5.09 | 4.52 | 4.38 |
| 4.31 | 4.58 | 5.72 | 6.55 | 4.76 | 4.61 | 4.17 | 4.03 | 4.47 | 3.40 | 3.91 | 2.80 |
| 4.60 | 4.09 | 5.96 | 5.48 | 4.40 | 4.55 | 5.38 | 3.89 | 4.60 | 4.47 | 3.64 | 4.34 |
| 5.18 | 6.14 | 3.24 | 4.90 | 3.05 | | | | | | | |

1. 编制步骤

(1) 计算全距：一组变量值最大值和最小值之差称为全距,亦称极差,常用 $R$ 表示。本例最大值为6.78,最小值为2.80,全距 $R=6.78-2.70=4.08$ (mmol/L)。

(2) 确定组数和组距：组数一般根据研究目的和观察单位的个数确定,组数过多,计算繁琐；组数过少,误差加大。一般取 8～15 个组为宜。

组距＝全距/组数,一般用 $i$ 表示,本例组距＝4.08/10＝0.408(mmol/L),取整数为 0.4(mmol/L)。

(3) 划分组段：即确定各组的上下限,每个组段的起点称组下限,终点称组上限。第一组要包含最小值,最后一组要包含最大值。在编制频数表时,为避免相邻组段变量值归组混乱,一般只写出各组段的下限,不写出其上限,用"本组段下限～"表示,但最后一组要同时写出其下限和上限。

(4) 列表划记：将原始数据采用划记法或计算机汇总归入各相应的组段,计算各组段中观察值的个数即频数,如表 7－1。

表 7－1　某地 101 例健康男子血清总胆固醇值(mmol/L)的频数分布

| 组　段 | 划　记 | 频　数 |
| --- | --- | --- |
| 2.80～ | 正 | 4 |
| 3.20～ | 正丁 | 7 |
| 3.60～ | 正丁 | 7 |
| 4.00～ | 正正正丁 | 18 |
| 4.40～ | 正正正正正 | 25 |
| 4.80～ | 正正丁 | 13 |
| 5.20～ | 正正一 | 11 |
| 5.60～ | 正丁 | 7 |
| 6.00～ | 正一 | 6 |
| 6.40～6.80 | 丁 | 3 |
| 合计 | — | 101 |

(二) 频数分布图

为了更直观了解频数分布情况,可以频数分布表中的数据为基础,绘制频数分布图来表达数据的分布情况见图 7－1。

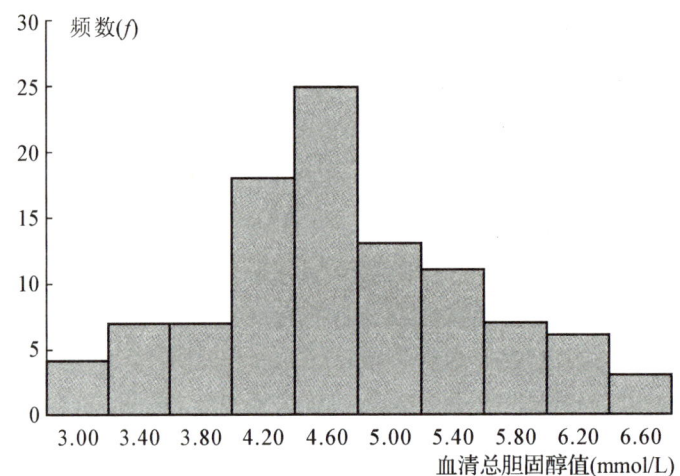

图 7-1 某地 101 例健康男子血清总胆固醇值(mmol/L)的频数分布

### (三)频数分布特征

从表 7-1 和图 7-1 可以看出频数分布的两个重要特征,即集中趋势和离散趋势。如上例中 101 名健康男子血清总胆固醇值虽然高低不等,但大多数集中在中央部分,为集中趋势;其余各组段分布较少,为离散趋势。

根据频数分布的两大特征可进一步确定频数分布的类型,一般分为对称分布和偏态分布两种。对称分布是指集中位置在中间,左右两侧频数分布大体对称。偏态分布是指集中位置偏向一侧,频数分布不对称。若集中趋势偏向于数值小的一侧,称为正偏态分布;若集中趋势偏向于数值大的一侧,称为负偏态分布。

## 二、集中趋势指标

集中趋势是代表一组同质变量值的集中位置或平均水平,用平均数表示。医学上常用的平均数有算术均数、几何均数和中位数。

### (一)算术均数

算术均数简称均数,主要适用于描述对称分布资料,尤其适合呈正态分布或近似正态分布的资料。一般以希腊字母 $\mu$ 表示总体均数,以 $\bar{X}$ 表示样本均数。其计算方法有以下两种。

**1. 直接法** 当观察值例数较少时,可以将各观察值相加,再除以观察值的例数,计算公式是:

$$\bar{X} = \frac{X_1 + X_2 + \cdots + X_n}{n} = \frac{\sum X}{n} \qquad (公式 7-1)$$

公式中,$X_1$、$X_2$、$\cdots$、$X_n$ 表示观察值;$n$ 表示样本含量;$\sum$ 表示求和符号。

**例 7.2** 测得 10 名正常成年男性的脉搏(次/分)分别是 82,77,79,80,68,75,69,80,72,74,求脉搏均数。

$$\bar{X} = \frac{82+77+79+80+68+75+69+80+72+74}{10} = 75.6(次/分)$$

即 10 名正常成年男性的脉搏均数为 75.6 次/分。

**2. 加权法**　当资料中观察值个数较多时,用直接方法计算比较繁琐,宜改用加权法计算其均数。公式如下:

$$\overline{X} = \frac{f_1 x_1 + f_2 x_2 + \cdots + f_R x_R}{f_1 + f_2 + \cdots + f_R} = \frac{\sum f_i x_i}{\sum f_i} \qquad (公式7-2)$$

式中,$R$ 为组段数,$i=1,2,3\cdots R$,$f_i$ 为各组段的频数,$x_i$ 为组中值,$\sum f_i = n$。

**例 7.3**　某地 101 例健康男子血清总胆固醇值(mmol/L)见表 7-2,求其平均值。

表 7-2　某地 101 例健康男子血清总胆固醇值(mmol/L)均数及标准差计算表

| 血清胆固醇(mmol/L) | 组中值($x$) | 频数($f$) | $fx$ | $fx^2$ |
|---|---|---|---|---|
| 2.80~ | 3.00 | 4 | 12.0 | 36.00 |
| 3.20~ | 3.40 | 7 | 23.8 | 80.92 |
| 3.60~ | 3.80 | 7 | 26.6 | 101.08 |
| 4.00~ | 4.20 | 18 | 75.6 | 317.52 |
| 4.40~ | 4.60 | 25 | 115.0 | 529.00 |
| 4.80~ | 5.00 | 13 | 15.0 | 75.00 |
| 5.20~ | 5.40 | 11 | 59.4 | 320.76 |
| 5.60~ | 5.80 | 7 | 40.6 | 235.48 |
| 6.00~ | 6.20 | 6 | 37.2 | 230.64 |
| 6.40~6.80 | 6.60 | 3 | 19.8 | 130.68 |
| 合计 | — | 101 | 425.0 | 2 057.08 |

$$\overline{X} = \frac{425.5}{101} = 4.21 \,(\text{mmol/L})$$

即该地 101 例健康男子血清总胆固醇平均值为 4.21 mmol/L。

**(二) 几何均数**

几何均数简记为 $G$,适用于变量值呈倍数关系或呈对数正态分布(正偏态分布)的资料,如抗体效价及抗体滴度,某些传染病的潜伏期细菌计数等。计算公式为:

$$G = \sqrt[n]{X_1 \cdot X_2 \cdot \cdots \cdot X_n} \qquad (公式7-3)$$

或

$$G = \lg^{-1}\left(\frac{\lg x_1 + \lg x_2 + \cdots + \lg x_n}{n}\right) = \lg^{-1}\left[\frac{\sum \lg x}{n}\right] \qquad (公式7-4)$$

**1. 直接法**　当观察值个数较少时,可以用公式 7-3 或 7-4 直接计算。

**例 7.4**　5 人的血清中某抗体效价分别为:1∶20、1∶16、1∶32、1∶40、1∶32,求平均效价。

$$G = \sqrt[5]{20 \times 16 \times 32 \times 40 \times 32} = 26.52$$

或

$$G = \lg^{-1}\left(\frac{\lg 20 + \lg 16 + \lg 32 + \lg 40 + \lg 32}{5}\right) = 26.52$$

即该资料的平均效价为 1∶26.52。

2. 加权法　当资料中观察值个数较多时,可以先编制成频数表资料,再用加权法计算,公式如下:

$$G = \lg^{-1}\left(\frac{\sum f\lg x}{\sum f}\right) \qquad (公式 7-5)$$

式中:$\sum f\lg x$ 为各组频数 $f$ 与观察值 $\lg x$ 乘积的和。

**例 7.5**　30 名麻疹易感儿童接种麻疹疫苗一个月后,血凝抑制抗体滴度如表 7-3 中第(1)、(2)栏,试求其平均抗体滴度。

表 7-3　平均抗体滴度计算表

| 抗体滴度(1) | 频数 $f$(2) | 滴度倒数 $x$(3) | $\lg x$(4) | $f\lg x$(5)=(2)×(4) |
|---|---|---|---|---|
| 1∶8 | 2 | 8 | 0.903 1 | 1.806 2 |
| 1∶16 | 6 | 16 | 1.204 1 | 7.224 6 |
| 1∶32 | 5 | 32 | 1.505 1 | 7.525 5 |
| 1∶64 | 10 | 64 | 1.806 2 | 18.06 2 |
| 1∶128 | 4 | 128 | 2.107 2 | 8.428 8 |
| 1∶256 | 2 | 256 | 2.408 2 | 4.816 4 |
| 1∶512 | 1 | 512 | 2.709 3 | 2.709 3 |
| 合计 | 30($\sum f$) | — | — | 50.572 8($\sum f\lg x$) |

$$G = \lg^{-1}\left(\frac{\sum f\lg x}{\sum f}\right) = \lg^{-1}\left(\frac{50.5728}{430}\right) = 48.5$$

即 30 名麻疹易感儿童免疫后的平均血凝抑制抗体滴度为 1∶48.5。

### (三) 中位数与百分位数

1. 中位数　将一组变量值从小到大按顺序排列,位置居中的变量值称为中位数(简记为 $M$)。中位数适用于:①变量值中出现个别特小值或特大值;②资料的分布呈明显偏态;③变量值分布一端或两端无确定数值。计算方法有:直接法和频数表法。

(1) 直接法:适用于观察值例数较少时。计算前先将观察值按照从小到大的顺序排列,然后使用下面的公式计算。

当 $n$ 为奇数时,$\qquad M = x_{\frac{n+1}{2}}$　　　　　　(公式 7-6)

当 $n$ 为偶数时,$\qquad M = \frac{1}{2}\left(x_{\frac{n}{2}} + x_{\frac{n}{2}+1}\right)$　　(公式 7-7)

式中,$n$ 为样本的总例数。

**例 7.6**　某医学院校 8 名临床专业学生的身高(cm)分别是:158、160、160、164、165、166、168、182,求平均身高。

本例中 $n=8$ 为偶数,按公式 7-7 计算:

$$M = \frac{1}{2}\left(x_{\frac{8}{2}} + x_{\frac{8}{2}+1}\right) = \frac{1}{2}(x_4 + x_5) = \frac{1}{2}(164+165) = 164.5 \text{(cm)}$$

(2) 频数表法:适用于观察值例数较多时。首先将观察值编制频数表,再按照公式计算中位数,计算公式为:

$$M = L_M + \frac{i}{f_M}\left(\frac{n}{2} - \sum f_L\right) \quad \text{(公式 7-8)}$$

式中:$L_M$ 为中位数所在组段的下限值;$i$ 为中位数所在组段的组距;$f_M$ 为中位数所在组段的频数;$n$ 为总例数;$\sum f_L$ 是小于 $L_M$ 各组段的累计频数。

**例 7.7** 150 名食物中毒病人潜伏期分布如表 7-4,求其平均潜伏期。

表 7-4 150 名食物中毒病人潜伏期(小时)的频数分布

| 潜伏期(小时) | 频数 | 累计频数 | 累计频率(%) |
|---|---|---|---|
| 0~ | 18 | 18 | 12.0 |
| 6~ | 46 | 64 | 42.7 |
| 12~ | 38 | 102 | 68.0 |
| 18~ | 33 | 135 | 90.0 |
| 24~ | 6 | 141 | 94.0 |
| 30~ | 4 | 145 | 96.7 |
| 36~ | 4 | 149 | 99.3 |
| 42~48 | 1 | 150 | 100.0 |
| 合计 | 150 | — | — |

从表 7-4 可以看出,本组数据呈正偏态分布,中位数所在的组段是"12~",由此可以确定 $L_M=12, i=6, f_M=38, n=150, \sum f_L=64$。代入公式 7-8 得:

$$M = L_M + \frac{i}{f_M}\left(\frac{n}{2} - \sum f_L\right) = 12 + \frac{6}{38} \times \left(\frac{150}{2} - 64\right) = 13.74 (\text{小时})$$

即 150 名食物中毒病人平均潜伏期为 13.74 小时。

2. 百分位数  百分位数是把一组资料的变量值由小到大顺序排列,分为 100 个等份,与 $x\%$ 相对应的数值即为第 $x$ 百分位数,记为 $P_x$,例如下四分位数、中位数、上四分位数分别记为 $P_{25}$、$P_{50}$、$P_{75}$。

计算公式如下:

$$P_x = L + \frac{i}{f_x}(n \times x\% - \sum f_L) \quad \text{(公式 7-9)}$$

式中:$L$、$i$、$f_x$ 分别为第 $x$ 百分位数 $P_x$ 所在组的下限、组距、频数。

**例 7.8** 150 名食物中毒病人潜伏期分布如表 7-5,求其 $P_{25}$。

$$P_{25} = 6 + \frac{6}{46}\left(\frac{150 \times 25}{100} - 18\right) = 8.5 (\text{小时})$$

### 三、离散趋势指标

离散趋势指标是用来说明观察值的离散程度或变异程度。

**例 7.9**　现有甲、乙两组排球队员的身高(cm)测量结果如下：

甲组：183　187　187　191　192

乙组：179　184　188　193　196

两组排球队员的平均身高都是 188 cm，但是甲组球员的身高比较集中，乙组球员的身高比较分散。因此，必须把集中趋势指标和离散趋势指标结合起来才能全面反映数据的分布特征。

### (一) 极差

亦称全距(简记为 R)，即一组观察值中最大值与最小值之差。极差越大，说明变异程度越大，数据分布比较分散；极差越小，说明变异程度越小，数据分布比较集中。全距只考虑了极大值和极小值，不能反映其他数据的变化情况。

如例 7.9 中，$R_甲 = 192 - 183 = 9 (\text{cm})$

$R_乙 = 196 - 179 = 17 (\text{cm})$

说明乙组球员身高的变异程度较大。

### (二) 四分位数间距

简记为 Q，是上四分位数即第 75 百分位数(用 $Q_U$ 表示)与下四分位数即第 25 百分位数(用 $Q_L$ 表示)之差。计算公式是：

$$Q = Q_U - Q_L \qquad (公式\ 7-10)$$

算得的 Q 值越大，变异程度越大，反之，变异度越小。但是四分位数间距仍然没有考虑到每一个观察值。

### (三) 方差

为了克服极差和四分位数间距的缺点，需计算每个观察值 $x$ 与总体均数 $\mu$ 之差，即 $x - \mu$，称为离均差。

由于离均差有正有负，$\sum(x-\mu) = 0$，无法反映变异程度的大小，因此用离均差平方和 $\sum(x-\mu)^2$ 反映。但观察值的个数 N 也同样影响 $\sum(x-\mu)^2$，所以为了消除这一影响可取均数，称为总体方差，用 $\sigma^2$ 表示。

$$\sigma^2 = \frac{\sum(x-\mu)^2}{N} \qquad (公式\ 7-11)$$

但是在实际工作中，总体均数 $\mu$ 一般是未知的，只能用样本均数 $\bar{X}$ 作为总体均数 $\mu$ 的估计值，用样本含量 $n$ 代替 $N$，根据数理统计证明，用样本资料这样算出的方差总是比实际 $\sigma^2$ 小，1908 年英国统计学家 W. S. Gosset 提出用 $n-1$ 代替 $n$，因此样本方差的公式是：

$$s^2 = \frac{\sum(x-\bar{X})^2}{n-1} \qquad (公式\ 7-12)$$

式中，$n-1$ 称为自由度，一般用希腊字母 $\upsilon$ 表示。

### (四) 标准差

方差的度量单位是原观察值度量单位的平方。将方差开方后使其与原数据的度量单位相同，得到的就是标准差。

总体标准差用 $\sigma$ 表示,计算公式是:

$$\sigma = \sqrt{\frac{\sum(x-\mu)^2}{N}} \quad \text{(公式 7-13)}$$

样本标准差用 $s$ 表示,计算公式是:

$$s = \sqrt{\frac{\sum(x-\bar{X})^2}{n-1}} \quad \text{(公式 7-14)}$$

1. 标准差的计算　标准差的计算根据样本量的大小有直接法和加权法两种方法。
(1) 直接法:小样本资料可采用直接法,用公式 7-14 计算。

数学推导证明:$\sum(x-\bar{X})^2 = \sum x^2 - \frac{(\sum x)^2}{n}$,代入公式 7-14,得出样本标准差的计算公式也可以写成:

$$s = \sqrt{\frac{\sum x^2 - \frac{(\sum x)^2}{n}}{n-1}} \quad \text{(公式 7-15)}$$

**例 7.10**　计算例 7.9 中甲、乙两组排球队员身高的标准差。
甲组:$n=5$, $\sum x = 940$, $\sum x^2 = 176\,772$,代入公式 7-15:

$$s = \sqrt{\frac{176772 - \frac{(940)^2}{5}}{5-1}} = 3.61 \text{(cm)}$$

同理得 $s_乙 = 6.82$ cm,从标准差的计算结果看出,两组中乙组的变异程度较大,甲组的变异程度较小。

(2) 加权法:用于观察值较多时的频数表资料,计算公式为:

$$s = \sqrt{\frac{\sum fx^2 - \frac{(\sum fx)^2}{\sum f}}{\sum f - 1}} \quad \text{(公式 7-16)}$$

式中:$x$ 为各组段的组中值;$f$ 为相应的频数。

**例 7.11**　试求例 7.1 中 101 例健康男子血清总胆固醇标准差。

本例观察值较多,可用加权法。由表 7-2 已知:$\sum f = 101$, $\sum fx = 425.0$, $\sum fx^2 = 2\,057.08$,代入公式 7-16,得出

$$s = \sqrt{\frac{2\,057.08 - \frac{425.0^2}{101}}{101-1}} = 1.63 \text{(mmol/L)}$$

2. 标准差的应用
(1) 表示观察值的变异程度(或离散程度):在两组(或几组)资料均数相近、度量单位相同的条件下,标准差大,表示观察值的变异度大,即各观察值离均数较远,均数的代表性较

差;反之,表示各观察值多集中在均数周围,均数的代表性较好。

(2) 结合均数描述正态分布的特征和估计医学正常值范围。

(3) 结合样本含量 $n$ 计算标准误,详见第三节。

### (五)变异系数

变异系数是标准差与均数之比,简记为 CV。计算公式是:

$$CV = \frac{s}{\bar{x}} \times 100\%$$  (公式 7-17)

可用于比较计量单位不同或者均数相差悬殊的两组(或多组)资料的离散程度。

**例 7.12** 某地 10 岁男生的平均体重为 33.60 kg,标准差为 6.70 kg;7 岁男生的平均体重为 23.30 kg,标准差为 2.56 kg。试分析两个年龄段男生的体重变异程度。

10 岁男生体重 $CV = \frac{6.70}{33.60} \times 100\% = 19.94\%$

7 岁男生体重 $CV = \frac{2.56}{23.30} \times 100\% = 10.99\%$

由变异系数计算的结果可见,10 岁男生体重的变异程度大于 7 岁男生。

## 四、正态分布

### (一)正态分布的概念

正态分布也称高斯分布,是医学和生物学最常见的连续性分布,如身高、体重、红细胞数、血红蛋白等。

正态分布以频数分布为基础,随着组段不断细分,频数分布图中的直条逐渐变窄,呈现中间高、两侧逐渐降低的完全对称的特点,接近于一条光滑的曲线(图 7-2)。

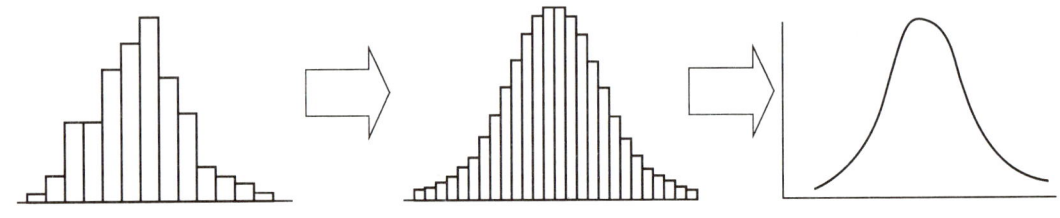

图 7-2 频数分布逐渐接近正态分布示意

正态分布的曲线高峰位于中央,两侧逐渐下降并且完全对称(图 7-3)。高斯用数学函数表达正态曲线,表达式为:

$$f(x) = \frac{1}{\sigma\sqrt{2\pi}} e^{-\frac{1}{2}\left(\frac{x-\mu}{\sigma}\right)^2}$$  (公式 7-18)

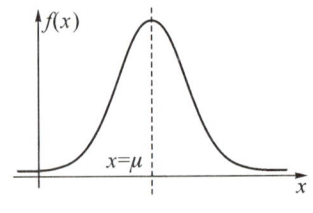

图 7-3 正态分布曲线示意图

$\pi$ 为圆周率,$e$ 为自然对数的底,$\mu$ 和 $\sigma$ 为不确定常数,分别代表总体均数和总体标准差。

### (二)正态分布的特征

1. **集中性** 正态曲线的高峰位于正中央,即均数所在的位置。
2. **对称性** 正态曲线以均数为中心,左右对称。
3. **正态分布有两个参数** 即均数 $\mu$ 和标准差 $\sigma$。$\mu$ 决定曲线中心对应在横轴上的什么位置;$\sigma$决定曲线的形态。当$\sigma$不变,$\mu$变小,曲线中心左移,反之,曲线右移;当$\mu$不变,$\sigma$越小,则数据分布越集中,曲线越高耸,反之,则曲线分布分散,曲线平坦(图7-4)。

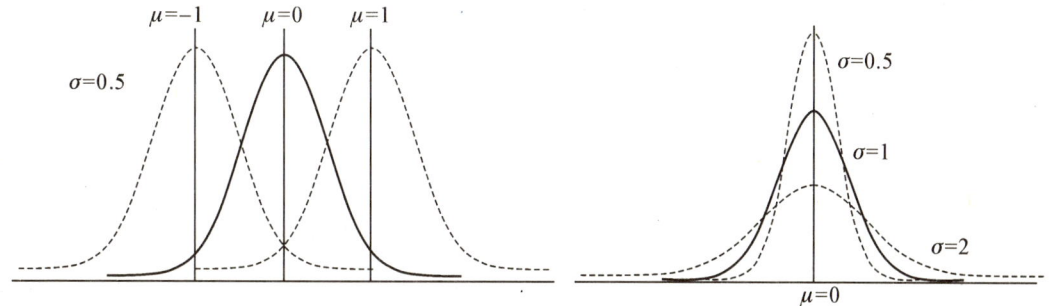

图7-4 不同均数与自由度下的正态分布曲线

4. 标准正态分布 当总体均数$\mu=0$,总体标准差$\sigma=1$时的正态分布称为标准正态分布,亦称$z$分布。

$$z=\frac{x-\mu}{\sigma}$$

(公式7-19)

式中:$\mu$为标准正态变量;$x$为原正态分布变量。

### (三)正态曲线下面积有一定的分布规律

无论$\mu$、$\sigma$取什么值,正态分布都具有一定的面积规律(图7-5)。

1. $\mu\pm\sigma$范围内的面积是正态曲线下总面积的68.27%。
2. $\mu\pm1.96\sigma$范围内的面积是正态曲线下总面积的95.00%。
3. $\mu\pm2.58\sigma$范围内的面积是正态曲线下总面积的99.00%。

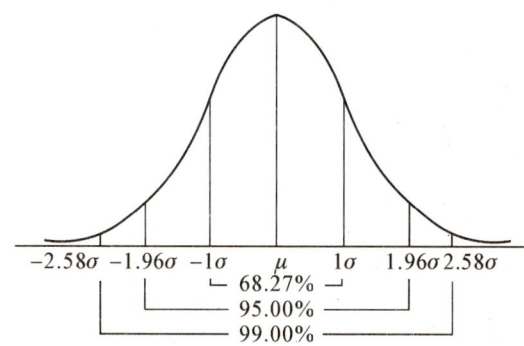

图7-5 正态曲线下的面积分布规律

### (四)正态分布的应用

正态分布在医学领域中应用很广。

1. 制定医学参考值范围 参考值范围也称为正常值范围。医学上常把绝大多数正常人的某指标范围称为该指标的正常值范围。这里的"绝大多数"可以是90%、95%、99%,最常用的是95%。参考值的表达式为$\bar{X}\pm z_\alpha s$。

双侧95%的界限值为:$\bar{X}\pm1.96\ s$

单侧95%的上限值为:$\bar{X}+1.645\ s$

单侧95%的下限值为：$\bar{X}-1.645s$

**例 7.13** 某地调查了360名成年男子的平均血红蛋白，发现呈近似正态分布，得$\bar{X}=13.54$ g/100 ml，$s=0.71$ g/100 ml。如何估计该地成年男子血红蛋白95%的参考值范围？
该地成年男子血红蛋白95%的参考值范围为：

$$\bar{X} \pm z_\alpha s = 13.54 \pm 1.96 \times 0.71 = (12.06 \sim 14.84)(g/100\ ml)$$

即该地成年男子血红蛋白95%的参考值范围为(12.06～14.84)g/100 ml。

2. 质量控制　常以$\bar{X} \pm 2s$作为上、下警戒值，以$\bar{X} \pm 3s$作为上、下控制值。

3. 正态分布是很多统计分析方法的理论基础。

## 第二节　计量资料的统计推断

### 一、均数的抽样误差与标准误

#### （一）均数的抽样误差

在同一总体中随机抽取样本含量相同的若干样本时，各样本统计量之间的差异以及样本统计量与总体参数之间的差异，称为抽样误差。统计学上把由于抽样而产生的同一总体中均数之间的差异称为均数的抽样误差。由于抽样误差产生的原因是由于客观存在的个体变异，所以只要有抽样，就必然存在抽样误差。

#### （二）均数的标准误

反映均数抽样误差大小，也可说明样本均数之间的离散程度，用$\sigma_{\bar{x}}$表示。

$$\sigma_{\bar{x}} = \frac{\sigma}{\sqrt{n}} \qquad \text{（公式 7-20）}$$

式中：$\sigma$为总体标准差；$n$为样本含量。
在实际应用中，总体标准差$\sigma$常常未知，需要用样本标准差$s$来估计。因此均数标准误的估计值为：

$$s_{\bar{x}} = \frac{s}{\sqrt{n}} \qquad \text{（公式 7-21）}$$

均数标准误的应用：

1. 衡量样本均数的可靠性，均数标准误越小，均数的抽样误差越小，用样本均数推断总体均数就越可靠。

2. 估计总体均数的可信区间。

3. 用于均数的假设检验。

### 二、$t$分布

#### （一）$t$分布的概念

在正态分布中曾提到，为了应用方便，常将正态变量进行变量变换即$z$变换[$z=(X-\mu)/\sigma$]，使一般的正态分布变换为标准正态分布。在正态分布总体中以固定$n$抽取若干样本时，样本均数 $\bar{X}$ 的分布仍服从正态分布，即 $N(\mu, \sigma_{\bar{X}})$。那么，对此进行 $z(=\frac{\bar{X}-\mu}{\sigma_{\bar{X}}})$ 变换，也可变换为标准正态分布 $N(0,1)$。由于实际工作中，往往 $\sigma_{\bar{X}}$ 是未知的，常用 $s_{\bar{X}}$ 作为 $\sigma_{\bar{X}}$ 的估计值，为与 $z$ 变换区别，称为 $t$ 变换 $\left(t=\frac{\bar{X}-\mu}{s_{\bar{X}}}\right)$，$t$ 值的分布称为 $t$ 分布。

### (二) $t$ 分布的特征

$t$ 分布的特征：①是以 0 为中心的对称分布的曲线；②其形态变化与 $n$（确切地说与自由度 $v$）大小有关。自由度 $v$ 越大，$t$ 分布越接近 $z$ 分布；自由度越小，$t$ 分布中间越低平且两端向外伸展，所以 $t$ 分布不是一条曲线，而是一簇曲线，如图 7-6。因此，$t$ 曲线下面积为 95% 或 99% 的界值不是一个常量，而是随自由度大小而变化的。为了便于应用，统计学上根据自由度大小与 $t$ 曲线下面积的关系，换算出 $t$ 值表（附表1）以备参考。因 $t$ 分布是以 0 为中心的对称分布，故只列出正值，若算得的 $t$ 值为负值时，可用其绝对值查表。

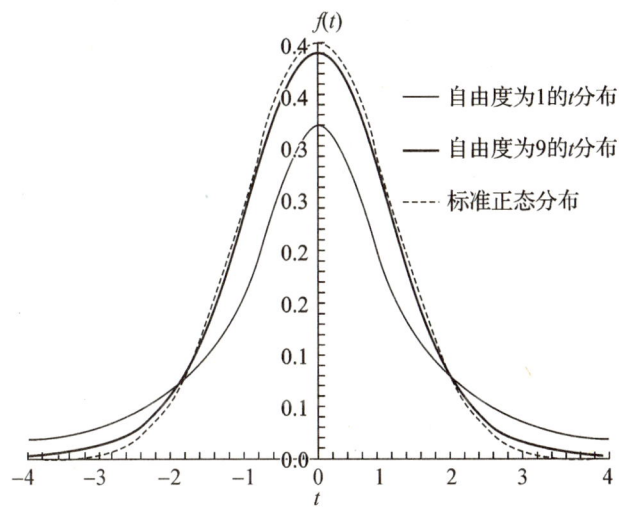

图 7-6　自由度分别为 1、9 的 $t$ 分布

## 三、总体均数的估计

抽样研究的目的是使用样本信息来推断总体特征。用样本统计量估计总体参数的过程叫参数估计。参数估计分为点（值）估计和区间估计。

### (一) 点估计

点（值）估计用样本均数估计总体均数。该法简单，但未考虑抽样误差，而抽样误差在抽样研究中又是不可避免的。

**例 7.14**　15 名 18 岁女大学生身高均数为 162.7 cm，$s=3.24$ cm，试估计该地 18 岁女大学生身高总体均数 $\mu$。

该地 18 岁女大学生身高总体均数 $\mu=162.7$ cm。

### (二) 区间估计

1. 可信区间的概念　区间估计，即按一定的可信度估计未知总体均数所在范围。这个区间范围称为可信区间或置信区间。统计学上习惯计算 95%（或 99%）可信区间。其含义是在 100 个置信区间中，平均有 95（或 99）个包含总体均数 $\mu$，5（或 1）个不包含总体均数 $\mu$。

**2. 总体均数可信区间的计算**　$\sigma$ 已知时按正态分布原理计算，$\sigma$ 未知但样本含量 $n$ 较大时按近似正态分布原理估计，$\sigma$ 未知且样本含量 $n$ 较小时按 $t$ 分布原理计算。

（1）$\sigma$ 已知时

总体均数 $\mu$ 的 95% 可信区间为 $(\bar{X}-1.96\sigma_{\bar{X}}, \bar{X}+1.96\sigma_{\bar{X}})$ 　　　　公式(7-22)

总体均数 $\mu$ 的 99% 可信区间为 $(\bar{X}-2.58\sigma_{\bar{X}}, \bar{X}+2.58\sigma_{\bar{X}})$ 　　　　公式(7-23)

（2）$\sigma$ 未知，但 $n$ 足够大（如 $n>100$）时

总体均数 $\mu$ 的 95% 可信区间为 $(\bar{X}-1.96 s_{\bar{X}}, \bar{X}+1.96 s_{\bar{X}})$ 　　　　（公式7-24）

总体均数 $\mu$ 的 96% 可信区间为 $(\bar{X}-2.58 s_{\bar{X}}, \bar{X}+2.58 s_{\bar{X}})$ 　　　　（公式7-25）

（3）$\sigma$ 未知且 $n$ 小时，

总体均数 $\mu$ 的 95% 可信区间为 $(\bar{X}-t_{0.05,v} s_{\bar{X}}, \bar{X}+t_{0.05,v} s_{\bar{X}})$ 　　　　（公式7-26）

总体均数 $\mu$ 的 99% 可信区间为 $(\bar{X}-t_{0.01,v} s_{\bar{X}}, \bar{X}+t_{0.01,v} s_{\bar{X}})$ 　　　　（公式7-27）

**例 7.15**　某地 110 名 20 岁健康男大学生的身高均数 $\bar{X}$ 为 172.73 cm，标准差为 4.09 cm，试估计该地 20 岁健康男大学生身高均数的 95% 可信区间。

该例 $n=110$，$n$ 较大，按式 7-24 计算：

$(172.73-1.96\times 4.09/\sqrt{110}, 172.73+1.96\times 4.09/\sqrt{110}) = (171.97, 173.49)\text{cm}$

即该地 20 岁健康男大学生身高均数的 95% 的可信区间为 (171.97～173.49)cm。

**例 7.16**　11 名 20 岁健康男大学生身高均数为 172.25 cm，$s$ 为 3.31 cm，试估计该地 20 岁健康男大学生身高均数的 95% 可信区间。

该例 $n=11$，$n$ 较小，按式 7-26 计算。$v=11-1=10$，由 $t$ 值表查得 $t_{0.05,10}=2.228$。

$(172.25-2.228\times 3.31/\sqrt{11}, 172.25+2.228\times 3.31/\sqrt{11}) = (170.03, 174.47)\text{cm}$

即该地 20 岁健康男大学生身高均数的 95% 的可信区间为 (170.03～174.47)cm。

## 四、假设检验

### （一）假设检验的基本步骤

假设检验又称显著性检验，是统计推断的重要内容之一。假设检验的基本原理是先对总体参数或分布作出假设，再选用适当的统计方法，利用样本提供的信息，检验刚才提出的假设成立的概率，再依据"小概率事件"原理，决定是否拒绝该假设。

**例 7.17**　已知正常成年男性的脉搏均数为 72.0 次/分。在调查中某科室随机抽取 25 名同种疾病患者，测得其脉搏均数为 74.2 次/分，标准差为 6.5 次/分。试问该疾病患者的脉搏均数与一般健康成年男性的脉搏均数是否不同？

从上例中可以看出样本均数与总体均数之间存在差异。如何判断差异出现的原因？这就需要进行假设检验，基本步骤如下：

1. 建立检验假设，确定检验水准

（1）建立检验假设，包括两方面：

1）无效假设 $H_0$：$H_0$ 表示上例中该疾病患者的脉搏均数 $\mu$ 与一般健康成年男性的脉搏均数 $\mu_0$ 相等，即 $\mu=\mu_0$，两总体均数相等，差异是由于抽样误差形成的。

2）备择假设 $H_1$：$H_1$ 表示上例中该疾病患者的脉搏均数 $\mu$ 与一般健康成年男性的脉搏均数 $\mu_0$ 不等，即 $\mu\neq\mu_0$，两总体均数不相等，差异不是由于抽样误差形成的。

在假设检验中，$H_0$ 是主要的，只有拒绝了 $H_0$，才能接受 $H_1$。

(2) 确定检验水准：检验水准是预先规定的小概率事件的标准，用 $\alpha$ 表示。它是"是否拒绝 $H_0$ 的界限"。研究者可以根据研究目的规定 $\alpha$ 的大小，通常 $\alpha$ 取 0.05。

2. 选择检验方法，计算统计量　要根据统计推断的目的、研究设计的类型和样本量的大小等条件，选用合适的检验方法和计算相应的统计量。

3. 确定 $P$ 值，作出推断结论　$P$ 值是指从 $H_0$ 所规定的总体中做随机抽样，获得等于及大于(或等于及小于)现有样本的检验统计量值(如 $t$ 值或 $z$ 值)的概率。

将概率 $P$ 与检验水准 $\alpha$ 比较，然后作出推断：

当 $P \leqslant \alpha$ 时，则拒绝 $H_0$，接受 $H_1$，差异有统计学意义；当 $P > \alpha$ 时，尚不能拒绝 $H_0$，差异无统计学意义。

### (二) 均数的 $t$ 检验

适用于样本含量 $n$ 较小时，理论上要求样本来自正态分布的总体。

1. 样本均数与已知总体均数比较的 $t$ 检验　又称单样本 $t$ 检验。"已知总体均数"一般为理论值、标准值或经过大量观察所得到的稳定值等。已知总体均数为 $\mu_0$，样本均数所代表的未知总体均数为 $\mu$，假设检验的目的：推断这两者是否相等。如例 7.17，假设检验过程如下：

(1) 建立检验假设，确定检验水准

$H_0:\mu=\mu_0$，该疾病患者的脉搏均数与一般健康成年男性的脉搏均数相等；

$H_1:\mu\neq\mu_0$，该疾病患者的脉搏均数与一般健康成年男性的脉搏均数不等；

$\alpha=0.05$。

(2) 选择检验方法，计算统计量

$$t=\frac{\overline{X}-\mu_0}{s_{\overline{x}}}=\frac{\overline{X}-\mu_0}{\frac{s}{\sqrt{n}}} \qquad (公式\ 7-28)$$

代入例 7.10 中数值，计算 $t$ 值。

$$t=\frac{74.2-72}{\frac{6.5}{\sqrt{25}}}=1.69$$

(3) 确定 $P$ 值，作出推断结论

在例 7.10 中自由度 $\nu=25-1=24$，查 $t$ 界值表得出 $t_{0.05,24}=2.064$，在第(2)步中得到 $t=1.69<2.064$，因此 $P>0.05$，按照 $\alpha=0.05$ 的检验水准，不拒绝 $H_0$，差异无统计学意义。

2. 配对设计资料的 $t$ 检验　配对设计是将受试对象按可能会影响研究结果的某些特征或属性相近的原则配对。每对中的两个个体随机地给予两种处理，若两种处理的效应相同或某种处理没发生作用，两总体均数相等，即 $\mu_1=\mu_2$，即差值的总体均数 $\mu_d=0$。配对设计的 $t$ 检验是计算样本差值均数 $\overline{d}$ 与已知差值的总体均数 0 的比较。计算公式是：

$$t=\frac{\overline{d}-\mu_d}{\frac{s_d}{\sqrt{n}}}=\frac{\overline{d}-0}{\frac{s_d}{\sqrt{n}}} \qquad (公式\ 7-29)$$

式中：$\overline{d}$ 为差值的样本均数；$s_d$ 为差值的标准差；$n$ 为对子数。

**例 7.18** 使用某新型高血压治疗的患者 10 名,记录这些患者治疗前后舒张压(mmHg)的变化,见表 7-5。试推断该新药对高血压患者的舒张压变化是否有影响。

表 7-5 高血压患者治疗前后舒张压(mmHg)测量结果

| 患者编号<br>(1) | 治疗前<br>(2) | 治疗后<br>(3) | 差值($d$)<br>(4)=(2)−(3) | $d^2$<br>(5)=(4)$^2$ |
|---|---|---|---|---|
| 1 | 100 | 90 | 10 | 100 |
| 2 | 100 | 90 | 10 | 100 |
| 3 | 96 | 90 | 6 | 36 |
| 4 | 98 | 88 | 10 | 100 |
| 5 | 110 | 104 | 6 | 36 |
| 6 | 107 | 96 | 11 | 121 |
| 7 | 119 | 114 | 5 | 25 |
| 8 | 116 | 89 | 27 | 729 |
| 9 | 99 | 95 | 4 | 16 |
| 10 | 100 | 91 | 9 | 81 |
| 合计 | — | — | $\sum d = 98$ | $\sum d^2 = 1344$ |

(1) 建立检验假设,确定检验水准

$H_0: \mu_d = 0$,该新药对高血压患者舒张压的变化无影响;

$H_1: \mu_d \neq 0$,该新药对高血压患者舒张压的变化有影响;

$\alpha = 0.05$。

(2) 选择检验方法,计算统计量

例 7.18 中,$n=10$,$\sum d = 98$,$\sum d^2 = 1344$,$\bar{d} = \dfrac{\sum d}{n} = \dfrac{98}{10} = 9.8$

$$s_d = \sqrt{\dfrac{\sum d^2 - \dfrac{(\sum d)^2}{n}}{n-1}} = \sqrt{\dfrac{1344 - \dfrac{(98)^2}{10}}{10-1}} = 6.5286$$

$$t = \dfrac{9.8}{\dfrac{6.5286}{\sqrt{10}}} = 4.747$$

(3) 确定 $P$ 值,作出推断结论

按照 $v = 10-1 = 9$,查 $t$ 界值表,得出双侧界值 $t_{0.05/2,9} = 2.262$,$t_{0.001/2,9} = 4.781$,因此 $t > t_{0.05/2,9}$,则 $P < 0.05$,按照 $\alpha = 0.05$ 的检验水准,拒绝 $H_0$,接受 $H_1$,差异有统计学意义。可以推断该新药对高血压患者的舒张压有影响,治疗之后可使得患者舒张压降低。

3. 两独立样本资料的 $t$ 检验  适用于完全随机设计的资料,推断两样本均数所代表的总体均数是否相同。计算公式是:

$$t = \dfrac{\bar{x}_1 - \bar{x}_2}{S_{\bar{x}_1 - \bar{x}_2}} \qquad v = n_1 + n_2 - 2 \qquad \text{(公式 7-30)}$$

式中,$\bar{X}_1$ 和 $\bar{X}_2$ 为两样本均数,$s_{\bar{x}_1-\bar{x}_2}$ 为两样本均数之差的标准误,计算公式是:

$$s_{\bar{x}_1-\bar{x}_2}=\sqrt{\frac{(n_1-1)s_1^2+(n_2-1)s_2^2}{n_1+n_2-2}\left(\frac{1}{n_1}+\frac{1}{n_2}\right)} \quad \text{(公式 7-31)}$$

**例 7.19** 观察某新药对急性黄疸型肝炎的退黄效果,与单独使用输液法保肝的病人对照观察,两组患者黄疸指数在 30~50(mg/dl),每个人的退黄天数如下,推断新药组(1组)与对照组(2组)退黄天数有无差别。

新药组(天):5  7  8  10  11
对照组(天):15  18  16  20  21

(1) 建立检验假设,确定检验水准
$H_0:\mu_1=\mu_2$,该新药对缩短退黄天数无影响;
$H_1:\mu_1\neq\mu_2$,该新药对缩短退黄天数有影响;
$\alpha=0.05$。

(2) 选择检验方法,计算统计量

新药组:$\bar{X}_1=\frac{\sum X_1}{n_1}=\frac{41}{5}=8.2;s_1=2.387$

对照组:$\bar{X}_2=\frac{\sum X_2}{n_2}=\frac{90}{5}=18.0;s_2=2.550$

$$s_{\bar{x}_1-\bar{x}_2}=\sqrt{\frac{(5-1)\times 2.387^2+(5-1)\times 2.550^2}{5+5-2}\left(\frac{1}{5}+\frac{1}{5}\right)}=1.562$$

$$t=\left|\frac{8.2-18.0}{1.562}\right|=6.274$$

自由度 $v=5+5-2=8$

(3) 确定 $P$ 值,作出推断结论

按照 $v=8,\alpha=0.05$,查 $t$ 界值表,得出 $t_{0.05,8}=2.306$。因为 $|t|>t_{0.05,8}$,所以,$P<0.05$,按照 $\alpha=0.05$ 的检验水准,拒绝 $H_0$,接受 $H_1$,两组退黄天数差异有统计学意义。可以推断该新药对急性黄疸型肝炎患者的退黄天数有影响,治疗之后可使得患者退黄天数缩短。

### (三) z 检验

当样本含量较大时,样本均数近似正态分布,可用 z 检验。统计量 z 的计算公式为:

$$z=\frac{\bar{X}_1-\bar{X}_2}{s_{\bar{x}_1-\bar{x}_2}}=\frac{\bar{x}_1-\bar{x}_2}{\sqrt{\frac{s_1^2}{n_1}+\frac{s_2^2}{n_2}}} \quad \text{(公式 7-32)}$$

**例 7.20** 某医院对 50~65 岁年龄组的不同性别的健康人群进行白细胞数($10^9$/L)调查,结果见表 7-6。试推断不同性别健康人群的白细胞数有无差别。

表 7-6 健康成人白细胞数($10^9$/L)测得值

| 性别 | 人数($n$) | 均数($\bar{X}$) | 标准差($s$) |
| --- | --- | --- | --- |
| 男 | 120 | 4.70 | 0.50 |
| 女 | 110 | 4.40 | 0.35 |

(1) 建立检验假设，确定检验水准

$H_0$：不同性别健康人群的白细胞数无差异；

$H_1$：不同性别健康人群的白细胞数有差异；

$\alpha = 0.05$。

(2) 选择检验方法，计算统计量

$$z = \frac{\bar{X}_1 - \bar{X}_2}{s_{\bar{X}_1 - \bar{X}_2}} = \frac{4.70 - 4.40}{\sqrt{\frac{(0.50)^2}{120} + \frac{(0.35)^2}{110}}} = 5.310$$

(3) 确定 $P$ 值，作出推断结论

本题中统计量 $z = 5.310 > z_{0.01} = 2.58$，$P < 0.01$，按照 $\alpha = 0.05$ 的检验水准，拒绝 $H_0$，接受 $H_1$，差异有统计学意义。可以推断健康人群的白细胞数有性别差异，男性白细胞均数高于女性。

### （四）$t$ 检验应用时应注意的问题

1. 要有严密的研究设计　这是假设检验的前提。组间应均衡，具有可比性，也就是除对比的主要因素（如临床试验用新药和对照药）外，其他可能影响结果的因素（如年龄、性别、病程、病情轻重等）在对比间应相同或相近。保证均衡性的方法主要是从同质总体中随机抽取样本，或随机分配样本。

2. 不同的资料应选用不同检验方法　应根据分析目的、资料类型以及分布、设计方案的种类、样本含量大小等选用适当的检验方法。如：配对设计的计量资料采用配对 $t$ 检验。而完全随机设计的两样本计量资料，若为小样本且方差齐，则选用两样本 $t$ 检验；若方差不齐，则选用近似 $t$ 检验。

3. 正确理解"显著性"一词的含义　差别有或无统计学意义，过去称差别有或无"显著性"，是对样本统计量与总体参数或样本统计量之间的比较而言，相应推断为：可以认为或还不能认为两个或多个总体参数有差别。

4. 结论不能绝对化　因统计结论具有概率性质，故"肯定"、"一定"、"必定"等词不要使用。在报告结论时，最好列出检验统计量的值，尽量写出具体的 $P$ 值或 $P$ 值的确切范围，如写成 $P = 0.040$ 或 $0.02 < P < 0.05$，而不简单写成 $P < 0.05$，以便读者与同类研究进行比较。

5. 结论与专业结合　假设检验是为专业服务的，统计结论必须和专业结论有机地相结合，才能得出恰如其分、符合客观实际的最终结论。若统计结论和专业结论一致，则最终结论就和这两者均一致（即均有或均无意义）；若统计结论和专业结论不一致，则最终结论需根据实际情况加以考虑。若统计结论有意义，而专业结论无意义，则可能由于样本含量过大或设计存在问题，那么最终结论就没有意义。例如：有人欲比较 $A$、$B$ 两种降压药物的降压效果，随机抽取了高血压病人各 100 名，分别测定两组病人服药后舒张压的改变值，得两组舒张压改变值之差的平均数为 0.83 mmHg(0.11 kPa)。做两独立样本资料的 $t$ 检验，得 $t = 6.306$，$P < 0.001$，有统计学意义。但因 $A$、$B$ 两组高血压病人服药后舒张压改变值之差较小，仅 0.83 mmHg，未达到有临床意义的差值 5 mmHg(0.67 kPa)，故最终结论没有意义。相反，若统计结论无意义，而专业结论有意义，那就应当检查设计是否合理、样本含量是否足够。

（苏　英）

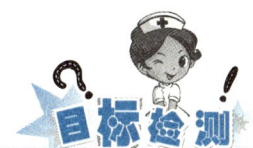

## 一、名词解释

1. 算术均数  2. 中位数  3. 百分位数  4. 标准差  5. 变异系数  6. 标准误  7. 可信区间  8. 假设检验

## 二、选择题

1. 描述计量资料的主要统计指标是 （　　）
   A. 平均数　　　B. 相对数　　　C. $t$ 值　　　D. 标准误　　　E. 概率

2. 一群 7 岁男孩身高标准差为 5 cm，体重标准差为 3 kg，则二者变异程度比较 （　　）
   A. 身高变异大于体重　　　　　　B. 身高变异小于体重
   C. 身高变异等于体重　　　　　　D. 无法比较
   E. 身高变异不等于体重

3. 随机抽取某市 12 名男孩，测得其体重均值为 3.2 kg，标准差为 0.5 kg，则总体均数 95％可信区间的公式是 （　　）
   A. $3.2 \pm t_{0.05,11} \times 0.5$ 　　　　　　B. $3.2 \pm t_{0.05,12} \times 0.5/\sqrt{12}$
   C. $3.2 \pm t_{0.05,11} \times 0.5/\sqrt{12}$ 　　　D. $3.2 \pm 1.96 \times 0.5/\sqrt{12}$
   E. $3.2 \pm 2.58 \times 0.5/\sqrt{12}$

4. 以下指标中哪一项可用来描述计量资料离散程度 （　　）
   A. 算术均数　B. 几何均数　C. 中位数　D. 极差　E. 第 50 百分位数

5. 偏态分布资料宜用下面哪一项描述其分布的集中趋势 （　　）
   A. 算术均数　B. 标准差　C. 中位数　D. 四分位数间距　E. 方差

6. 正态曲线下、横轴上，从均数到 $+\infty$ 的面积为 （　　）
   A. 97.5％　　B. 95％　　C. 50％　　D. 5％　　E. 不能确定

7. 下面哪一项分布的资料，均数等于中位数 （　　）
   A. 对数正态　B. 左偏态　C. 右偏态　D. 偏态　E. 正态

8. 对于正态分布资料的 95％正常值范围，宜选用 （　　）
   A. $\bar{X} \pm 2.58\,s$　B. $\bar{X} \pm 1.96\,s$　C. $\bar{X} \pm 2.58$　D. $\bar{X} \pm 1.96$　E. $\bar{X} \pm 1.645$

9. 做频数表时，以组距为 5，下列哪项组段划分正确 （　　）
   A. 0～,5～,10～,…　　　　　　B. 0～5,5～10,10～,…
   C. ～5,～10,～15,…　　　　　　D. 0～4,5～9,10～,…
   E. 5～,7～,9～,…

10. 均数与标准差之间的关系是 （　　）
    A. 标准差越小,均数代表性越大　　B. 标准差越小,均数代表性越小
    C. 均数越大,标准差越小　　　　　D. 均数越大,标准差越大
    E. 标准差越大,均数代表性越大

11. 15 名妇女分别用两种测量肺活量的仪器测最大呼气率(L/min)，比较两种方法检测结果有无差别，可进行 （　　）
    A. 单样本 $t$ 检验　　B. 成组设计 $t$ 检验　　C. 单因素方差分析
    D. 配对设计 $t$ 检验　　E. 卡方检验

12. 比较两种药物疗效时，对于下列哪项可作单侧检验 （　　）
    A. 已知 A 药与 B 药均有效　　　　B. 不知 A 药好还是 B 药好

C. 已知 A 药不会优于 B 药  D. 不知 A 药与 B 药是否均有效
E. 已知 A 药与 B 药均无效

13. 配对 $t$ 检验中,用药前数据减去用药后数据和用药后数据减去用药前数据,两次 $t$ 检验的结果 （ ）

A. $t$ 值符号相反,结论相反  B. $t$ 值符号相同,结论相同
C. $t$ 值符号相反,但结论相同  D. $t$ 值符号相同,但大小不同,结论相反
E. $t$ 值符号与结论无关

14. 下面哪一项小,表示用该样本均数估计总体均数的可靠性大 （ ）

A. $CV$    B. $s$    C. $s_{\bar{x}}$    D. $R$    E. 四分位数间距

15. 两个小样本数值变量资料比较的假设,首先应考虑 （ ）

A. $t$ 检验    B. $u$ 检验    C. 秩和检验
D. $t$ 检验和秩和检验均可    E. 资料符合 $t$ 检验还是秩和检验

16. 抽样误差是指 （ ）

A. 总体参数与总体参数间的差异  B. 个体值与样本统计量间的差异
C. 总体参数间的差异  D. 样本统计量与总体统计量间的差异
E. 以上都不对

17. 统计推断的内容 （ ）

A. 是用样本指标估计相应的总体指标  B. 是检验统计上的"假设"
C. a、b 均不是  D. a、b 均是
E. 以上都错

18. 两样本均数比较,经 $t$ 检验,差别有显著性时,$P$ 越小,说明 （ ）

A. 两样本均数差别越大  B. 两总体均数差别越大
C. 越有理由认为两总体均数不同  D. 越有理由认为两样本均数不同
E. 样本均数与总体均数不同

19. 表示均数的抽样误差大小的统计指标是 （ ）

A. 标准差    B. 方差    C. 均数标准误    D. 变异系数    E. 极差

### 三、计算题

1. 大量研究显示,汉族足月正常产男性新生儿临产前双顶径均数为 9.3 cm。某医生记录了某山区 12 名汉族足月正常产男性新生儿临产前双顶径(cm)资料:9.95,9.33,9.49,9.00,10.09,9.15,9.52,9.33,9.16,9.37,9.11,9.27。
试问该山区男性新生儿临产前双顶径是否与一般新生儿相等?

2. 某地抽样调查了 36 名健康成年男性的红细胞数,其均数为 4.66,标准差为 0.58,同时调查女性红细胞均数为 4.35,标准差为 4.84,问男女有无差别?

3. 研究者为比较耳垂血和手指血的白细胞数,调查 8 名成年人,同时采取耳垂血和手指血,资料如下:

编号:1    2    3    4    5    6    7    8
耳垂血:9.7    6.2    7.0    5.3    8.1    9.9    4.7    5.8
手指血:6.7    5.4    5.0    7.5    8.3    4.6    4.2    7.5

若资料服从正态分布,试比较两者的白细胞数是否相同。

# 第八章 计数资料的统计分析

**学习目标**

1. 掌握率的 $z$ 检验、四格表及配对四格表 $\chi^2$ 检验的公式、行×列表资料的 $\chi^2$ 检验。
2. 熟悉常用相对数及注意事项、率的抽样误差与标准误、总体率的可信区间估计、行×列表资料 $\chi^2$ 检验的注意事项。
3. 了解率的标准化法、$\chi^2$ 检验的基本思想和步骤。
4. 能够解释 $\chi^2$ 检验的结果。
5. 具有比较分析的意识,会判断并分析计数资料。

计数资料又称分类变量资料或者定性资料,是将观察对象按性质或类别进行分组,然后计数各组的数目所得的资料。

## 第一节 计数资料的统计描述

计数资料常见的数据形式是绝对数,绝对数是各分类结果的合计频数,反映某现象总量和规模的实际水平,如某地的总人口数、患病人数、死亡人数等。绝对数通常不能相互比较,比如,A 校流行性感冒发病 30 例,B 校流行性感冒发病 20 例。A 校发病比 B 校多 10 例,但并不能据此肯定 A 校的发病情况比 B 校严重,结合 A 校和 B 校的在校学生数分别为 2 000 人和 1 200 人,得出 A 校流行性感冒的发病率为 1.5%,B 校流行性感冒的发病率为 1.6%。由此可知,B 校的流行性感冒的发病情况略为严重。所以对计数资料进行统计描述时,必须用相对数才能说明其数量特征。

### 一、相对数

相对数是两个有联系的指标之比,是计数资料常用的描述性统计指标。可以是两个有联系的绝对数之比,也可以是两个统计指标之比。医学上常用相对数指标有率、构成比和相对比等。

## （一）常用相对数

1. 率　率是指在一定条件下，发生某现象的实际例数与可能发生该现象的总例数之比，用来说明某种现象发生的频率或强度。计算公式是：

$$率 = \frac{发生某现象的实际例数}{可能发生某现象的总例数} \times K \qquad （公式8-1）$$

式中，$K$ 为比例基数，可以是 100%、1 000‰、1 万/万、10 万/10 万，通常依据习惯而定。原则上使计算结果至少保留 1~2 位整数。但在医学资料中某些指标的比例基数是固定的，例如治愈率通常用百分率，出生率、死亡率通常用千分率，某些肿瘤或罕见疾病的死亡率通常用十万分率等。

2. 构成比　又称构成指标，指某一事物内部某一组成部分的观察单位数与该事物各组成部分的观察单位总数之比，说明某一事物内部各组成部分所占的比重或分布。常以百分数(%)表示，可称为百分构成比。计算公式为：

$$构成比 = \frac{某一组成部分的观察单位数}{同一事物各组成部分的观察单位总数} \times 100\% \qquad （公式8-2）$$

构成比有两个特点：①各组成部分的构成比之和等于 100%；②各构成比之间相互制约，一部分变化会影响其他部分也发生变化。

**例 8-1**　某单位现有工作人员 2 000 人，其中男性 300 人，女性 1 700 人，在一次流感中有 200 人发病，其中男性患者 40 人，而女性患者 160 人。(1) 试计算该单位总流感发病率以及男、女流感发病率；(2) 试计算男、女患者占总发病人数的百分比；(3) 率和构成比有什么不同？

(1) 该单位总流感发病率 $= \frac{200}{2\,000} \times 100\% = 10.00\%$。

男性流感发病率 $= \frac{40}{300} \times 100\% = 13.33\%$

女性流感发病率 $= \frac{160}{1\,700} \times 100\% = 9.41\%$

(2) 男性患者占总发病人数的百分比 $= \frac{40}{200} \times 100\% = 20.00\%$

女性患者占总发病人数的百分比 $= \frac{160}{200} \times 100\% = 80.00\%$

(3) 率和构成比虽然都是相对数，但是两者内涵不同。构成比说明某事物中各部分所占的比重。各组成部分的构成比之和应为 100%。某一组成部分的增减会影响其他部分构成比相应的减少或增加，而某一部分率的变化并不影响其他部分率的变化。

3. 相对比　是 A、B 两个有关指标之比，常以倍数或百分数表示。计算公式为：

$$相对比 = \frac{A}{B}（或 \times 100\%） \qquad （公式8-3）$$

如果 $A$ 指标大于 $B$ 指标，结果用倍数表示；反之，用百分数表示。$A$ 指标与 $B$ 指标可以性质相同，也可以性质不同。

**例 8-2**　某年某医院出生的婴儿中，男婴 265 人，女婴 238 人。则该医院出生婴儿的性别比例为：

男/女之比：$\frac{265}{238}=1.11$（倍）

女/男之比：$\frac{238}{265}\times 100\%=89.81\%$

即男婴是女婴的 1.11 倍，女婴是男婴的 89.81%。

### （二）应用相对数的注意事项

1. 计算相对数时分母一般不宜过小　观察单位少，分母小，计算结果不稳定，无法正确反映事物的实际水平。比如用某新药治疗 1 例病人，且治愈，以此判定这种药的疗效是 100%，显然是不可靠的，这时最好用绝对数表示。

2. 分析时不能以构成比代替率　在实际工作中，以构成比代替率的错误现象时有发生。构成比说明事物内部各组成部分的比重或分布，率说明的是事物某一部分发生的强度或频率。

3. 正确求合计率　对观察单位数不等的几个率，不能直接相加求其总率。

4. 在比较相对数时应注意可比性　除了研究因素之外，其他可能影响研究结果的因素在各组的内部应该相同。

5. 对样本率（或构成比）的比较应随机抽样，并做假设检验　因为率和构成比都存在抽样误差，所以进行比较时，不能仅凭表面数值的大小下结论，而应进行假设检验。

6. 相对数和绝对数结合运用　相对数只是为了比较而计算的一个抽象化的指标，不能反映实际的规模和水平；而绝对数只能反映事物的绝对规模和绝对水平，却不便于进行比较。

## 二、率的标准化法

**例 8-3**　某市甲、乙两医院的出院和治愈人数资料见表 8-1。问题：（1）甲医院的各科治愈率均高于乙医院，但总治愈率却低于乙医院，是什么原因造成这种截然相反的现象呢？（2）当两组资料的内部构成不同时，如何进行两个率的比较？

表 8-1　某市甲乙两院各科出院和治愈人数

| 科别(1) | 甲医院 | | | 乙医院 | | |
|---|---|---|---|---|---|---|
| | 出院人数(2) | 治愈人数(3) | 治愈率(%)(4) | 出院人数(5) | 治愈人数(6) | 治愈率(%)(7) |
| 内科 | 1 800 | 540 | 30.0 | 800 | 160 | 20.0 |
| 外科 | 800 | 600 | 75.0 | 1 800 | 1 200 | 66.7 |
| 其他科 | 800 | 500 | 62.5 | 500 | 400 | 60.0 |
| 合计 | 3 400 | 1 640 | 48.2 | 3 100 | 1 760 | 51.8 |

从表 8-1 的出院人数（第 2、5 列）可见，甲乙两医院各科出院病人构成不同，甲医院内科病人最多，占病人总数的 60%，而乙医院外科病人最多，占病人总数的 60%。从第（4）、（7）治愈率看，外科治愈率最高，而内科治愈率最低，因此造成甲医院治愈率低于乙医院。但是这时两医院的总治愈率是不可比的，只有消除了两医院各科室病人构成的差别后才能比较两院的总治愈率。

标准化法常用于内部构成不同的两个或多个率的比较。标准化法的目的，就是为了消除由于内部构成不同对总率比较带来的影响，使调整以后的总率具有可比性，故欲比较两院总治愈率,应计算标准化率以消除两院各科室病人构成不同对总治愈率的影响。

(一) 率的标准化法的意义

在医学实践和科研中,经常需要比较不同地区、不同人群的发病率、患病率、死亡率、治愈率等,如果所比较的两个地区某种能影响总率水平的重要特征如年龄、性别等在构成上不同,则直接比较两个总率是不合理的,如例 8-3,直接比较两医院总治愈率是不对的。统计上解决这类问题的方法是人为地设法消除其内部构成上的差异,使之能合理地进行比较,这种方法称为率的标准化法。

率的标准化法就是采用统一的标准对内部构成不同的各组率进行调整和比较的方法。其基本思想就是指定一个统一"标准"(标准人口构成比或标准人口数),按指定"标准"计算调整率,消除由于内部构成不同对总率比较的影响,使之具备可比性以后再比较。

(二) 标准化率的计算

标准化率,也称调整率,是利用同一标准内部构成调整后的率。

1. 按标准人口计算

(1) 已知标准组各科室出院人数时:

$$P' = \frac{N_1 P_1 + N_2 P_2 + \cdots + N_i P_i}{N} = \frac{\sum N_i P_i}{N} \quad (公式 8-4)$$

式中,$P'$ 为标准化率;$N_1, N_2, \cdots, N_i$ 为标准构成的每层例数;$P_1, P_2, \cdots P_i$ 为原始数据中各层的率;$N$ 为标准构成的总例数。

选择两组合计人口作为标准人口数。例 8-3 资料经计算后数据填入表 8-2。

表 8-2 应用标准病人数计算标准化治愈率

| 科别 (1) | 标准病人数 (2) | 甲医院 治愈率(%) (3) | 甲医院 预期治愈数 (4)=(2)×(3) | 乙医院 治愈率(%) (5) | 乙医院 预期治愈数 (6)=(2)×(5) |
|---|---|---|---|---|---|
| 内科 | 2 600 | 30.0 | 780 | 20.0 | 520 |
| 外科 | 2 600 | 75.0 | 1 950 | 66.7 | 1 734 |
| 其他科 | 1 600 | 62.5 | 1 000 | 50.0 | 800 |
| 合计 | 6 800 | — | 3 730 | — | 3 054 |

将各科的标准病人数分别乘上甲、乙两医院原治愈率即得甲、乙两医院各科的预期治愈数,再将甲、乙两医院预期治愈总数分别除以标准病人总数即得:

甲医院标准化治愈率 $= \frac{3\,730}{6\,800} \times 100\% = 54.9\%$

乙医院标准化治愈率 $= \frac{3\,054}{6\,800} \times 100\% = 44.9\%$

结果表明,甲医院治愈率高于乙医院,与分科比较的治愈率一致。

2. 按标准人口构成比计算

$$P' = C_1 P_1 + C_2 P_2 + \cdots + C_i P_i = \sum C_i P_i \quad (公式 8-5)$$

式中:$P'$ 为标准化率;$C_1, C_2, \cdots, C_i$ 为标准构成的每层构成比;$C_i = N_i / N$。$P_1, P_2, \cdots$,

$P_i$ 为原始数据中各层的率，$N$ 为标准构成的总例数。

例 8-3 资料经计算后数据填入表 8-3。选择两组合计人口作为标准人口数。内科的标准构成比为 $2\,600/6\,800\times100\%=38.2\%$，外科的标准构成比为 $2\,600/6\,800\times100\%=38.2\%$，其他科的标准构成比是 $1\,600/6\,800\times/100\%=23.6\%$。

表 8-3 应用标准构成比计算标准化治愈率

| 科别<br>(1) | 标准病人<br>构成比(%)<br>(2) | 甲医院 | | 乙医院 | |
|---|---|---|---|---|---|
| | | 治愈率(%)<br>(3) | 分配治愈率(%)<br>(4)=(2)×(3) | 治愈率(%)<br>(5) | 分配治愈率(%)<br>(6)=(2)×(5) |
| 内科 | 38.2 | 30.0 | 11.5 | 20.0 | 7.6 |
| 外科 | 38.2 | 75.0 | 28.7 | 66.7 | 25.5 |
| 其他科 | 23.6 | 62.5 | 14.8 | 50.0 | 11.8 |
| 合计 | 100.0 | — | 55.0 | | 44.9 |

计算出的结果仍然是甲医院治愈率高于乙医院，与用标准病人数计算的标准化率相同。

3. 应用标准化法的注意事项

（1）标准不同得到的标准化率值不同：由于选定的标准不同，算得的标准化率也不同，但结论应该是一致的。在比较几个标准化率时，应采用同一标准内部构成。

（2）组间出现明显交叉或非平行变化时，不应标化：当比较组间的资料各组间出现明显交叉，如低年龄组死亡率，甲地高于乙地，而高年龄组则乙地高于甲地，此时宜比较年龄别死亡率而不用率的标准化法。

（3）标化后的数值不能反映实际水平：标准化率不能反映某事某地的实际水平，它只表示相互比较资料间的相对水平，而且仅限于采用共同标准构成的组间比较。

（4）两样本标准化率的比较应作假设检验。

## 第二节　计数资料的统计推断

### 一、率的抽样误差和标准误

在抽样调查中，样本率与样本均数一样存在抽样误差，由抽样造成的样本率和总体率之间的差异叫率的抽样误差。反映率的抽样误差大小的指标是率的标准误。率的标准误是衡量样本率估计总体率可靠性的指标，表示样本含量相同的样本率的离散趋势或变异程度。其计算公式为：

$$\sigma_p=\sqrt{\frac{\pi(1-\pi)}{n}} \quad\text{（公式 8-6）}$$

由上式可见，率的标准误 $\sigma_p$ 决定于总体率 $\pi$ 和样本含量 $n$。从同一总体中抽样，总体率是固定的，因此要减少率的抽样误差或标准误，只有加大样本含量。实际工作中一般不知道总体率 $\pi$ 的大小，故常用样本率 $p$ 代替，从而计算出率的标准误的估计值 $s_p$。其计算公式为：

$$s_p = \sqrt{\frac{p(1-p)}{n}} \qquad \text{(公式 8-7)}$$

**例 8-4** 调查居民 800 人的高血压病患病情况，发现高血压患者 200 人，患病率 $p=200/800=0.25$，$1-p=1-0.25=0.75$，试求高血压患病率的标准误。

$$s = \sqrt{\frac{p(1-p)}{n}} = \sqrt{\frac{0.25 \times 0.75}{800}} = 0.015 = 1.5\%$$

即率的标准误为 1.5%。

## 二、总体率的可信区间估计

由于总体率和样本率之间存在着抽样误差，所以根据样本率及标准误可以推断总体率所在的范围，即总体率的可信区间。根据样本含量 $n$ 和样本率 $p$ 的大小不同，可以采取以下两种方法推算总体率的可信区间。

### （一）正态近似法

当样本含量足够大（$n>50$），且样本率 $p$ 和 $(1-p)$ 均不太小，即 $p$ 不接近 0 或 1 时，样本率的分布近似正态分布。此时可根据正态分布的规律对总体率的可信区间作出估计：

总体率 $\pi$ 的 95% 可信区间：$p \pm 1.96 s_p$ （公式 8-8）
总体率 $\pi$ 的 99% 可信区间：$p \pm 2.58 s_p$ （公式 8-9）

例 8-4 中 800 人高血压患病率 $p=25.0\%$，$s_p=1.5\%$，由此估计当地居民高血压患病率的 95% 可信区间为 $25.0\% \pm 1.96 \times 1.5\%$，即 22.1%～27.9%；99% 可信区间为 $25.0\% \pm 2.58 \times 1.5\%$，即 21.1%～28.9%。

### （二）查表法

当样本含量 $n$ 较小时，如 $n \leq 50$，则需查百分率的置信区间，得到总体率的 95% 置信区间或 99% 置信区间。

## 三、率的 $z$ 检验

### （一）一组样本资料的 $z$ 检验

样本率与总体率比较的目的是推断样本所代表的未知总体率 $\pi$ 与已知总体率 $\pi_0$ 是否相同。$z$ 检验适用于样本含量 $n$ 较大，$p$ 和 $1-p$ 均不太小，如 $np$ 和 $n(1-p)$ 均大于 5 的资料。检验统计量 $z$ 的计算公式为：

$$z = \frac{p - \pi_0}{\sqrt{\frac{\pi_0(1-\pi_0)}{n}}} \qquad \text{(公式 8-10)}$$

**例 8-5** 一项调查结果表明某市一般人群艾滋病知识的知晓率为 65%。现对该市吸毒人群进行艾滋病知识调查，在 150 名吸毒人员中有 130 人回答正确。问该市吸毒人群的艾滋病知识知晓率是否高于一般人群？

记该市一般人群的艾滋病知识知晓率 $\pi_0=65\%$，吸毒人群的艾滋病知识知晓率为 $\pi$，样本含量 $n=150$，样本率 $p=130/150=86.7\%$，可采用样本率与总体率比较的 $z$ 检验。

假设检验步骤如下：

(1) 建立检验假设,确定检验水准

$H_0: \pi = 0.65$,即该市吸毒人群的艾滋病知识知晓率等于该市一般人群;

$H_1: \pi > 0.65$,即该市吸毒人群的艾滋病知识知晓率高于该市一般人群;

$\alpha = 0.05$(单侧)。

(2) 计算检验统计量

$$z = \frac{p - \pi_0}{\sqrt{\frac{\pi_0(1-\pi_0)}{n}}} = \frac{0.867 - 0.65}{\sqrt{\frac{0.65 \times (1-0.65)}{150}}} = 5.572$$

(3) 确定 $P$ 值,作出推断结论

查 $t$ 界值表(单侧)($v \to \infty$),得 $P < 0.0005$,按 $\alpha = 0.05$ 水准,拒绝 $H_0$,接受 $H_1$,差异有统计学意义,可以认为该市吸毒人群的艾滋病知识知晓率高于该市一般人群。

### (二) 两组独立样本资料的 $z$ 检验

采用 $z$ 检验的条件是两个样本含量 $n_1$ 与 $n_2$ 均较大,且 $p_1$ 与 $p_2$ 均不接近于 0 也不接近于 1,一般要求 $n_1 p_1$、$n_1(1-p_1)$、$n_2 p_2$ 及 $n_2(1-p_2)$ 均大于 5。检验统计量 $z$ 的计算公式为:

$$z = \frac{p_1 - p_2}{\sqrt{p_c(1-p_c)\left(\frac{1}{n_1} + \frac{1}{n_2}\right)}} \quad \text{(公式 8-11)}$$

式中:$n_1$ 和 $n_2$ 分别为两样本的样本含量;$X_1$ 和 $X_2$ 分别为两组阳性例数;$p_1$ 和 $p_2$ 分别为两组样本的阳性频率。$p_c = (X_1 + X_2)/(n_1 + n_2)$

已知 $H_0$ 成立时,$z \sim N(0,1)$。如果根据样本算得的 $z$ 值偏大,有理由拒绝 $H_0$。

**例 8-6** 为了解某校本科生体测合格率的性别差异,在本科生中随机抽查了男生 110 人和女生 130 人,结果男生有 100 人合格,女生有 70 人合格,问该校男女生体测合格率是否不同?

此题需进行两样本率的比较,符合 $z$ 检验的条件。

假设检验步骤如下:

(1) 建立检验假设,确定检验水准

$H_0: \pi_1 = \pi_2$,该校男生的体测合格率与女生相同;

$H_1: \pi_1 \neq \pi_2$,该校男生的体测合格率与女生不同;

$\alpha = 0.05$。

(2) 计算检验统计量

$n_1 = 110, X_1 = 100, p_1 = X_1/n_1 = 100/110 = 0.9091$

$n_2 = 130, X_2 = 70, p_2 = X_2/n_2 = 70/130 = 0.5385$

$p_c = \frac{X_1 + X_2}{n_1 + n_2} = \frac{100 + 70}{110 + 130} = 0.7083$

$$z = \frac{p_1 - p_2}{\sqrt{p_c(1-p_c)\left(\frac{1}{n_1} + \frac{1}{n_2}\right)}} = \frac{0.9091 - 0.5385}{\sqrt{0.7083 \times (1-0.7083)\left(\frac{1}{110} + \frac{1}{130}\right)}} = 6.293$$

(3) 确定 $P$ 值,作出推断结论

查 $t$ 界值表($v \to \infty$),得 $P < 0.001$,按 $\alpha = 0.05$ 水准,拒绝 $H_0$,接受 $H_1$,差异有统计学意义,可以认为该校男生的体测合格率与女生不同,男生体测合格率高于女生。

### 四、$\chi^2$ 检验

$\chi^2$ 检验(chi-square test)或称卡方检验,是一种用途较广的假设检验方法,可用于检验两个或两个以上率(或构成比)之间差别有无统计学意义,还可用于配对计数资料的比较。

#### (一)四格表资料的 $\chi^2$ 检验

**例 8-7** 欲比较西药与中药治疗慢性支气管炎的疗效,某医师将符合研究标准的 110 例慢性支气管炎患者随机分为两组,西药组 86 例,中药组 24 例,服药一个疗程,西药组显效 35 人,中药组显效 18 人,比较两组疗效差别有无统计学意义。

表 8-4 中西药治疗慢性支气管炎的显效率比较

| 组别 | 显效 | 不显效 | 合计 | 显效率(%) |
|---|---|---|---|---|
| 西药 | 35(41.44) | 51(44.56) | 86 | 40.70 |
| 中药 | 18(11.56) | 6(12.44) | 24 | 75.00 |
| 合计 | 53 | 57 | 110 | 48.18 |

表 8-4 中 35、51、18、6 这四个格子的数据是整个表的基本数据,即用西药组和中药组的人群中显效和未显效人数,其余数据都是从这四个数据中计算出来的,故将这种资料称为四格表资料。

1. $\chi^2$ 检验的基本思想

$\chi^2$ 检验的基本公式为:

$$\chi^2 = \sum \frac{(A-T)^2}{T} \qquad \text{(公式 8-12)}$$

式中:$\chi^2$ 为卡方值;$A$ 为实际频数;$T$ 为理论频数;$\sum$ 为求和符号。

自由度为 $\upsilon=$(行数$-1$)(列数$-1$)

四格表资料的自由度 $\upsilon=(2-1)(2-1)=1$。

从公式 8-12 可见,$\chi^2$ 值反映了实际频数与理论频数的吻合程度。我们假设西药组和中药组的显效率相同,即两个样本率是从同一总体中取得的。如果检验假设 $H_0$ 成立,实际频数 $A$ 与理论频数 $T$ 相差不会很大,$\chi^2$ 值也很小,从理论上讲 $A-T=0$,$\chi^2=0$;反之,如果两个率相差较大,实际频数与理论频数相差也大,$\chi^2$ 值大,这时检验假设成立的可能性就较小。所以当算得 $\chi^2 > \chi^2_{0.05,\upsilon}$ 时,我们就可拒绝检验假设,认为两个率的差别有统计意义。这就是 $\chi^2$ 检验的基本思想。但 $\chi^2$ 值的大小,除取决于 $A-T$ 之差外,还取决于格子数(严格地说是自由度 $\upsilon$)的大小。从附录 $\chi^2$ 界值表可知,自由度 $\upsilon$ 越大,$\chi^2$ 值越大。只有排除了这种影响,$\chi^2$ 值才能正确地反映 $A-T$ 的吻合程度。$\chi^2$ 检验基本公式的应用条件是总例数 $n \geq 40$,每个格子理论频数 $T \geq 5$。

2. $\chi^2$ 检验的基本步骤

现用 $\chi^2$ 检验基本公式检验例 8-7,中西药治疗慢性支气管炎疗效的差别有无统计意义。

(1)建立假设,确定检验水准

$H_0: \pi_1 = \pi_2$,中西药显效率相同;

$H_1: \pi_1 \neq \pi_2$,中西药显效率不同;

$\alpha=0.05$。

(2) 计算检验统计量

理论频数是按照检验假设的理论患病率 48.18% 推算的西药组和中药组理论上应该显效和未显效的人数,见表 8-4 括号内数值。如西药组显效理论频数 $T_{11}=86\times48.18\%=41.44$,意为按 48.18% 治愈率计算,在 86 名西药组中应该有 41.44 人显效,余此类推。

理论频数 $T_{RC}$:$R$ 表示行数,$C$ 表示列数,$T_{RC}$ 表示第 $R$ 行第 $C$ 列的理论频数。理论频数可按下式求得:

$$T_{RC}=\frac{n_R n_C}{n} \quad (公式\ 8-13)$$

式中:$n_R$ 为与理论频数同行的合计数;$n_C$ 为与理论频数同列的合计数;$n$ 为总例数。

$T_{11}=(86\times53)/110=41.44$
$T_{12}=(86\times57)/110=44.56$
$T_{21}=(24\times53)/110=11.56$
$T_{22}=(24\times57)/110=12.44$

由于行、列的合计数是固定的,所以当算得 $T_{11}$ 后,其他三个理论数可用同行或同列合计数相减而求得:

$T_{12}=86-41.44=44.56$
$T_{21}=53-41.44=11.56$
$T_{22}=24-11.56=12.44$

将实际频数和理论频数代入公式 8-12:

$$\chi^2=\frac{(35-41.44)^2}{41.44}+\frac{(51-44.56)^2}{44.56}+\frac{(18-11.56)^2}{11.56}+\frac{(6-12.44)^2}{12.44}=8.843\ 0$$

(3) 确定 $P$ 值,做出推断结论

查 $\chi^2$ 界值表得 $\chi^2_{0.05,1}=3.84$,$\chi^2_{0.01,1}=6.63$,本例 $\chi^2=8.843\ 3>6.63$,$P<0.01$。按 $\alpha=0.05$ 水准拒绝 $H_0$,差别有统计学意义,可认为西药与中药治疗慢性支气管炎的疗效有差别,中药组的显效率高于西药组。

3. 四格表专用公式  四格表专用公式是通过基本公式 $\chi^2=\sum\frac{(A-T)^2}{T}$ 推导出来的,在实际工作中,专用公式的计算过程比基本公式更简单。

$$\chi^2=\frac{(ad-bc)^2\times n}{(a+b)(c+d)(a+c)(b+d)} \quad (公式\ 8-14)$$

式中:$a$、$b$、$c$、$d$ 分别是四格表中的 4 个实际数;$n$ 表示两样本的总例数,$n=a+b+c+d$。

将例 8-7 中数字代入公式 8-14:

$$\chi^2=\frac{(35\times6-51\times18)^2\times110}{86\times24\times53\times57}=8.843\ 0$$

计算结果和用 $\chi^2$ 检验基本公式一样。

4. 四格表资料 $\chi^2$ 检验的校正  当样本总例数 $n\geq40$,但有任一格子的理论频数是 $1\leq T<5$ 时,需用下面的校正公式,否则计算出来的 $\chi^2$ 值可能偏大,使原本差别无统计意义的结

果反而出现差别有统计意义,从而出现判断错误。

基本公式的校正公式为:

$$x^2 = \sum \frac{(|A-T|-0.5)^2}{T}$$ （公式 8-15）

专用公式的校正公式为:

$$\chi^2 = \frac{\left(|ad-bc|-\frac{n}{2}\right)^2 \times n}{(a+b)(c+d)(a+c)(b+d)}$$ （公式 8-16）

**例 8-8** 某医师欲比较胞磷胆碱与神经节苷脂治疗脑血管疾病的疗效,将 78 例脑血管疾病患者随机分为两组,结果见表 8-5。问两种药物治疗脑血管疾病的有效率是否相等?

表 8-5 两种药物治疗脑血管疾病有效率比较

| 组别 | 有效 | 无效 | 合计 | 有效率(%) |
|---|---|---|---|---|
| 胞磷胆碱组 | 46 | 6 | 52 | 88.46 |
| 神经节苷脂组 | 18 | 8(4.67) | 26 | 69.23 |
| 合计 | 64 | 14 | 78 | 82.05 |

本例总例数大于 40,且有一个格子的理论数 $1 \leq T < 5$,故需要用校正公式计算 $\chi^2$ 值。计算步骤和前面相同,将表中数字代入公式 8-16 计算:

$$\chi^2 = \frac{(|46 \times 8 - 6 \times 18| - 78/2)^2 \times 78}{52 \times 26 \times 64 \times 14} = 3.14$$

查 $\chi^2$ 界值表得 $\chi^2_{0.05,1} = 3.84$,本例 $\chi^2 = 3.14 < 3.84$,$P > 0.05$。按 $\alpha = 0.05$ 水准不拒绝 $H_0$,不能认为两种药物治疗脑血管疾病的有效率不等。若本例资料不校正,$\chi^2 = 4.35$,$P < 0.05$,结论与之相反。

当四格表资料中有一个格子理论频数小于 1,或总例数小于 40 时,应用四格表资料的确切概率法,直接计算其概率值 $P$(参阅有关统计专著)。

### (二) 配对资料的 $\chi^2$ 检验

配对计数资料设计方法是对同一试验对象用两种不同的处理方式或将观察单位按某些重要特征相近的原则配成对子,每对中的两个个体随机给予两种不同处理方法,观察处理结果。配对设计的分类变量资料如表 8-6 所示,$a$、$b$、$c$、$d$ 分别表示四种处理结果,其中 $a$、$d$ 表示两种方法结果相同的对子数,$b$、$c$ 表示两种方法结果不同的对子数。可用 $b$ 和 $c$ 来推断两个样本所代表的总体率或构成比有无差别。

表 8-6 配对设计的分类变量资料示意表

| 甲法 | 乙法 | | 合计 |
|---|---|---|---|
| | + | − | |
| + | $a$ | $b$ | $a+b$ |
| − | $c$ | $d$ | $c+d$ |
| 合计 | $a+c$ | $b+d$ | $n=a+b+c+d$ |

当 $b+c \geqslant 40$ 时,

$$\chi^2 = \frac{(b-c)^2}{b+c} \qquad v=1 \qquad \text{(公式 8-17)}$$

当 $b+c<40$ 时,需要用下面的连续性校正公式:

$$\chi^2 = \frac{(|b-c|-1)^2}{b+c} \qquad v=1 \qquad \text{(公式 8-18)}$$

式中 1 为连续性校正数。

**例 8-9** 设有 132 份食品标本,把每份标本一分为二,分别用两种不同的检验方法作沙门菌检验,检验结果见表 8-7,试比较两种检验方法的阳性结果是否有差别。

表 8-7 两种检验结果比较

| 甲法 | 乙法 | | 合计 |
|---|---|---|---|
| | + | − | |
| + | 80(a) | 10(b) | 90 |
| − | 31(c) | 11(d) | 42 |
| 合计 | 111 | 21 | 132 |

从上表可看出,$a$ 和 $d$ 是两种检测方法结果一致的情况,对于比较两种检测方法有无差别无意义;$b$ 和 $c$ 是两种方法检测结果不一致的情况,配对资料的 $\chi^2$ 检验只考虑 $b$ 和 $c$ 对结果的影响。

本配对资料的 $\chi^2$ 检验步骤如下:

(1) 建立检验假设,确定检验水准

$H_0$:两种检测方法效果无差别;即 $b=c$

$H_1$:两种检测方法效果有差别;即 $b \neq c$

$\alpha=0.05$。

(2) 计算 $\chi^2$ 值

本例中 $b=10$,$c=31$,$b+c=41 \geqslant 40$,故用公式 8-17 计算 $\chi^2$ 值

$$\chi^2 = \frac{(b-c)^2}{b+c} = \frac{(10-31)^2}{10+31} = 10.76$$

(3) 确定 $P$ 值

查 $\chi^2$ 界值表,$\chi^2_{0.05,1}=3.84$,$\chi^2=10.76 > \chi^2_{0.05,1}=3.84$,则 $P<0.05$,按照 $\alpha=0.05$ 的检验水准,拒绝 $H_0$,接受 $H_1$,差别有统计学意义。即两种检测方法的检出率不同,甲法检出率高于乙法。

### (三) 行×列表资料的 $\chi^2$ 检验

当行数和(或)列数超过 2 时,通常称为行×列表资料,简记为 $R \times C$ 表。常用于多个率(或构成比)的差异性的比较。行×列表的计算常采用其专用公式:

$$\chi^2 = n \times \left( \sum \frac{A^2}{n_R n_C} - 1 \right) \qquad \text{(公式 8-19)}$$

$$v = (行数-1) \times (列数-1)$$

式中:$n$ 为总例数;$A$ 为每个格子的实际数;$n_R$ 为与 $A$ 相应的行合计数;$n_C$ 为与 $A$ 相应的列合计数。

1. 多个样本率的比较

**例 8-10** 研究复方哌唑嗪对高血压病治疗效果的临床试验并与复方降压片和安慰剂作比照,结果见表 8-8,问三种药物效果有无差别?

表 8-8 三种药物治疗高血压病的有效率比较

| 组别 | 有效 | 无效 | 合计 | 有效率(%) |
|---|---|---|---|---|
| 复方哌唑嗪 | 35 | 5 | 40 | 87.50 |
| 复方降压片 | 20 | 10 | 30 | 66.67 |
| 安慰剂 | 7 | 25 | 32 | 21.88 |
| 合计 | 62 | 40 | 102 | 60.78 |

(1) 建立检验假设,确定检验水准

$H_0: \pi_1 = \pi_2 = \pi_3$,即三种药物的总体有效率相同;

$H_1: \pi_1 、 \pi_2 、 \pi_3$ 不等或不全相等,即三种药物的总体有效率不同或不全相同;

$\alpha = 0.05$。

(2) 计算检验统计量 $\chi^2$ 值

$$\chi^2 = 102 \times \left( \frac{35^2}{40 \times 62} + \frac{5^2}{40 \times 40} + \frac{20^2}{30 \times 62} + \frac{10^2}{40 \times 30} + \frac{7^2}{62 \times 32} + \frac{25^2}{40 \times 32} - 1 \right) = 32.74$$

$$v = (3-1)(2-1) = 2$$

(3) 确定 $P$ 值,做出统计推断

$\chi^2_{0.05,2} = 5.99$,本例 $\chi^2 = 32.74 > \chi^2_{0.05,2} = 5.99$,则 $P < 0.05$,按照 $\alpha = 0.05$ 水准,拒绝 $H_0$,接受 $H_1$,差别有统计学意义,即三种药物的总体有效率有差别。

2. 多个构成比的比较

**例 8-11** 某医师在研究血管紧张素 I 转化酶(ACE)基因 I/D 多态与 2 型糖尿病肾病(DN)的关系时,将 249 例 2 型糖尿病患者按有无糖尿病肾病分为两组,资料见表 8-9,问两组 2 型糖尿病患者的 ACE 基因型总体分布有无差别?

表 8-9 DN 组与无 DN 组 2 型糖尿病患者 ACE 基因型分布的比较

| 组别 | DN | ID | II | 合计 |
|---|---|---|---|---|
| DN 组 | 42(37.8) | 48(43.3) | 21(18.9) | 111 |
| 无 DN 组 | 30(21.7) | 72(52.2) | 36(26.1) | 138 |
| 合计 | 72(28.9) | 120(48.2) | 57(22.9) | 249 |

(1) 建立检验假设,确定检验水准

$H_0$:两组 2 型糖尿病 ACE 基因型的总体构成比相同;

$H_1$:两组 2 型糖尿病 ACE 基因型的总体构成比不同;

$\alpha = 0.05$。

（2）计算检验统计量 $\chi^2$ 值

$$\chi^2 = 249\left(\frac{35^2}{111\times72} + \frac{48^2}{111\times120} + \cdots + \frac{36^2}{138\times57} - 1\right) = 7.91$$

查 $\chi^2$ 界值表得 $0.01 < P < 0.05$，按 $\alpha = 0.05$ 的水准拒绝 $H_0$，接受 $H_1$，差别有统计学意义。可以认为 DN 组与无 DN 组的 2 型糖尿病患者的 ACE 基因型分布不同。

3. 行×列表资料 $\chi^2$ 检验的注意事项

（1）理论频数不宜太小：一般不宜有 1/5 以上格子的理论频数小于 5，或有一个理论频数小于 1。对理论数太小有三种处理方法：①最好增加样本含量以增大理论频数；②删去理论频数太小的行和列；③将理论频数较小的行或列与邻行或邻列合并以增大理论频数。但后两法可能会损失信息。

（2）当多个样本率（或构成比）比较的检验：如果结论为拒绝检验假设 $H_0$，接受 $H_1$，只能认为各总体率（或总体构成比）之间不全相等，但不能认为彼此间都不相等。

（刘　凌）

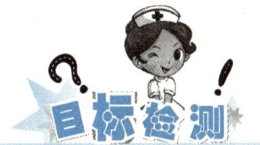

一、选择题

1. 某医院某年住院病人中肺癌患者占 5%，则 5% 是 （　）
   A. 发病率　　　B. 相对比　　　C. 构成比　　　D. 绝对数　　　E. 患病率

2. 经调查得知甲乙两地的冠心病粗死亡率为 40/10 万，按年龄构成标化后，甲地冠心病标化死亡率为 45/10 万；乙地为 38/10 万，因此可以认为 （　）
   A. 甲地年龄别人口构成较乙地年轻
   B. 乙地年龄别人口构成较甲地年轻
   C. 甲地冠心病的诊断较乙地准确
   D. 甲地年轻人患冠心病较乙地多
   E. 乙地冠心病的诊断较甲地准确

3. 四格表 $\chi^2$ 检验中，$\chi^2 < \chi^2_{0.05,1}$，可以认为 （　）
   A. 两总体率不同　　　　　　　　　　B. 不能认为两总体率不同
   C. 两样本率不同　　　　　　　　　　D. 不能认为两样本率不同
   E. 以上都不对

4. 用病理检查和 CT 检查对 50 名疑似恶性肿瘤患者做检查，病理检查有 32 名阳性，CT 检查有 26 名阳性，两种方法均阳性者 20 名，两种方法检查均为阴性的人数是 （　）
   A. 8　　　　　B. 12　　　　　C. 18　　　　　D. 24　　　　　E. 30

二、计算题

1. 对 100 名胃癌术后患者随机等分为两组分别进行中西医康复治疗，结果中医治疗组有 32 人病情稳定，西医治疗组有 41 人病情稳定，试分析胃癌中西医的康复治疗效果是否有差异。

2. 某研究者欲比较心电图和生化测定诊断低钾血症的价值，分别采用两种方法对 79 名临床确诊的低钾血症患者进行诊断，结果如下表，问两种方法的监测结果有无差别。

表检测 8-1　两种方法诊断低钾血症的结果

| 心电图 | 生化测定 | | 合计 |
|:---:|:---:|:---:|:---:|
| | + | − | |
| + | 45 | 25 | 70 |
| − | 4 | 5 | 9 |
| 合计 | 49 | 30 | 79 |

# 第九章 统计表和统计图

## 学习目标

1. 掌握统计表的编制要求。
2. 掌握常用统计图的应用条件。
3. 了解统计表和统计图的种类。
4. 能够根据资料性质和统计分析的目的选择并正确绘制统计表和统计图。

统计表和统计图是统计描述的重要方法,是表达、分析和对比数字资料的重要工具。医学科学研究资中,统计资料经过整理和计算各种统计指标后,所得结果除了用适当的文字说明外,常将统计分析的资料及其指标以表格形式列出,以代替冗长的文字叙述,便于指标的计算分析和数据间的对比;有时也用适当的几何图形将统计分析的数据形象化,即利用点的位置、线段的升降、直条的长短或面积的大小等形式直观表示事物间的数量关系或变化趋势。统计图一般直观形象,但较粗略,常结合统计表共同描述。

## 第一节 统计表

统计表是把统计资料和结果用表格的形式进行表达,其目的是代替冗长的文字叙述,简明、有条理地罗列数据与统计量,方便阅读、比较与计算;展示数据的结构、分布和主要特征,便于在进一步分析中选择与计算统计量。

### 一、统计表的结构和制表要求

#### (一)统计表的结构

统计表由表号、标题、标目、线条、数字和表内说明等构成,如表 9-1 所示:

表 9-1 标题(可包括时间、地点)

| 横标目名称 | 纵标目名称 |
|---|---|
| 横标目 | |
| | 数字 |
| 合计 | |

### (二) 制表要求

1. 制表的原则　重点突出,简单明了,即一张表一般表达一个中心内容,便于分析比较;主谓分明,层次清楚,符合逻辑,明确被说明部分(主语)与说明部分(谓语)。

2. 制表要求

(1) 标题:要能概括表的内容,写于表的上端中央,一般应注明时间与地点。

(2) 标目:标目是表格内的项目。以横、纵向标目分别说明主语与谓语,文字简明,层次清楚。横标目列在表的左侧,一般用来表示表中被研究事物的主要标志;纵标目列在表的上端,一般用来说明横标目的各个统计指标的内容。

标目内容一般应按顺序从小到大排列,小的放在上面,不同时期的资料可按年份、月份先后排列,有助于说明其规律性。

(3) 线条:线条不宜过多,常用三条线表示,谓之"三线表"。表的上下两条边线可以用较粗的横线,但合计可用横线隔开。表中不能画竖线和斜线。

(4) 数字:以阿拉伯数字表示。表内的数字必须正确,小数的位数应一致并对齐,暂缺与无数字分别以"…"、"一"表示,为"0"者记作"0",不应有空项。为方便核实与分析,表一般应有合计。

(5) 说明:一般不列入表内。有必要说明者可在右上角标"*"号,并在表的下方加以说明。

### 二、统计表的种类

通常按分组标志多少分为简单表与组合表。

#### (一) 简单表

简单表的标目只有一个层次,主语按一个标志排列,一般用作横标目,而纵标目为统计指标名称(表9-2)。每一行可用一个完整的句子表达,如第一行可读为"2016年某省省会城市调查人数333人,评分均值为703.63"。

表9-2　2016年某省不同地区的卫生系统反应性评分比较

| 地　区 | 调查人数 | 评分均值 |
| --- | --- | --- |
| 省会城市 | 333 | 703.63 |
| 一般城市 | 152 | 507.15 |
| 县及乡村 | 971 | 679.06 |
| 合计 | 1 456 | 666.73 |

#### (二) 复合表

复合表中的标目有两个以上层次,即主语按多个标志排列。复合表有两个或三个分组标志,一般把其中主要的或分项较多的一个作为横标目,而其余的则安排在纵标目与总标目上(表9-3)。表9-3中,将调查的不同地区和男女不同性别结合起来分组,可以表达不同地区、不同性别的评分均值,从两个不同方面进行分析和对比,即从某一性别比较地区间差别或从某一地区比较性别间差别,这需根据研究目的确定。

表 9-3　2016 年某省不同地区、性别的卫生系统反应性评分比较

| 地区 | 男 | | 女 | |
| --- | --- | --- | --- | --- |
| | 调查人数 | 评分均值 | 调查人数 | 评分均值 |
| 省会城市 | 217 | 706.60 | 116 | 698.07 |
| 一般城市 | 100 | 517.15 | 52 | 487.92 |
| 县及乡村 | 371 | 669.88 | 600 | 684.74 |
| 合计 | 688 | 659.26 | 768 | 673.43 |

## 第二节　统计图

医学领域中常用的统计图有条图、百分条图、圆图、线图、半对数图、直方图、散点图、箱式图与统计地图等。

### 一、绘制统计图的基本要求

1. 根据资料的性质和分析目的选择适当的图形。
2. 标题应说明资料的内容、时间和地点,一般位于图的下方。
3. 图的纵、横轴应注明标目及对应单位,尺度应等距或具有规律性,一般自左而右、自下而上、由小到大。
4. 为使图形美观并便于比较,统计图的长宽比例一般为 5∶7,有时为了说明问题也可加以变动。
5. 比较、说明不同事物时,可用不同颜色或线条表示,并常附图例说明,但不宜过多。

### 二、常用统计图及其绘制方法

#### (一) 直条图

直条图用等宽直条的高度表示按性质分类资料各类别的数值大小,用于表示它们之间的对比关系。直条图一般分单式直条图(图 9-1)与复式直条图(图 9-2)。

制图要求：
(1) 一般以横轴为基线,表示各个类别;纵轴表示其数值大小。
(2) 纵轴尺度必须从 0 开始,中间不宜折断。在同一图内尺度单位代表同一数量时,必须相等。
(3) 各直条宽度应相等,各直条之间的间隙也应相等,其宽度与直条的宽度相等或为直条宽度的 1/2。
(4) 直条的排列通常由高到低,以便比较。
(5) 复式直条图绘制方法同上,所不同的是复式直条图以组为单位,1 组包括 2 个以上直条,直条所表示的类别应用图例说明,同一组的直条间不留空隙。

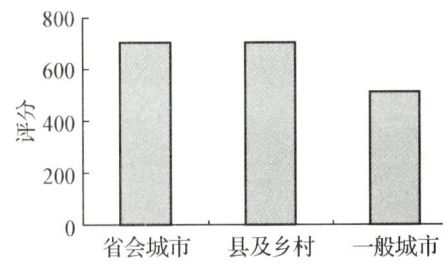

图 9-1　2016 年某省不同地区的卫生系统反应性评分比较

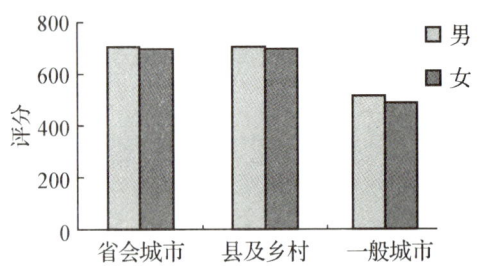

图 9-2　2016 年某省不同地区、性别的卫生系统反应性评分比较

### (二) 构成图

1. 圆图　圆形图适用于百分构成比资料,表示事物各组成部分所占的比重或构成。以圆形的总面积代表 100%,把面积按比例分成若干部分,以角度大小来表示各部分所占的比重(图 9-3)。

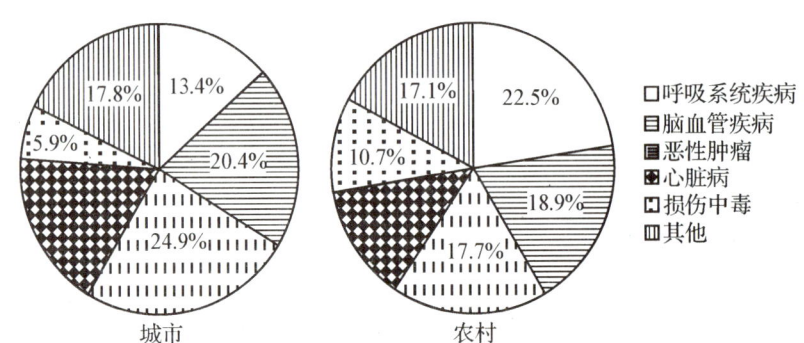

图 9-3　2001 年我国部分市县城市和农村前五位主要死亡原因构成比

制图要求:

(1) 先绘制一大小适当的圆形。由于圆心角为 360°,因此每 1% 相当于 3.6 度的圆周角,将各部分百分比分别乘以 3.6 度即为各构成部分应占的圆周角度数。

(2) 圆形图上各部分自圆相当于时钟 12 点或 9 点的位置开始由大到小按顺时针方向依次绘制,其他置最后。所得各部分的扇形面积即代表某一构成部分。

(3) 圆中各部分用线分开,注明简要文字及百分比或用图例。

(4) 如有 2 种或 2 种以上性质类似的资料相比较,应绘制直径相同的圆,并使各圆中各部分的排列次序一致,以利比较。

2. 百分条图　百分条图的意义及适用资料与圆形图相同,不同的是表现形式不一样。百分条图亦称构成条图,是以直条总长度作为 100%,直条中各段表示事物各组成部分构成情况(图9-4)。

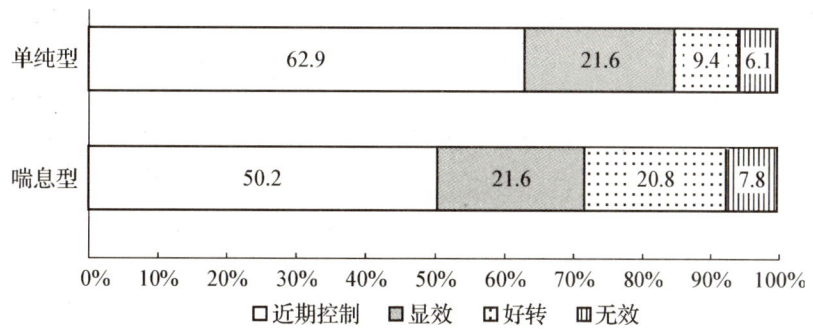

图9-4 某药物治疗喘息型和单纯型支气管炎疗效

制图要求:

(1) 先绘制一个标尺,尺度分成5格或10格,每格代表20%或10%,总长度为100%,尺度可绘制在图的上方或下方。

(2) 再绘一直条,全长等于标尺的100%,直条宽度可任意选择,一直条内相对面积的大小代表数量的百分比。

(3) 直条各部分用线分开并注明简要文字及百分比或用图例表示。

(4) 资料一般按各构成由大到小,自左至右依次排列,其他置后。

(三) 线图

线图适用于连续性资料,以不同的线段升降来表示资料的变化,并可表明一事物随另一事物(如时间)而变动的情况(图9-5)。常见的有纵、横轴均为算术尺度,表示时间变化趋势的普通线图;纵轴为对数尺度,横轴为算术尺度,表示消长趋势的半对数图。

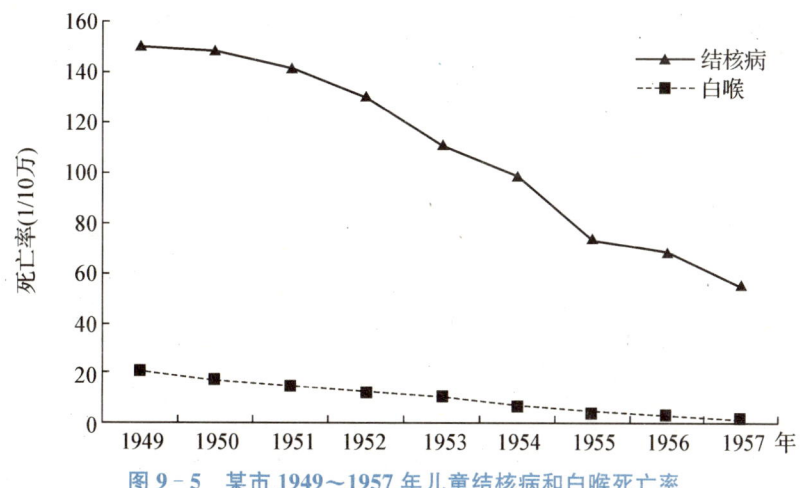

图9-5 某市1949~1957年儿童结核病和白喉死亡率

普通线图绘制要求:

(1) 横轴表示某一连续变量(时间或年龄等);纵轴表示某种率或频数,其尺度必须等距(或具有规律性)。

(2) 同一图内不应有太多的曲线,通常≤5条,以免观察不清。

(3) 如有几根线,可用不同的图线(实线、虚线等)来表示,并用图例说明。

(4) 图线应按实际数字绘制成折线,不能任意改为光滑曲线。

### (四) 直方图

直方图用于表达连续性资料的频数分布。以不同直方形面积代表数量，各直方形面积与各组的数量成正比关系(图9-6)。

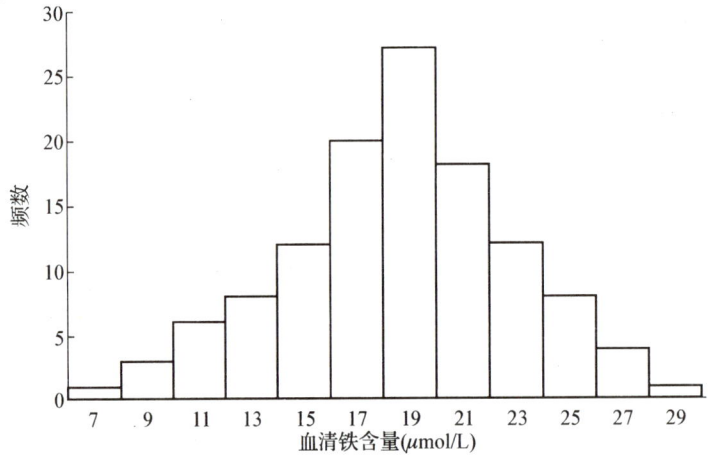

图9-6 某年某地120名18~35岁健康男性血清铁含量频数分布

制图要求：

(1) 一般纵轴表示被观察现象的频数(或频率)，横轴表示连续变量，以各矩形(宽为组距)的面积表示各组段频数。

(2) 直方图的各直条间不留空隙；各直条间可用直线分隔，也可不用直线分隔。

(3) 组距不等时，横轴仍表示连续变量，但纵轴是每个横轴单位的频数。

### (五) 散点图

散点图以直角坐标系中各点的密集程度和趋势来表示两现象间的关系(图9-7)。根据点的散布情况，推测2种事物或现象有无相关，故常在对资料进行相关分析之前使用。

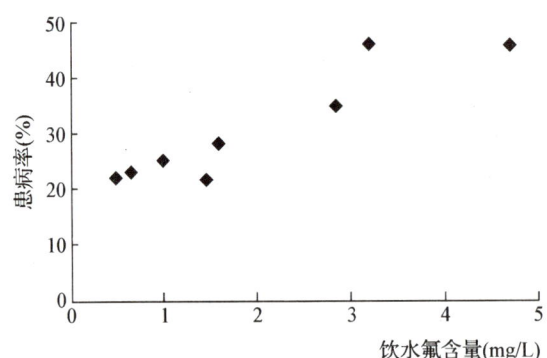

图9-7 某地区饮水氟含量与氟骨症患病率散点图

制图要求：

(1) 一般横轴代表自变量或可进行精确测量、严格控制的变量，纵轴则代表与自变量有依存关系的因变量。

(2) 纵轴和横轴的尺度起点，不一定从"0"开始，起点应根据需要设置。

(汪为聪)

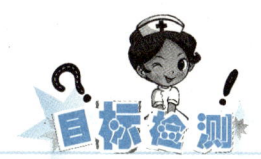

## 一、选择题

1. 统计表的主要作用是 ( )
   A. 便于形象描述和表达结果
   B. 客观表达实验的原始数据
   C. 减少论文篇幅
   D. 容易进行统计描述和推断
   E. 代替冗长的文字叙述和便于分析对比

2. 描述某疾病患者年龄(岁)的分布,应采用的统计图是 ( )
   A. 线图    B. 条图    C. 百分条图    D. 直方图    E. 散点图

3. 高血压临床试验分为试验组和对照组,分析考虑治疗0周、2周、4周、6周、8周血压的动态变化和改善情况,为了直观显示出两组血压平均变动情况,宜选用的统计图是 ( )
   A. 圆图    B. 线图    C. 条图    D. 直方图    E. 百分条图

4. 研究血清低密度脂蛋白LDL与载脂蛋白B—100的数量依存关系,应绘制的图形是 ( )
   A. 直方图    B. 圆图    C. 线图    D. 散点图    E. 条图

5. 比较某地1990~1997年肝炎发病率宜绘制 ( )
   A. 直条图    B. 构成图    C. 普通线图    D. 直方图    E. 统计地图

6. 关于统计资料的列表原则,错误的是 ( )
   A. 横标目是研究对象,列在表的左侧,纵标目是分析指标,列在表的右侧
   B. 线条主要有顶线、底线及纵标目下面的横线,分析指标后有斜线和竖线
   C. 数字右对齐,同一指标小数位数一致,表内不宜有空格
   D. 备注用"＊"标出,写在表的下面
   E. 标题在表的上端,简要说明表的内容

7. 比较甲、乙、丙三地区某年度某种疾病的发病率情况,可用 ( )
   A. 直条图    B. 线图    C. 直方图    D. 圆形图    E. 百分条图

8. 描述某地210名健康成人发汞含量的分布,宜绘制 ( )
   A. 直条图    B. 直方图    C. 线图    D. 百分条图    E. 散点图

## 二、简答题

1. 统计表和统计图在表达资料中各有何特殊意义?
2. 统计表由哪些要素构成?制表的注意事项有哪些?
3. 统计图有哪些要素构成?绘制统计图的注意事项有哪些?

## 三、请按照编制统计表的基本要求,检查下表编制是否合适,如不合适,请指出其存在的问题,并加以修改。

表检测9-1 复方猪胆胶囊对403例不同类型老年性慢性气管炎病例近期疗效观察

| 分度及疗效 | 分型 | 单纯性慢性气管炎 | | | 喘息性慢性气管炎 | | |
|---|---|---|---|---|---|---|---|
| | | 重 | 中 | 轻 | 重 | 中 | 轻 |
| 分度 | 度别 | | | | | | |
| | 例数 | 136 | 54 | 31 | 93 | 56 | 33 |
| 疗效 | 指标 | 治愈 | 显效 | 好转 | 无效 | 治愈 | 显效 | 好转 | 无效 |
| | 例数 | 60 | 98 | 51 | 12 | 23 | 83 | 65 | 11 |
| | 小计(%) | 94.6% | | | 5.4% | 94.0% | | | 6.0% |
| | 合计 | 94.3% | | | | | | | |

# 第三篇 人群健康研究的流行病学方法

# 第十章 疾病的分布

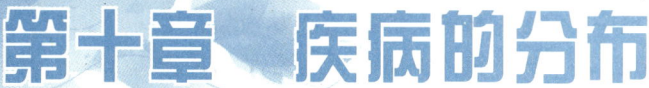

**学习目标**

1. 掌握疾病分布的概念,描述疾病分布常用指标的定义、适用范围和注意事项;掌握疾病流行强度的定义及描述疾病流行强度的常用术语。
2. 熟悉疾病频率的测量指标和死亡与生存频率的测量指标的计算。
3. 了解影响疾病分布和疾病流行强度的有关因素。
4. 能够正确运用统计指标和疾病的三间分布、描述疾病的流行特征和发生规律。
5. 树立科学发展观,立足于以人为本,培养从人群水平研究疾病的流行和防控措施的意识。

疾病的分布是疾病的人群现象,是根据疾病在人群中发生、发展和消退的表现,描述疾病在什么时间发病多、发病少,在什么地区发病多、发病少及在哪些人群中发病多或发病少的现象,是流行病学研究的起点和基础。通过疾病分布的描述,可以帮助我们探索疾病的病因及预防疾病。

## 第一节 描述疾病分布的常用指标

### 一、疾病频率的测量指标

#### (一) 发病率

发病率表示在一定时期内,可能发生某病的一定人群中某病新病例出现的频率。

$$某病发病率 = \frac{一定时期某人群某病新病例数}{同期暴露人口数} \times K \qquad (公式10-1)$$

$K=100\%,1\ 000‰,10\ 000/万或100\ 000/10万$。

上式中,观察时间可根据研究的病种和研究问题的特点来确定,一般多以年为时间单位。分子为新发病例数,即在观察时间内新发生的某病病例数。如果在观察时期内,同一个人多次患某种疾病,则应按几个新发病例计算。对于发病时间难以确定的一些疾病,可将初次诊断的时间作为发病时间。暴露人口是指在观察期间内可能会发生所研究疾病的人口。对那些正在患病或因患病或接受预防接种而在观察期内不会患该病的人口不应计入分母内。但实际工作中由于暴露人口数不易获得,常使用年平均人口数(某年7月1日零时人口数,或年初与年终人口数之和除以2作为年平均人口数)来代替。

### (二) 罹患率

罹患率与发病率一样,也是测量人群新病例发生频率的一个指标。不同的是罹患率多用于衡量小范围、短时间内新发病例的频率。观察时间通常以日、周、月或疾病的一次流行或暴发期为时间单位。其优点是可以根据暴露程度精确测量发病几率,适用于局部地区疾病的暴发、流行等情况,如传染病、食物中毒、职业中毒等。

$$罹患率 = \frac{观察期内某病新病例数}{同期暴露人口数} \times K \quad (公式10-2)$$

### (三) 患病率

患病率又称现患率,是指在特定时间内,一定人口中某病新旧病例所占的比例。根据观察时间的差别,患病率可分为时点患病率和期间患病率。时点患病率较常用,时点在理论上通常无长度,一般不超过一个月。而期间患病率所指的是特定的一段时间,通常多超过一个月。

$$时点患病率 = \frac{某时点某人群中某病新旧病例数}{该时点人口数(被观察人数)} \times K \quad (公式10-3)$$

$$期间患病率 = \frac{某观察期间某人群中某病新旧病例数}{同期平均人口数(被观察人数)} \times K \quad (公式10-4)$$

$K = 100\%, 1\,000‰, 10\,000/万 或 100\,000/10万$。

患病率主要用于发病率高、病程长的慢性病统计。患病率是现况调查常用的分析指标。患病率的影响因素很多,主要受疾病发病率高低和病程长短的影响。在一个较长时间内,某地某人群某病的发病率和该病病程保持稳定时,患病率、发病率和病程的关系为:

$$患病率 = 发病率 \times 病程$$

### (四) 感染率

感染率是指在一定时间内,受检查的人群中某病现有感染的人数所占的比例。通常用百分率表示。

$$感染率 = \frac{受检者中阳性人数}{受检人数} \times 100\% \quad (公式10-5)$$

感染率的研究有助于早期发现某些传染病的隐性感染者、病原携带者及轻型和不典型病例,为制定防治措施提供科学依据及评价防治措施的效果。

### (五) 续发率

续发率又称二代发病率,是指一个家庭、病房、集体宿舍、托儿所、幼儿园班组中第一个病例发生后,在该病的最短潜伏期到最长潜伏期之间,易感接触者中因受其感染而发病的续发病例占所有易感接触者总数的百分率。

$$续发率 = \frac{潜伏期内易感接触者中发病人数}{易感接触者总人数} \times 100\% \quad (公式10-6)$$

计算时,须将原发病例从分子及分母中去除。对那些在同一家庭中来自家庭外感染或短于最短潜伏期、或长于最长潜伏期者均不应作为原发病例。续发率常用于分析传染病的流行因素,包括不同条件(如年龄、性别、家庭中儿童数、家庭人口数和卫生条件等)对传染病传播的影响及评价卫生防疫措施的效果(如对预防接种、隔离、消毒等措施的评价)。

## 二、死亡与生存频率的测量指标

### (一) 死亡率

死亡率是指某人群在一定时期内死于各种原因的人数占该人群总人数的比例。死亡率是测量死亡危险最常用的指标。

$$死亡率 = \frac{某人群某年总死亡人数}{该人群同期平均人口数} \times K \qquad (公式10-7)$$

$K = 100\%, 1\,000‰, 10\,000/万 或 100\,000/10万$。

死于所有原因的死亡率是一种未经调整的死亡率,称为粗死亡率。死亡率也可按人口特征,如年龄、性别、民族、职业、婚姻状况及病因等分别计算,此为死亡专率。

### (二) 病死率

病死率表示在一定时期内(通常为一年),患某病的全部人群中因该病而死亡的比例。病死率反映疾病的严重程度及疾病对生命的威胁程度,也可反映对该疾病的医疗水平。

$$病死率 = \frac{一定时期内因某病死亡人数}{同期患某病的病例数} \times K \qquad (公式10-8)$$

### (三) 生存率

生存率又称存活率,是指接受某种治疗的病人或患某病的病人,经若干年随访(通常为1年、3年、5年)后,尚存活的病人数所占的比例。

$$n年生存率 = \frac{随访满n年尚存活的病例数}{随访满n年的病例数} \times 100\% \qquad (公式10-9)$$

生存率反映疾病对生命的危害程度,可用于评价某些病程较长疾病(如癌症、心脑血管疾病等)的远期疗效。

# 第二节 疾病的流行强度

疾病流行强度是指在一定时期内,某病在某地区某人群中发病率的变化及其病例之间的联系强度,常用散发、暴发、流行、大流行表示。

## 一、散发

散发是指某病发病率呈历年来的一般水平,各病例间在发病时间和发病地点上无明显联系,表现为散在发生。散发一般是对于范围较大的地区而言。确定散发时,应与该地近三年该病平均发病率比较,如当年发病率未明显超过过去3年平均发病率水平,则为散发。

出现散发的原因有:①该病在当地常年流行或因预防接种使人群保持一定的免疫水平。②有些以隐性感染为主的疾病(如脊髓灰质炎、乙型脑炎等)可出现散发。③一些传播机制不容易实现的传染病也可出现散发。④有些潜伏期长的传染病（如麻风）也易表现为散发。

## 二、暴发

暴发是指在一个局部地区或集体单位中,短时间内突然发生很多临床表现相似的患者。患者多有相同的传染源或传播途径。一次同源暴发,患者均在该病的最短和最长潜伏期之间发病,如食物中毒、托幼机构的麻疹、流行性脑脊髓膜炎等暴发。

## 三、流行

流行是指在某地区某病的发病率显著超过该病历年发病率水平,一般为前3年平均发病率的3~10倍。散发和流行是相对而言,例如某病在某地已经多年不发生流行或从未发生,即便出现少数病例也称流行。

## 四、大流行

某病发病率显著超过该病历年发病率水平,疾病蔓延迅速,涉及地区广,在短时间内跨越省界、国界甚至洲界形成世界性流行,称之为大流行。如2009年甲型H1N1流感的世界大流行是近年来规模最大的一次流行,其原因是甲型流感病毒变异。

## 第三节 疾病的三间分布

疾病分布是以疾病的频率为指标,描述疾病在不同地区、不同时间和不同人群中发生的频率,有何规律和特点等,是疾病的人群现象,简称疾病的"三间"分布。疾病的分布主要研究以下三个问题:①什么人易患这种疾病;②什么地方这种疾病患病率高;③什么时间易发生这种疾病。就上述问题,通过对疾病的"三间"分布的描述,可以帮助寻找疾病的病因线索,发现疾病流行的基本规律,为制定防制措施提供科学依据。疾病分布是流行病学研究中的重要内容,是描述性研究的核心,是分析性研究的基础,是制定疾病防治策略和措施的依据。

### 一、人群分布

疾病人群分布是疾病按人群特征分布的现象。这些特征包括年龄、性别、职业、民族、生活习惯等。研究疾病人群分布可提供疾病病因和流行因素的线索及为制定防治对策提供依据。

#### （一）年龄

疾病的发生与年龄的关系甚为密切,大多数疾病的发病率存在年龄组差异。容易传播而且病后有巩固免疫力的传染病以儿童高发,如麻疹、水痘、百日咳,以学龄前儿童发病率最高,腮腺炎则在学龄儿童中多见。有一些传染病如脊髓灰质炎、流行性乙型脑炎、流行性脑脊髓膜炎等,人群中普遍存在隐性感染,成人多已获得免疫,这些传染病以儿童年龄组高发。恶性肿瘤的发病率一般随年龄的增加而增高,但白血病则在儿童期和老年期均较多见。

疾病的流行史常可影响疾病的年龄分布。一个地区若出现一种新传染病,则流行时往往不分男女老幼皆患病。若某种疾病长期存在,反复流行,则以婴幼儿患病较多见,如一些地区的疟疾、流行性乙型脑炎等。

人口年龄构成的变化也影响疾病的分布。年龄既影响传染病的发病率,还影响其严重程度。一些细菌(如肺炎球菌和沙门菌)对于年幼和年老者均可引起严重症状。新生儿和年长者对于一些细菌(如大肠菌和金黄色葡萄球菌)也特别敏感。

### (二) 性别

由于解剖生理特点、行为生活方式差异、社会活动和职业特点以及心理因素的影响,许多疾病的发生在男、女性别上存在很大差异。如在恶性肿瘤死亡率中,除女性特有的乳腺癌、卵巢癌、子宫颈癌外,其他男女均可患的癌症一般是男性高于女性,如肝癌、肺癌、胃癌等。可能与男性接触致癌因子机会较多有关。有些癌症死亡率性别比例各地报告不一致,如我国肺癌男女性别比一般为 2∶1,而云南个旧锡矿则为 13.23∶1,男女相差悬殊;宣威地区则为 0.99∶1,男女几乎相等。因为个旧暴露者多为矿工,后者可能与燃煤污染大气有关。地方性甲状腺肿女性多于男性,其可能与女性需碘较多,但又供给不足有关。胆囊炎、胆石症以中年肥胖女性较多,可能与其生理特点有关。

### (三) 职业

疾病职业分布是指疾病在不同职业人群中发病率不同的现象。疾病职业分布的特点与暴露有害因子直接相关。职业与很多疾病的发生有关。如粉尘作业工人易患矽肺;从事苯及放射性作业人员易患白血病;炼焦工人易患肺癌;精神紧张而又缺乏体力劳动者易患冠心病、高血压病。职业相同工种不同其发病率也不同。传染病的发生与职业也有密切关系。如接触皮毛的工人易患炭疽;农牧场工人易患布鲁菌病;我国江、浙及四川农民易患钩虫病;北方伐木工人易患森林脑炎等。

### (四) 种族

不同种族人群包含着许多因素,如国家、地理环境、遗传、宗教及生活习惯等,这些因素均影响疾病的发生。如马来西亚主要居住着马来人、印度人和中国人。马来人易患淋巴瘤,印度人患口腔癌多,而中国人以患鼻咽癌和肝癌较常见。

美国黑人和白人的发病率和死亡率有较大差别。黑人死因多为高血压性心脏病、脑血管意外、梅毒、结核、犯罪和意外事故,而白人死亡率比较高的是血管硬化性心脏病、自杀和白血病。另外,宫颈癌在黑人中多发,乳腺癌在白人中较多。

### (五) 宗教

各种宗教均有其各自独立的教义、教规,对其生活方式会产生一定影响。人们的宗教信仰不同,其生活方式也不一样,从而使疾病的分布也出现差别。讨论宗教对疾病的影响时应兼顾到不同民族的生活条件、饮食卫生习惯、风俗习惯、居住环境及心理状态等因素的影响。

### (六) 行为

行为医学研究发现许多不良行为对人体有害。一些疾病在具有不良行为人群中的发病率或死亡率均较高。据 WHO 报告,在发达国家和部分发展中国家,危害人类健康和生命的原因主要是恶性肿瘤、冠心病、脑卒中、高血压、糖尿病等慢性病,而这些疾病的发生、发展,60%～70%是由社会因素和不健康的行为生活方式导致的。常见的不良行为生活方式有吸烟、酗酒、吸毒、不洁性行为、静坐生活方式等。

### (七) 其他人群特征

疾病的发生、发展还与人群其他特征密切相关,包括婚姻状况、家庭、文化教育、社会阶层、经济水平等。如冠心病、高血压等具有明显的家庭聚集现象;早婚、早孕、生育次数多的妇女患子宫颈癌的几率增高;先天性畸形和某些遗传性疾病多见于近亲婚配的家庭。

## 二、地区分布

疾病的发生往往受地区的自然环境和社会条件的影响。每种疾病都有一定的地区分布差异,这些差异与其周围的环境条件密切相关,同时也反映出致病因素在这些地区的作用强度。因此研究疾病地区分布常可为疾病的病因、流行因素等提供线索,以便制订防制对策。

### (一)疾病在国家间和国家内的分布

许多疾病在世界各地均有发生,但其发生有明显的地区差异,且各有特点。有些疾病只在一定地区发生,例如,黄热病主要发生在非洲和南美洲。鼻咽癌多见于我国华南地区,而且以广东省广州语系地区发病率最高。欧美各国脑卒中的死亡率高于日本,而心脏病的死亡率却居于末位。

### (二)疾病在城乡的分布

许多疾病在地区分布上表现出一定的城乡差异特点。城市交通方便、人口稠密、居住拥挤,易发生呼吸道传染病,如流行性感冒、流行性脑脊髓膜炎、水痘等。农村交通不便、人口稀少、居住分散,呼吸道传染病往往不易发生流行。但一旦有病人或携带者传入,也可导致大规模流行。

城市工业集中,环境污染严重,导致呼吸系统疾病高发,肺癌发病率和死亡率均显著高于农村。农村供排水和卫生条件不完善,而致肠道传染病、虫媒传染病及自然疫源性疾病多见。近年来城市化进程加快,城市人口剧增,住房紧张,机动车数量骤增,致使交通事故高发。农村则因乡镇企业发展,不少有毒有害物质不加任何处理随意排放,使水源、土壤和空气被污染,导致农民慢性中毒增加。

### (三)疾病的聚集性

有些疾病只集中发生在一些特定的场所内,如家庭、车间、学校或地段等,呈现空间上的聚集性;还有一些疾病只在一年的某些季节发生,呈现时间上的聚集性。探讨疾病的聚集性对于研究疾病的病因和制定防治措施极为重要。

---

### 知 识 链 接

#### 伦敦宽街霍乱

1854年秋季,伦敦宽街暴发霍乱,10天内死去500多人。惊人的死亡率促使当地居民纷纷逃往他处,在霍乱暴发后的6天内,发病严重的街道有3/4以上的居民离去。

当时霍乱病原体在医学界尚未发现,John Snow根据疾病的分布分析到疫情的发生与患者最多的地区的水井可能被污染有关。于是集中精力调查发生疫情的地点和死亡病例。对8月31日至9月2日三天内所发生的89例死亡病例作了详细的调查。并首创了标点地图分析方法,将这次霍乱暴发中调查过的死亡病例标点在地图上。宽街供水站及附近的其他供水站也同时标记在地图上。从图上看到病例集中分布在宽街供水站周围,而其他供水站周围的病例较少。根据疾病分布的特点,确定此次暴发是由于宽街水井污染引起,经封闭该水井,暴发即告终止。

上述案例说明对病因不明的疾病,通过流行病学调查,了解疾病的分布,根据分布的特点,提出病因或传播因素的假设,最后经分析、试验或采取相应的措施,能起到探明病因或控制流行的作用。

### 三、时间分布

无论传染病或慢性病的流行过程均随时间的推移而不断变化。若时间较短,一些慢性病的发病频率可呈稳定状态,但若长期观察,也可获得发病频率变动或变化趋势的资料。疾病时间分布的形式有短期波动、季节性、周期性、长期趋势等。

#### (一)短期波动

短期波动是指在一个地区或一个集体人群中,短时间内某病的发病数明显增多的现象。其含义与暴发相似,只是暴发常用于较小范围的人群,而短期波动常用于较大范围的人群。短期是指在该病的最长潜伏期内,一般是以日、周、月计算的短期观察数据的汇总。

短期波动或暴发是因人群中大多数人在短时间内接触或暴露于同一致病因素所致。如食物中毒的暴发,多因很多人同时食用了同一种被污染的食物,其潜伏期短,发病可在几天或几小时内达高峰。传染病的流行曲线多呈对数正态分布,曲线达高峰的速度与潜伏期长短、传染性、人群中易感者的比例、易感人群的密度和流行期限等因素有关。非传染病以及自然灾害、人为原因造成的环境污染等也会引起短期波动或暴发,其原因易查,应及时调查研究,采取有效防治措施。如1988年春上海市甲肝的暴发属于短期波动的范畴。

#### (二)季节性

季节性是指即疾病每年在一定的季节内出现发病率升高的现象。某些传染病,尤其是虫媒传染病有严格的季节性。

1. 严格的季节性　多见于虫媒传染病,如流行性乙型脑炎一般多发生于夏秋季节,这与夏秋季节按蚊最易繁殖、数量最多有关。

2. 季节性升高　有些传染病一年四季均可发生,但在一定季节发病率明显升高,此现象称为季节性升高。如肠道传染病夏秋季节高发,而呼吸道传染病则在冬春季节高发。季节性升高的主要原因为:①病原体的生长繁殖受气候条件影响,因季节而异。②媒介昆虫的寿命、吸血活动、活动力及数量的季节消长均受到温度、湿度、雨量的影响。③与野生动物的生活习性及家畜的生长繁殖等因素有关。④受人们的生活方式、生产劳动条件、营养、风俗习惯及医疗卫生水平变化的影响。⑤与人们接触病原因子的机会及其人群易感性的变化有关。

有些非传染性疾病也有季节性特点,如在我国东北、西北地区,克山病急症病人在冬季多见,花粉热在春夏交接之际多见,脑出血多发生在冬季,糙皮病常见于春季。

#### (三)周期性

周期性是指疾病的发生频率经过一个相当规律的时间间隔,呈现规律性变动的状况。通常每隔1、2年或几年后发生一次流行。大多数呼吸道传染病呈周期性变化。如甲型流感每隔2~3年流行1次,每隔10~15年大流行1次;流行性脑脊髓膜炎7~9年流行1次。

疾病周期性的形成可能与下列原因有关:①多见于人口稠密、交通拥挤的大中城市。②多见于传播机制容易实现的疾病。人群受感染的机会较多,只要有足够数量的易感者疾病便可迅速传播。③这类疾病可形成稳固的病后免疫,一度流行后发病率便可迅速下降。④易感者积累的速度及病原体变异的速度。

### (四) 长期趋势

长期趋势是指经过一个相当长的时期(通常为几年或几十年),疾病的临床表现、发病率、死亡率发生的变化或它们同时发生显著变化的现象。如有些疾病可表现出连续几年或几十年持续发病上升或下降的趋势。这种变化不仅在传染病中可观察到,在非传染病中也可观察到。如猩红热、麻疹、伤寒、霍乱等病的发病率和病死率在20世纪50年代以后均显著下降,但同时也出现了一些新的传染病且迅速上升,如艾滋病等。冠心病在发达国家呈现下降趋势,而在发展中国家却呈现上升趋势。

引起疾病长期变异的原因较多,包括环境污染、致病因素的改变、生活水平的提高、行为生活方式的改变、医学的发展、疾病防治的结果等。

实际工作中对疾病的描述往往是从时间、地区、人群三个方面综合进行的,只有这样,才能获得更多的疾病病因线索和流行因素的信息,有利于提出病因假设。移民流行病学是利用移民人群综合描述疾病的三间分布,从而探索病因的一种研究方法。通过观察某种疾病在移民人群、移居地当地居民及原居住地人群中疾病的发病率或死亡率的差别,判断遗传因素与环境因素在疾病发生中作用的大小,从而发现疾病的病因。

(朱银龙)

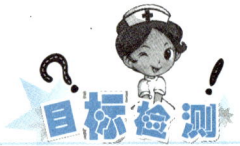

## 目标检测

### 一、名词解释

1. 疾病的分布
2. 暴发
3. 流行
4. 生存率

### 二、选择题

1. 疾病的三间分布包括 ( )
   A. 年龄、性别和种族　　B. 职业、家庭和环境　　C. 国家、地区和城乡
   D. 短期波动、季节性和周期性　　E. 时间、地区和人群分布

2. 一个地区通过首次高血压普查,可计算出当地的 ( )
   A. 高血压患病率　　B. 高血压罹患率　　C. 高血压发病率
   D. 高血压病死率　　E. 家庭续发率

3. 某病的发病率指的是 ( )
   A. 一定时期内,某人群中发生某病例的频率
   B. 一定时期内,某人群发生某病新病例的频率
   C. 一定时期内,发生某病新病例的频率
   D. 一定时期内,发生某病病例的频率
   E. 一定时期内,所有患病人数占总人口数的比例

4. 进行感染性腹泻监测时应选择的疾病频率测量指标是 ( )

A. 发病率     B. 现患率     C. 罹患率     D. 时点患病率     E. 期间患病率

5. 小范围、短期内相同病例数突然增多现象,可能是                    (    )

A. 散发     B. 暴发     C. 流行     D. 大流行     E. 世界大流行

### 三、简答题

1. 研究疾病的分布有什么意义?
2. 发病率与患病率间有何关系,又有何不同?

# 第十一章 流行病学研究方法

**学 习 目 标**

1. 掌握抽样调查、筛查、暴露、病例对照研究、队列研究和公共卫生监测的概念。病例对照研究和队列研究的实施和资料分析。

2. 熟悉抽样调查的优缺点和抽样方法；病例对照研究和队列研究中的偏倚及其控制。

3. 了解筛查的目的和原则及公共卫生监测的目的、种类、程序及主要疾病监测方法。

4. 能够运用所学知识在实际工作中开展流行病学调查和研究。

流行病学研究方法分类的方式有多种，目前更多地倾向于根据研究设计特点分类，即分为描述性研究、分析性研究、实验性研究、理论性研究。描述性研究主要是揭示人群中疾病或健康状况的分布特征；分析性研究是根据疾病的分布特征提出假设，然后选择特定的人群进行调查或观察来验证假设，说明疾病与某种暴露是否存在联系，包括病例对照研究和队列研究两种类型；实验性研究是指在研究者控制下，对人群施加某种因素或干预措施，或消除某种因素，以观察对疾病发生或健康状态的影响；而理论性研究即通过数学的方法模拟疾病流行的过程，高度概括地探讨疾病流行的多种原因，见图 11-1。

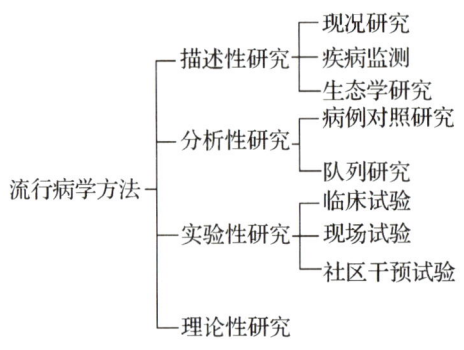

图 11-1 流行病学方法分类

## 第一节　描述性研究

描述性研究是利用现有的记录资料或通过专题调查获得的资料,通过整理和计算各项指标来描述疾病和健康状况在不同地区、时间和人群中的分布特征。描述性研究是流行病学最基本的研究方法,通过描述性研究可以了解疾病或健康状况三间分布的特点,经过科学的推理,提出病因假设,为病因研究提供线索。因此描述性研究往往是病因不明疾病病因探索的起点。

在描述性研究中最常用的是"现况研究"(或称现况调查)。在现况研究的基础上如果对某些重点疾病或项目进行长期的动态观察时,则称为"疾病监测",其也属于描述性研究。生态学研究是以群体作为观察和分析单位,通过描述不同人群中某因素的暴露状况与疾病的频率,分析该暴露因素与疾病之间的关系。本节主要介绍现况研究。

### 一、现况研究

现况研究是指在人群中应用普查或抽样调查等方法收集特定时间内有关变量、疾病或健康状况的资料,以描述目前疾病或健康状况的分布及某种或某些因素与疾病的关联。从时间上说,现况研究是在特定时间内进行的,即在某一时点或在短时间内完成,这个时间点犹如一个断面,故又称之为横断面研究。现况研究是最常用的流行病学调查方法之一,可以提供较全面的疾病分布及影响分布因素的信息。由于急性病在不同时点的分布情况差异较大,单一时点的调查结果不能提供全面、正确的分布信息,因此,现况研究不适用于病程短的疾病,而适用于慢性病的调查。

现况研究的目的主要是:①描述疾病或健康状况的分布,通过现况研究可以描述疾病或健康状况的"三间"分布,发现高危人群或可疑病因线索,为疾病防治提供依据;②发现病因线索,描述某些因素或特征与疾病或健康状况的联系以确定病因假设,供分析流行病学研究;③适用于疾病的二级预防,早期发现病人,利用普查或筛检等手段,可实现"早发现,早诊断,早治疗"的目的;④评价疾病的防治效果,在采取措施若干时期后,重复进行现况研究,根据患病率差别的比较,可以考核前段时期所采取措施的效果;⑤疾病监测,在某一特定人群中长期进行疾病监测,可对所监测疾病的分布规律和长期变化趋势有深刻的认识和了解。

一般按调查对象的范围将现况研究分为两类:普查和抽样调查。

#### (一) 普查

1. 概念　普查是指为了解某病的患病或健康状况,于特定时间内对特定范围内人群中每一成员所做的调查或检查。特定时间应该较短,甚至指某时点,一般为1~2天或1~2周,最长不宜超过2~3个月,特定范围可指某一地区或某种特征的人群。

目的:①早期发现和治疗病人,如各地开展宫颈癌的普查,可以早期发现宫颈癌患者,并使其得到及时诊断和治疗;②了解疾病和健康状况的分布而进行的普查,如对儿童发育、营养的调查等。

适用条件:①有足够的人力、物力和设备用于发现病例和及时治疗;②只有调查目的十分明确、调查项目非常简单,方可采用普查方式;③所普查的疾病患病率较高;④疾病的检查方法不复杂,实验的灵敏度和特异度较高,易于在现场实施。

2. 优缺点

优点：①由于是调查某一人群的所有成员，所以在确定调查对象上比较简单；②普查能发现被调查人群的全部病例，使其得到及时治疗；③普查获得的资料能较全面地描述疾病的分布特征，为病因分析提供线索；④通过普查，能普及医学知识，使群众对某病及其防治知识有所了解。

缺点：①工作量大，花费大，组织工作复杂；②调查内容有限；③易产生重复和遗漏现象；④由于工作量大而可能导致调查的精确度下降，调查质量不易控制。

### (二) 抽样调查

1. 概念　抽样调查是指从全体被研究对象中，按照一定的方法抽取一部分对象作为代表进行调查分析，根据样本的调查结果推论总体情况的一种调查方法。

2. 优缺点

优点：抽样调查可以节省人力、物力、时间；因其调查范围小，故调查工作易做得细致，是流行病学研究最常用的方法。

缺点：抽样调查的设计、实施与资料分析均比较复杂，重复和遗漏不易发现；不适用于变异过大的资料；不适用于患病率很低的疾病等。

3. 抽样方法：依照抽样调查的理论和特点，可将其分为以下几类。

(1) 单纯随机抽样：单纯随机抽样就是在总体中以完全随机的方法抽取一部分观察单位组成样本。常见的方法是先对总体中全部观察单位编号，然后用抽签、随机数字表或计算机产生随机数字的方法从中抽取一部分观察单位组成样本。单纯随机抽样适用于总体和样本均不太大的小型调查或用于实验研究的抽样。

(2) 系统抽样：又称机械抽样，是按一定比例和顺序，机械地每隔一定数量的单位抽取一个单位进入样本。做系统抽样时先决定按什么样的比例抽样和从哪个单位开始抽起。例如，调查某3 000人的社区高血压患病情况，要求抽取300个观察单位组成样本。可先将居民按某一特征顺序编号，由于样本含量为300，可按每10个居民抽取1个的比例进行抽样。先在1~10之间随机确定一个数字，比如6，然后每间隔10个观察单位抽取一个，即抽取6，16，26，…2996，最后将抽取的300个观察单位合起来组成样本。

系统抽样的优点是简便易行，样本的观察单位在总体中分布均匀，抽样代表性较好，抽样误差与单纯随机抽样相似或略小一些。缺点是如果总体中各单元的排列顺序有周期性，则抽取的样本可能有偏倚。例如身份证号码的末位数字男为单数、女为双数，如果以该数字为基础进行系统抽样，那么可能抽到的调查对象均为男性或均为女性。因此必须事先对总体的结构有所了解，才能正确地应用。

(3) 分层抽样：分层抽样指先将总体按某个特征（如性别、年龄、民族等）划分为若干个层，在各层内再采用简单随机抽样或系统抽样方法抽取一个随机样本，最后合成为总体的一个样本。分层抽样时分层可增加层内的同质性，使观察指标变异减少，各层的抽样误差减少，样本代表性强。分层抽样的抽样误差小于单纯随机抽样、系统抽样和整群抽样。

(4) 整群抽样：利用现成的集体，随机整群抽取集体单位加以研究，由此推断总体的情况，称为整群抽样。用此法抽样时，抽样单位不是个体而是群体，如居民区、班级、连队、乡、村、县等。抽到的样本包括若干个群体，对群体内所有个体均进行调查。整群抽样和调查都比较方便，可节省人力、物力和时间，但抽样误差较大。

(5) 多级抽样：这是大型调查时常用的一种抽样方法。从总体中先抽取范围较大的单元，称为一级抽样单元（例如省、市），再从抽中的一级单元中抽取范围较小的二级单元（如区、街），这就是两级抽样。还可依次再抽取范围更小的单元，即为多级抽样。多级抽样常与上述各种基本抽样方法结合使用。

### （三）现况研究的实施

1. 确定研究目的　是现况研究的第一步，也是关键的一步。开展现况调查前必须首先明确本次研究的目的是为了描述疾病的三间分布，还是要寻找疾病危险因素的线索；是建立有关正常生理生化指标的参考值，还是进行疾病的三早预防；或者是为了评价疾病防治措施的效果。研究目的是整个现况研究的出发点，它对现况调查的各个步骤都有决定性影响。

2. 确定研究对象　选择研究对象首先要考虑研究目的。如果研究目的是为了"三早"，则可选择高危人群；如果为了研究某些相关因素与疾病的关联，则要选择暴露人群或职业人群；如果是为了获得疾病的三间分布资料或确定某些生理、生化指标的参考值，则要选择能代表该总体的人群；如果是为了评价某疾病防治措施的效果，则要选择已实施了该预防或治疗措施的人群。

选择研究对象时还要结合实际情况进行考虑，例如经费来源的多少、是否便于调查、研究对象的情况等。如果是相对小的人群，则可包括全部人群；如果不实际或花费太大，则可选择暴露组与非暴露组。

3. 确定研究类型和方法　研究类型的确定也要以研究目的为依据。如目的是为了"三早"，则可以选择其高危人群进行普查；若为了解某病的患病率，则可以采用抽样调查。同时，还要考虑现有的人力、物力和财力，权衡利弊后再作决定。

研究方法的确定也应从研究目的出发，并结合调查对象的特点进行选择。可以采用面访、信访、自填式问卷调查、必要的体格检查和实验室检查等收集调查信息。

4. 确定样本含量　确定抽样调查样本大小时应根据以下几点：①考虑总体与个体之间的差异程度，如果研究单位之间的变异较大，则样本要大些；如单位之间均衡性较好，则样本可以小些。②考虑调查要求达到的精确度和可信度，调查要求的精确度高，样本量就要大；反之，样本量不必过大。③预计所调查疾病的患病率，如现患率低，则样本量要大；反之，样本可小些。在此我们仅介绍单纯随机抽样样本量的估计方法。

（1）计量资料样本大小的估计公式

$$n = \frac{z_\alpha^2 s^2}{d^2}$$

（公式11-1）

式中，$n$ 为样本例数，$d$ 为允许误差，即样本均数与总体均数相差所允许的限度（事先指定），$s$ 为估计的标准差，可通过前人资料或小规模的调查得到。当 $\alpha$ 确定后，式中 $z_\alpha$ 可查 $t$ 界值表（取双侧）。通常，若样本较大，$\alpha$ 取 0.05，$z_\alpha=1.96$，近似为 2，则 $n=(4s^2)/d^2$。

**例11.1**　现拟调查小学生血红蛋白含量，估计标准差为 30 g/L，希望 $d$ 不超过 5 g/L，$\alpha=0.05$，问需调查多少人？

本例 $s=3, d=0.5, \alpha=0.05$，按公式 11-1 计算：$n=(4\times 3^2)/0.5^2=144$（人）

即本调查需要调查 144 人。

（2）计数资料样本大小的估计公式

$$n=\frac{z_\alpha^2 p(1-p)}{d^2}$$
(公式 11-2)

式中，$p$ 为预期的某病现患率，其余符号的意义同前。

5. 确定研究变量和制定调查表　调查表是收集科研所需资料的工具，资料的收集是否适当、全面、简便易行都与调查表的设计有关。

调查表没有固定的格式，内容的繁简、提问和回答的方式应服从于调查目的，并易于整理和分析资料。调查指标一般包括以下几项：①一般项目：可包括姓名、年龄、性别、出生年月、出生地、文化程度、职业、民族、工作单位等。②疾病相关的指标：这部分为结局指标，通常为待研究的疾病，如心血管病，或与该疾病相关指标，如血脂、血压、血糖等。在人群中进行现况研究时，应尽量采用简单、易行的技术和灵敏度高的方法。③暴露指标：是指所研究疾病或健康状态的影响因素，包括危险因素和保护因素。④调查者部分：列出"调查者"和"调查日期"，有助于查询和明确责任。

6. 资料的收集、整理及分析　现况研究结束后首先应对原始资料逐项进行检查与核对，以提高原始资料的准确性、完整性，同时应填补缺漏、删去重复、纠正错误等，以免影响调查质量。对疾病或某种健康状态按已明确规定好的标准进行归类、核实，然后则可按不同空间、不同时间以及不同人群中的分布进行描述；也可按是否暴露于研究因素进行分组，而作有对照的比较分析。

### （四）现况研究的偏倚及其控制

在流行病学研究中，从研究设计到实施、资料分析以及结果解释中存在的系统误差称为偏倚。即调查研究获得的结果与真实值不符。现况研究中常见的偏倚及其控制方法如下。

1. 选择偏倚　指研究者在选择研究对象时由于选择条件受限制或设计失误所致的系统误差。

（1）无应答偏倚：调查对象不合作或因种种原因不能或不愿意参加，由于这些人的身体素质、暴露状况、患病情况、嗜好等可能与应答者不同，由此产生的偏倚称为无应答偏倚。如应答率低于 80% 就较难以调查结果来估计整个研究人群的现况。

控制方法：采取各种措施，提高调查对象的应答率。对于不应答者最好要追踪调查或补查，一般要求应答率达到 90% 以上。因此，调查者在拟定调查内容、制订调查表时，对调查内容必须认真考虑；在调查前及调查实施过程中做好宣传和组织工作，提高应答率。

（2）选择性偏倚：在调查过程中，被抽中的调查对象没有找到，而随便找了其他人代替，从而可能破坏了调查对象的同质性。

控制方法：在抽取调查对象时，必须严格遵守随机化原则，使研究对象都有同等的机会被抽中，从而使潜在的混杂因素、可测量或不可测量及无法预知的非研究因素在各组间分布均衡。

（3）存活者偏倚：在现况调查中，调查对象均为幸存者，无法调查死亡者，因此不能概括某病的实际现况，带有一定的局限性和片面性。

2. 信息偏倚　指在收集和整理有关暴露或疾病资料时出现的系统误差，主要发生在观察、收集资料及测量等实施阶段。

（1）调查对象引起的偏倚：询问调查对象有关个人疾病史、个人生活习惯、经济状况等，由于种种原因回答不准确，从而引起偏倚。病人因受疾病的折磨，故能回忆过去的暴露史，而健康的调查对象常不在意过去的暴露史而将其遗忘，这种偏倚称为回忆偏倚。

(2) 调查员偏倚：调查员有意识地深入调查某些人群或具有某种特征者，而比较马虎地调查另一些人群或不具备某些特征者，如对肺癌患者调查员再三追问其吸烟史，而对健康者则不然。这些情况可引起结果的偏倚。

控制方法：在调查前必须对调查员进行系统、科学的培训，统一标准，提高调查员的水平和工作责任心。

(3) 测量偏倚：是指测量工具、检验方法不准确，化验技术操作不规范等造成的偏倚。

控制方法：选用不易产生偏差的仪器、设备，仪器使用前要进行校正，检测时严格执行操作程序。诊断标准、排除标准、纳入标准必须统一。

## 二、筛查

疾病筛检是流行病学研究方法之一。人类疾病的预防和控制主要取决于一级预防和二级预防，即早发现、早诊断、早治疗。疾病筛检是早期发现疾病的一种有效手段，以便能早期诊断和治疗，获得良好结局的重要方法。筛检中采用的诊断实验方法是决定筛检是否成功的基础，也是对筛检工作的效果评价的内容。

### (一) 筛查的概念

筛检是指应用快速、简便的实验、检查或其他方法，从表面健康的人群中去发现那些未被识别的可疑病人或有缺陷者。用于筛检的试验称为筛检试验。筛检所用的试验方法和检查手段是简单、快速、经济、安全、有效并易于为群众所接受的方法。

### (二) 筛查的目的

1. 早期发现病人 通过筛检可以在表面健康的人群中发现可能患病的早期病人，以早期诊断、早期治疗，实现二级预防。

2. 确定高危人群 例如，对孕妇进行乙型肝炎病毒感染情况的筛检，筛检阳性者所生的婴儿即为肝炎病毒感染的高危人群，因而建议在产后应迅速对这些婴儿进行乙型肝炎的被动和主动免疫，以阻止乙型肝炎病毒的垂直传播。

3. 帮助了解疾病的自然史 通过筛检识别疾病的早期阶段，从而了解疾病的自然史。

### (三) 筛查的原则

筛检有一定的适用范围，即使疾病适合筛检，还要有适当的筛检实验作保证，才能达到预期的目的。同时应考虑到筛检是一项涉及成千上万人的群体预防性医疗活动，必须权衡利弊得失，估计成本效益。决定能否进行筛检的原则如下：

1. 要筛检的疾病或缺陷应具备下列特点 ①该病是当前存在的重大公共卫生问题，对人群健康有较大危害；②该病有可识别的早期症状和体征；③该病有进一步确诊的条件和可接受的治疗方法。如先天性髋关节脱臼、苯丙酮尿症等。

2. 要有一个快速、经济、安全、易为群众所接受的筛检试验，并且该筛检试验应有较高的灵敏度和特异度，能达到筛检的目的。

3. 要对欲筛检疾病的自然史有足够的了解，以便于准确判断筛检的效果。

4. 要考虑当地卫生事业经费状况，对整个筛检、诊断和治疗的成本与效益进行评价。

5. 筛检计划应是一个长期计划，可以定期或不定期进行，但不能筛检一次就停止了。对可疑病人(筛检试验阳性者)的进一步确诊及治疗也应该纳入计划。

## 第二节 分析性研究

描述性研究结果一般只能提供病因线索,并建立病因假设。要验证假设,则需要采用分析性研究或实验研究方法。分析性研究主要包括病例对照研究和队列研究。

例如,描述性研究提示肝癌可能与乙型肝炎病毒感染有关。由此可以建立假设"有乙肝病毒感染史者比无乙肝病毒感染史者更易发生肝癌"。对于上述假设,分别可以用病例对照研究和队列研究来证实。

### 一、病例对照研究

#### (一)概念

1. 病例对照研究　主要用于探索病因的一种流行病学方法,是最常用的分析流行病学方法。它是以某人群内一组患有某种疾病的人(称为病例)和同一人群内未患这种疾病但在与患病有关的某些已知因素方面和病例组相似的人(称为对照)作为研究对象,调查他们过去对某个或某些可疑病因(即研究因子)的暴露有无和(或)暴露程度(剂量),通过对两组暴露史的比较,推断研究因子作为病因的可能性,如果病例组有暴露史者或严重暴露者的比例在统计学上显著高于对照组,则可认为这种暴露因素与疾病之间存在着统计学上的关联。病例对照研究模式见图11-2。从模式图可看出,病例对照研究从时间上讲,是从现在是否患有某种疾病出发,回顾过去可能的原因(暴露),在时间顺序上是逆向的,即由"果"推"因",所以也称回顾性研究。例如,应用病例对照研究方法研究吸烟和肺癌之间的联系,可以选择一组肺癌病人作病例,再选择一组健康人或患有其他疾病的人作对照,分别调查他们过去吸烟情况,如果肺癌病人过去吸烟的比例明显高于对照者,则提示吸烟与肺癌的发生有关。

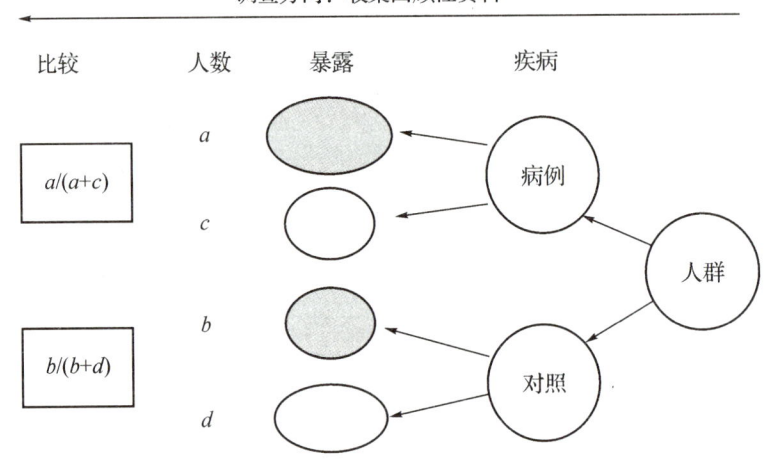

图11-2　病例对照研究原理示意图

2. 暴露　是流行病学的一个术语,指研究对象曾经接触过某些因素或具备某种特征,或处于某种状态。这些因素、特征或状态即为暴露因素。例如接触过某种化学物质或物理因素,进食过的某种食品、饮料或药物等,人的性别、年龄或职业,某些生化指标、遗传指标等等均可成为暴露因素。暴露因素可以是有益的,也可以是有害的。通常把导致疾病事件增加的暴露因素称为危险因素或致病因素；把导致疾病事件降低的暴露因素称为保护因素。

### （二）病例对照研究的类型

病例对照研究按不同的特征可以分成不同的类型，如果按是否采用配比对照组可以分成两类：

1. 成组病例对照研究　又称非配比病例对照研究，从规定的病例和对照人群中随机抽取一定数量的样本组成病例组和对照组，除要求对照符合对照条件及对照组人数应等于或多于病例组人数外，没有其他规定及限制。

2. 配比病例对照研究　要求对照组某些因素或特征与病例组保持相同。按配比情况分为两种：①成组配比病例对照研究，又称频数配比病例对照研究。要求对照组中配比的因素所占比例与病例组一致，例如病例组中男女性各半，60岁以上者占1/3，则选择对照组时也需要这样的比例；②个体配比病例对照研究，是以病例和对照个体为单位进行配比选择对照的方法。配比对照的个数为1时称为1∶1配比或配对，对照数多于1个的称为1∶2、1∶3、…、1∶R。实际应用中配比一般不超过1∶4，超过1∶4时统计效率难以提高，且增加调查难度。

### （三）病例对照研究的实施

1. 明确研究目的　在制定研究计划之前首先应该明确研究的目的。明确本研究是以探讨病因为目的还是以检验病因假设为目的。

2. 确定研究对象　病例与对照的选择，尤其对照的选择为整个研究的关键之一。病例与对照选择的基本原则有两个：一为代表性，选择的病例应足以代表总体人群中该病的病人，对照也应足以代表产生病例的人群的暴露水平；二为可比性，病例组与对照组在年龄、性别等主要特征方面无明显差异。

（1）病例的选择：选择病例时首先要求有一个明确、统一的诊断标准，其次被选择的病例必须具有暴露于调查因素（可疑病因）的可能性，如研究口服避孕药与某些疾病的关系时，做过绝育术或因其他原因不用避孕药的患者不应作为研究对象，否则也将产生偏倚。此外，应尽量选择确诊的新病例，因为其回忆偏倚小，代表性好，容易合作。

（2）病例的来源：一是被研究的总体人群中的全部病例或者总体中随机样本人群中的全部病例，这种方法所选择的样本代表性较好，但实施时难度较大。二是医院住院或门诊病例，应尽量选择总体人群中不同地区、不同水平、不同种类的医院。虽然这种来源的病例样本代表性不如以人群为基础的病例对照研究，但实施较为方便。

（3）对照的选择和来源：选择对照的基本原则是从病例所来自人群中的非病例中随机选择。如果病例是从人群中选择的，可以选择同一人群中非病例的随机样本作为对照。如果病例是从医院中选择的，则可以从同一医院同一时间就诊或住院的其他病例中选择对照，也可以选择医院所在地人群中的健康人作为对照，或选择病例的配偶、同胞、亲戚、邻居、同学或同事等作为对照。

（4）对照的类型：对照的类型主要有两种，即匹配与不匹配。匹配是指在选择研究对象时，使病例组与对照组在某些特征或变量上保持一致，从而使病例与对照具有可比性，以提高研究的效率。

按匹配的方法可分为群体匹配和个体匹配两类。①群体匹配：也称成组匹配，在选择对照组时，使所要求匹配的因素在比例上与病例组中的一致。如病例组中男女各半，60岁以上者占1/3，则对照人群也如此选择。②个体匹配：从对象人群中选择一个或以上的对照配给每一个病例,使对照在规定的特征上与病例相同。一个病例配一个对照叫做1:1配对,配两个以上的对照叫做1:M配比。总的来说,匹配的因素多,可比性强,要控制的混杂因素也多。匹配因素过多会增加工作的难度,一部分病例可能因难以找到合适的对照而被放弃,从而影响了病例样本的代表性。并且,随着匹配因素的增加,病例组和对照组之间在所研究的暴露因素上也逐渐趋同,从而掩盖或低估了暴露与疾病的联系,这种情况称匹配过度。

3. 样本量的估计

(1) 影响样本大小的因素:①人群中被研究因素的暴露率,病例组暴露率($P_1$),对照组暴露率($P_0$);②相对危险度($RR$)的估计值,在病例对照研究中一般不能直接计算出 $RR$ 值,只能求其近似值 $OR$;③第一类错误(假阳性错误)的概率($\alpha$);④第二类错误(假阴性错误)的概率($\beta$),$1-\beta$ 称为把握度。

(2) 样本含量的估计方法:并非样本量越大越好,样本量过大,常会影响调查工作的质量,增加负担和费用;病例组和对照组样本含量相等时研究效率最高。不同匹配方式的样本量计算方法不同,除了利用公式计算外,还可通过查表获得。

非匹配设计且病例数与对照数相等时,可用公式 11-3 或公式 11-4 计算样本量,其他设计类型的样本量计算方法请参阅相关教材。

$$N=\frac{[z_\alpha\times\sqrt{2\overline{P}(1-\overline{P})}+z_\beta\sqrt{P_1(1-P_1)+P_0(1-P_0)}]^2}{(P_1-P_0)^2} \quad (公式 11-3)$$

或用近似公式:

$$N=\frac{(z_\alpha+z_\beta)^2\times 2\overline{P}(1-\overline{P})}{(P_1-P_0)^2} \quad (公式 11-4)$$

式中,$N$ 为样本含量,$P_0$ 为对照组暴露率,$P_1$ 为病例组暴露率,$\overline{P}=(P_1+P_0)/2$,$z_\alpha$、$z_\beta$ 分别为 $\alpha$ 与 $\beta$ 对应的正态分布分位数。已知 $OR$ 值,$P_1$ 可用以下公式计算:

$$P_1=\frac{OR\times P_0}{1-P_0+OR\times P_0} \quad (公式 11-5)$$

**例 11-2** 为研究某地肺癌与吸烟的关系,欲进行一次病例对照研究。已知某地普通人群中吸烟率 $P_0$ 为 30%,$OR$ 为 5.0,$\alpha$ 定为 0.05,把握度为 0.90,问需要多少病例与对照?

本例,$P_0=30\%$,$OR=5.0$,$\alpha=0.05$,把握度 $1-\beta=0.90$。

先求 $P_1$ 与 $\overline{P}$:

$$P_1=\frac{OR\times P_0}{1-P_0+OR\times P_0}=\frac{5\times 0.3}{1-0.3+5\times 0.3}=0.68$$

$$\overline{P}=\frac{P_1+P_0}{2}=\frac{0.68+0.3}{2}=0.49$$

查表,$z_\alpha=1.64$,$z_\beta=1.28$。

代入公式 11-3 得:

$$N=\frac{[1.64\times\sqrt{2\times 0.49\times(1-0.49)}+1.28\times\sqrt{0.68\times(1-0.68)+0.30\times(1-0.30)}]^2}{(0.68-0.30)^2}=27.6$$

病例组与对照组各需 28 人。

4. 资料的来源与收集

(1) 收集内容:主要收集一般情况、疾病情况和暴露史三个方面的资料。①一般情况:包括姓名、性别、年龄、民族、职业、文化程度、经济收入和住址等;②疾病情况:包括发病时间、诊断依据、诊断医院等。必须有统一的、明确的诊断标准,对照也应采用相同的标准加以排除;③暴露史:包括是否暴露、暴露时间和剂量等。

(2) 收集方法:主要有查阅现有记录资料、访问、体检和实验室检查等方法,其中以访问最为常用,一般是由经过培训的调查员按照统一的调查表进行。

### (四) 病例对照研究资料的分析

病例对照研究的目的就是通过对病例组和对照组之间各种可疑因素的暴露情况进行比较,从而判断哪些暴露因素与所研究疾病有联系,及其联系强度的大小。

资料的分析包括四个基本步骤:①绘制四格表;②比较病例组与对照组暴露率的统计学差异;③计算与疾病发生相关因素的比值比 OR;④进一步计算 OR 的可信区间,并对 OR 作出解释。

1. 成组病例对照研究资料分析

(1) 数据整理:如果暴露不分级,通常将研究数据归纳成四格表;如果暴露分级,则归纳为行×列表。

**例 11-3** 某地一年半的时间内共诊断男性膀胱癌病人 547 例,从中随机抽出 375 例作为病例组,并从同年龄组的健康男性中随机抽取 368 人作为对照组,调查他们过去是否从事制鞋、制革、染料、化工等可能接触致膀胱癌危险因素的职业,结果见表 11-1。

表 11-1 膀胱癌与职业暴露的关系

| 可疑职业暴露史 | 病例组 | 对照组 | 合计 |
| --- | --- | --- | --- |
| 有 | 118(a) | 69(b) | 187 |
| 无 | 257(c) | 299(d) | 556 |
| 合计 | 375 | 368 | 743(n) |

(2) 统计描述:对研究对象的一般特征,如病例和对照的性别、年龄、职业、出生地、居住地、疾病类型等进行描述,一般情况下只能计算各种特征的构成比。此外,还需比较病例组和对照组之间除研究因素以外的各种特征是否均衡。

(3) 统计推断:判断暴露与疾病是否有统计学联系,一般采用 $\chi^2$ 检验(详见第八章第二节)。本例:

$$\chi^2 = \frac{(ad-bc)^2 n}{(a+b)(c+d)(a+c)(b+d)} = 15.95$$

$P<0.01$,说明可疑职业暴露与膀胱癌有联系。

(4) 联系强度大小及方向:经统计推断,若病例组和对照组之间在暴露因素上的差别有统计学意义,需进一步估计联系强度的大小及方向,常用的指标是比值比(OR)。

$$OR = \frac{\text{病例组的暴露比值}}{\text{对照组的暴露比值}} = \frac{a/c}{b/d} = \frac{ad}{bc} \quad \text{(公式 11-6)}$$

OR是指暴露者疾病的危险性是非暴露者的多少倍。当OR＝1时，表示暴露与疾病无关联；当OR＞1时，说明暴露使疾病的危险度增加，称为"正"关联，是疾病的危险因素；当OR＜1时，说明暴露使疾病的危险度减少，称为"负"关联，即暴露对疾病有保护作用。

OR可信区间估计：一般估计总体OR值95％可信区间，常采用Miettinen法计算（公式11-7）。如果可信区间包含1，则暴露与疾病无关联，其意义与统计推断差异无统计学意义相同。

$$OR95\%CI = OR^{(1\pm 1.96/\sqrt{\chi^2})}$$ （公式11-7）

本例：

$$OR = \frac{ad}{bc} = \frac{118 \times 299}{69 \times 257} = 1.99$$

$$OR95\%CI = 1.41 \sim 2.81$$

$OR=1.99>1$，表示暴露是疾病的危险因素。OR值95％可信区间为：1.41～2.81，不包含1，说明可疑职业暴露与膀胱癌有联系，该地男性中有制革、化工等可疑职业史者发生膀胱癌的危险是非暴露者的1.99倍。

2. 配对（1∶1匹配）病例对照研究资料分析

（1）数据整理：一般将配对病例对照研究资料归纳成配对四格表的形式（表11-2）。

**例11-4** 临床医生收集50例海豹肢畸形儿同时采用1∶1配对的方式，每收集1名海豹肢畸形儿同时收集1名同期出生的性别相同的非海豹肢畸形儿作为对照，调查孕妇服用反应停的情况，结果见表11-2。

表11-2 海豹肢畸形儿病例对照研究资料

| 病例组 | 对照组 | | 合计 |
| --- | --- | --- | --- |
| | 服用反应停 | 未服用反应停 | |
| 服用反应停 | 1 | 32 | 33 |
| 未服用反应停 | 1 | 16 | 17 |
| 合计 | 2 | 48 | 50 |

（2）统计推断：采用配对四格表资料$\chi^2$检验（详见第八章第二节）。本例：

$$\chi^2 = \frac{(|b-c|-1)^2}{b+c} = \frac{(|32-1|-1)^2}{32+1} = 27.3$$

（3）联系强度的大小及方向：配对设计资料比值比的计算用公式11-8。

$$OR = \frac{b}{c}$$ （公式11-8）

本例：$OR = \frac{b}{c} = \frac{32}{1} = 32$

$OR95\%CI = OR^{(1\pm 1.96/\sqrt{\chi^2})} = 8.72 \sim 117.38$

计算结果说明孕妇服用反应停与海豹肢畸形儿的出生有联系，服用反应停的孕妇生产海豹肢畸形儿危险是未服用的32倍。

### (五) 常见偏倚及其控制

1. **选择偏倚**　是由于选择研究对象的方法有问题或缺点,导致入选者与未入选者的某些特征有系统差别而产生的误差。由于病例对照研究中常常未能随机抽样,故易产生选择偏倚。特别是在医院选择病例与对照时更易产生偏倚。医院收治病人有不同的选择,同时,病人到哪个医院也有选择,不同病种也有不同的入院条件,这使研究的病例或对照不能代表有关人群。

选择偏倚的控制主要是在研究设计阶段,如以人群为基础选择研究对象或从多家医院选择研究对象、随机抽样、尽量选择新发病例等可减少选择偏倚。

2. **信息偏倚**　是由于调查方法、仪器、人员等方面存在问题致使所收集到的信息资料与真实情况不符,常见的如回忆偏倚、调查员偏倚等。规范研究方法、校正仪器、严格按照规定程序收集资料、完善质量控制方法、采用"盲法"收集资料等措施有利于减少此类偏倚。

3. **混杂偏倚**　是由于混杂因子所造成的偏倚。混杂因子是指既和研究的疾病有联系又和研究的暴露有联系的因子。年龄、性别和许多疾病与许多暴露都有联系,所以是最常见的混杂因子。控制的方法有三:①用匹配法进行研究,将混杂因素作为匹配因素;②分析时用分层分析法,按混杂因素进行分层;③进行多因素分析。

### (六) 病例对照研究的优缺点

病例对照研究的优点是:所需样本量小,病例易获取,因此工作量相对小,所需人力、物力较少,易于进行,出结果快;可以同时对一种疾病的多种病因进行研究;适合于对病因复杂、发病率低、潜伏期长的疾病进行研究。

病例对照研究的缺点是:样本代表性难以保证;暴露测量往往不够精确、可靠;不能直接计算发病率或死亡率。如果上述问题不能得到很好解决,可能会因存在偏倚导致错误结论。

## 二、队列研究

### (一) 概念

队列研究又称前瞻性研究,是将一个范围明确的人群按是否暴露于某种可疑因素分为暴露组和非暴露组,或按是否不同程度地暴露于某种可疑因素分成多个亚组,追踪其有关研究疾病的结局,比较不同暴露水平的各组之间疾病结局发生频率的差别,分析和推断该暴露因素是否为所研究疾病的危险因素或病因。队列研究模式图如图 11-3 所示:

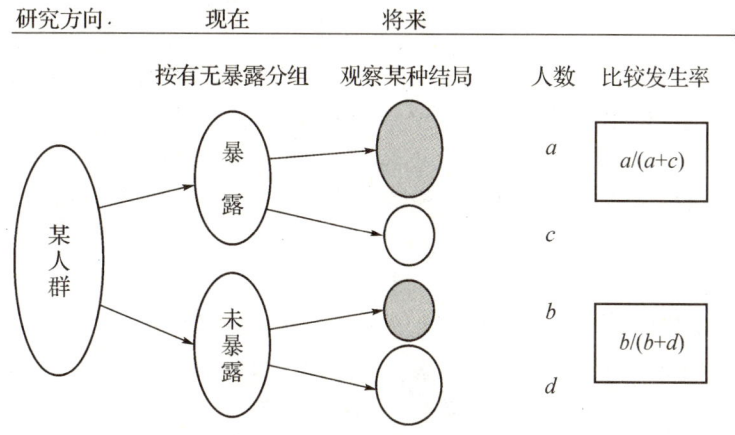

**图 11-3　队列研究原理示意图**

### (二)队列研究的类型

依据研究对象进入队列时间及观察终止时间不同,队列研究可分为前瞻性队列研究、历史性队列研究和双向性队列研究三种。

1. 前瞻性队列研究  研究对象的分组根据研究开始时研究对象的暴露状况而定。此时结局尚未出现,需要追踪观察一定时间才能得到,其性质是前瞻性的。更确切地说,该方法是从现在开始至将来结束。前瞻性队列研究是队列研究的基本形式。该方法可以直接获得暴露与结局的第一手资料,因而信息准确,不易产生信息偏倚。但因该研究需长时间随访,费时、费力,所以该方法应用受到一定限制。

2. 历史性队列研究  研究对象的分组根据其既往暴露资料而定,研究开始便可从历史资料中获得每位研究对象的结局。即研究开始时间便是观察结束时间。该方法虽然收集暴露资料和判断结局同时完成,但性质还是属于前瞻性的。若有完整的历史记录,该方法的资料收集和分析可在较短时间内完成,可达到事半功倍的效果。

3. 双向性队列研究  有时历史资料积累的时间较短,达不到疾病的潜隐期,需继续观察一段时间以满足研究的要求。这种在历史性队列研究之后继续前瞻性地观察一段时间的研究称为双向性队列研究,也称混合性队列研究。

### (三)队列研究的实施

队列研究能证实暴露因素与疾病的因果联系,但其实施起来较为复杂,难度较大,因而在实施前要周密考虑。

1. 确定研究因素  常称为暴露因素或暴露变量,通常是在描述性研究和病例对照研究的基础上确定的。在研究中要考虑如何选择、规定和测量暴露因素。暴露的测量应采用敏感、精确、简单和可靠的方法。

2. 确定研究结局  结局变量是指随访观察中将出现的预期结果事件,即研究者希望追踪观察的事件,是观察的自然终点,不是观察期的终止。既可是终极的结果(如发病或死亡),也可是中间结局(如分子或血清的变化)。除研究结局外,也可同时收集多种可能与暴露有关的结局。

3. 确定研究人群  包括暴露组和对照组。

(1) 暴露人群的选择

1)特殊暴露人群或职业人群:这部分人群的暴露史明确,发病率也高,故易得出结果。特殊暴露人群指对某因素有较高暴露水平的人群。如果暴露因素与疾病有关,则高度暴露人群中疾病的发病率或死亡率就可能高于其他人群,这将有利于探索暴露与疾病之间的联系。所以在研究暴露与疾病的关联时,常常首先选择特殊暴露人群。例如,选择遭受过原子弹爆炸危害的人群或接受过放射线治疗的人群,用以研究放射线辐射与白血病的关系。

某些职业中常存在特殊暴露因素,它可能与某些疾病有关,所以某些职业人群也是特殊暴露人群。例如,选择染料厂工人研究联苯胺致膀胱癌的作用,选择石棉作业工人研究石棉与肺癌的关系等。

2)一般人群:这种人群的代表性最好,得到的结果外推性好,但这部分人群发病率低,所得的 $RR$ 值较小,实施较困难。此时选择一般人群作研究对象时要考虑两点:①所研究的因素与疾病是人群中常见的;②研究需要观察一般人群的发病情况,特别是想要观察环境因素与疾病的关系时,无特殊暴露人群或不需要特殊暴露人群。

3)有组织的人群:这部分人群易于联系,应答率较高,代表性较好,且易控制混杂。如由医生协会登记注册的执业医师。

(2) 对照人群的选择:对照人群的选择正确与否直接影响着队列研究的真实性。选择对照组的目的是进行比较,因此要注意与暴露人群的可比性。即对照人群除未暴露于所研究的因素外,其他因素如年龄、性别、职业等应尽可能与暴露人群相同。

1) 内对照:选定一群研究对象后,有暴露史的作为暴露组,余下的作为对照,这就叫内对照。队列研究应尽量选用内对照,因为这是最理想的对照,除暴露因素外它与暴露人群的可比性好。同时,选用内对照较方便可行,特别是当暴露人群来自于一般人群或有组织的人群时常用内对照。

2) 外对照:暴露人群选定后,从其他人群中选择对照人群,这叫外对照,一般当暴露人群为职业暴露或特殊暴露人群时常用外对照。如以放射科医生作为研究放射线致病的暴露人群,则可以不接触射线或接触射线极少的五官科医生为外对照。

3) 不另设对照:也称一般人群对照,就是将结果与一般人群的发病率或死亡率进行比较,其优点是一般人群的发病率或死亡率容易得到且较稳定,但其资料比较粗糙,可能缺乏要比较的项目。此时应注意与同时期的人群资料进行比较。

4. 确定样本大小 确定队列研究样本量大小也主要取决于 4 个因素:①非暴露人群的发病率($P_0$),$P_0$ 越接近 0.5,所需样本越大。②暴露人群的发病率($P_1$),暴露人群与对照人群发病率之差越大,所需样本量越小。③显著性水平 $\alpha$,即假设检验时的第Ⅰ类错误。要求假阳性错误出现概率越小(即 $\alpha$ 越小),需样本量越大。通常 $\alpha$ 取 0.05 或 0.01。④检验效能 $1-\beta$,即检验假设时能够避免假阴性出现的能力,$\beta$ 为检验假设时出现第Ⅱ类错误的概率。

在得到了确定的参数(即非暴露人群的发病率 $P_0$、暴露人群的发病率 $P_1$、显著性水平 $\alpha$、检验效能 $1-\beta$)后,可用公式 11-3 计算样本量($N$)。

如已知 $P_0$ 与估计的相对危险度 $RR$,则 $P_1 = RR \times P_0$。

**例 11-5** 以队列研究分析孕妇暴露于某药物与婴儿先天性心脏病之间的联系,已知非暴露者所生婴儿先天性心脏病发病率($P_0$)为 0.008,估计 $RR$ 为 2,设 $\alpha=0.05$(双侧),$\beta=0.10$,求样本量。

$$z_\alpha(双侧)=1.96, z_\beta(单侧)=1.282, P_0=0.008, P_1=RR\times P_0=2\times 0.008=0.016$$

$$\bar{P}=\frac{P_1+P_0}{2}=\frac{0.008+0.016}{2}=0.012$$

$$N=\frac{[1.96\times\sqrt{2\times 0.012\times(1-0.012)}+1.28\times\sqrt{0.016\times(1-0.016)+0.008\times(1-0.008)}]^2}{(0.016-0.008)^2}$$

$$=3892$$

即暴露组和非暴露组各需观察 3 892 人。

除了计算,还可以通过查表或直接上网检索相关网站的方法获得样本含量。

5. 资料的收集

(1) 基线资料收集:收集每个研究对象在研究开始时的基本情况,包括待研究的暴露因素的暴露状况,疾病与健康状况,年龄、性别、职业、婚姻等个人状况,家庭环境、个人生活习惯及家族疾病史等。获取方式:①查阅医院、工厂、单位及个人健康保险的记录或档案;②访问研究对象或其他能够提供信息的人;③对研究对象进行体格检查和实验室检查;④环境调查与检查。

(2) 随访:随访即对所确定的研究对象进行追踪观察,目的是确定终点事件的发生情况,即有多少观察对象发病或死亡,还有多少研究对象尚在观察中,有多少人已无法追踪(失访),研究对象的暴露情况有无变化等。

随访的方法分为直接法(如信函调查、面访、定期体检)和间接法(根据医院病历、死亡登记、疾病报告卡、人事档案、劳保资料、保险档案等间接判断研究对象的结局),应根据实际情况选用其中一种方法或两种方法兼用,以尽量减少失访(即由于某些原因导致无法知晓研究对象的结局),并保证获得真实、可靠的信息。

(3) 结局资料收集:首先要明确观察终点,通常是发病或死亡,也可以其他健康效应作为终点,但终点的确定较为复杂。如对恶性肿瘤的队列研究中常以死亡为观察终点,因为死亡比发病更容易判断,如果以发病为观察终点可能会出现较多的假阳性或假阴性。其次,要确定追踪观察的期限,主要依据所研究的暴露因素和研究对象的暴露水平、样本量及所研究疾病的性质来确定。例如,如果以恶性肿瘤的发生或死亡为观察终点,随访期往往需要数年或数十年。

#### (四) 队列研究资料的分析

队列研究结束后也应对所获得的资料进行整理,然后进行描述性分析,将研究对象的组成、随访的经过、结局的发生和失访率等情况做出描述。再按年龄、性别、时间分别计算各研究组在随访期的疾病发病率和死亡率,然后进行比较。

1. 资料整理  资料分析前,首先要对资料进行审查、修正或剔除,对不完整的资料设法补齐。队列研究资料常整理成如表11-3形式。

表11-3  队列研究资料整理表

| 组别 | 发病人数 | 未发病人数 | 合计 | 累积发病率 |
| --- | --- | --- | --- | --- |
| 暴露组 | a | b | $n_1=a+b$ | $a/n_1$ |
| 非暴露组 | c | d | $n_0=c+d$ | $c/n_0$ |
| 合计 | $m_1=a+c$ | $m_0=b+d$ | $N=a+b+c+d$ | $m_1/N$ |

2. 统计描述  即描述研究对象的组成、人口学特征、随访时间及失访情况等,分析两组的可比性及资料的可靠性,并进行率的计算。

(1) 累积发病率(CI):指某一固定人群在一定时期内某病新发生例数与观察开始时总人数之比。随访期越长,则病例发生越多,所以CI表示发病率的累积影响。故样本量大,人口稳定,资料比较整齐的情况下可计算累积发病率。

$$累积发病率 = \frac{观察期间发病人数}{观察开始时队列人数} \times K \qquad (公式11-9)$$

(2) 发病密度(ID):是指一定时期内的平均发病率。其分子仍是一个人群在观察期内新发生的病例数,分母则是该人群每一成员所贡献的人时的总和。所谓人时(person-time,PT)是观察人数乘以随访单位时间的积。发病密度既说明该人群发生的新病例数,又说明了该人群的大小和发生这些例数所经历的时间。时间单位常用年,故又称人年数。例如一个人观察满5年为5人/年,5个人观察满一年也是5人/年。故多在人口波动较大、样本量小的情况下应用发病密度。

$$发病密度 = \frac{观察期间发病人数}{观察人时数} \quad (公式11-10)$$

3. 统计推断　一般常用 $\chi^2$ 检验分析两组的差异。如果暴露组与非暴露组发病率的差异有显著性意义,可认为暴露与疾病之间有统计学联系。由于队列研究可直接计算研究对象的结局发生率,因此借此估计暴露与发病之间的关联强度。常用的反映关联强度的指标有相对危险度、归因危险度、人群归因危险度和人群归因危险度百分比等。

(1) 相对危险度($RR$):又称率比,是指暴露组发病率($I_e$)与非暴露组发病率($I_0$)之比,它反映了暴露与疾病的关联强度。

$$RR = \frac{I_e}{I_0} = \frac{a/n_1}{c/n_0} \quad (公式11-11)$$

$$RR95\%CI = RR^{(1\pm 1.96/\sqrt{\chi^2})} \quad (公式11-12)$$

$RR$ 说明暴露组的发病危险是非暴露组的多少倍。$RR$ 无单位,比值范围在 0 至 ∞ 之间。$RR=1$,表明暴露与疾病无联系;$RR<1$,表明存在负联系(提示暴露是保护因子);反之 $RR>1$ 时,表明两者存在正联系(提示暴露是危险因子)。比值越大,联系越强。

表 11-4　$RR$ 值的关联强度参考表

| $RR$ 值 | 关联强度 |
|---|---|
| 0.9~1.1 | 无 |
| 0.7~0.8 或 0.2~1.4 | 弱 |
| 0.4~0.6 或 0.5~2.9 | 中等 |
| 0.1~0.3 或 0.0~9.0 | 强 |
| <0.1 或 >9.0 | 很强 |

(2) 归因危险度($AR$):又称率差,是指暴露组发病率与非暴露组发病率之差,它反映发病归因于暴露因素的程度。

$$AR = I_e - I_0 \quad (公式11-13)$$

$AR$ 表示暴露可使人群比未暴露时增加的超额发病的数量,如果暴露去除,则可使发病率减少多少($AR$ 的值),因此 $AR$ 在疾病预防中很有意义。

(3) 归因危险度百分比($AR\%$):是指暴露人群中由暴露因素引起的发病在所有发病中所占的百分比。

$$AR\% = \frac{I_e - I_0}{I_e} \times 100\% \quad (公式11-14)$$

(4) 人群归因危险度($PAR$):是指总人群发病率中归因于暴露的部分。

$$PAR = I_t - I_0 \quad (公式11-15)$$

式中,$I_t$ 为全人群发病率。

(5) 人群归因危险度百分比($PAR\%$):表示全人群中由暴露引起的发病在全人群全部发病中的比例。

$$PAR\% = \frac{I_t - I_0}{I_t} \times 100\%$$ （公式 11 - 16）

**例 11 - 6** 某吸烟与肺癌的队列研究获得的资料为：吸烟者肺癌年死亡率为 $I_e$ = 0.96‰，非吸烟组肺癌年死亡率为 $I_0$ = 0.07‰，全人群中肺癌年死亡率为 $I_t$ = 0.56‰。试计算上述各指标。

$RR = I_e/I_0 = 0.96‰/0.07‰ = 13.7$，表明吸烟组的肺癌死亡危险是非吸烟组的 13.7 倍；

$AR = I_e - I_0 = 0.96‰ - 0.07‰ = 0.89‰$，表明如果去除吸烟，则可使肺癌死亡率减少 0.89‰；

$AR\% = (I_e - I_0)/I_e \times 100\% = 92.7\%$，表明吸烟人群中由吸烟引起的肺癌死亡在所有肺癌死亡中所占的百分比为 92.7%，找到肺癌的主要病因。

$PAR = I_t - I_0 = 0.56‰ - 0.07‰ = 0.49‰$，表明如果去除吸烟，则可使全人群中的肺癌死亡率减少 0.49‰；

$PAR\% = (I_t - I_0)/I_t \times 100\% = 87.5\%$，表明全人群中由吸烟引起的肺癌死亡在所有肺癌死亡中所占的百分比为 87.5%。

### （五）常见偏倚及其控制

1. **选择偏倚** 由于最初选定的研究对象有人拒绝参加；历史性队列研究时，有些人的档案丢失或记录不全；研究对象为志愿者，他们往往是具有某些特征或习惯的；早期病人在研究开始时未能发现；抽样方法不正确、执行不严格等原因所造成。

控制选择偏倚要有一个正确的抽样方法，即严格遵守随机化的原则；严格按规定的标准选择对象；对象一旦选定，坚持随访到底。

2. **失访偏倚** 在一个较长的追踪观察期内，总会有对象迁移、外出、死于非终点疾病或拒绝继续参加观察而退出队列。失访率最好不超过 10%。

控制失访偏倚主要靠尽可能提高研究对象的依从性，在选择研究对象时选择那些符合条件并且依从性好的研究对象。如果失访率达到 20% 以上，则研究的真实性值得怀疑。

3. **信息偏倚** 在获取暴露、结局或其他信息时所出现的系统误差或偏差，又称为错分偏倚，如判断有病为无病，判断有暴露为无暴露等。由于仪器不准确、检验技术不熟练、诊断标准定义不明确或掌握不当、询问技巧欠佳造成结果不真实等。

控制信息偏倚包括选择精确稳定的测量方法、校准仪器、严格实验操作规程、同等地对待每个研究对象、提高临床诊断技术、明确各项标准、严格按规定执行、做好调查员培训等。

4. **混杂偏倚** 混杂是指所研究因素与结果的联系被其他外部因素所混淆，这个外部因素就称为混杂因素。它是疾病的一个危险因子，又与所研究的因素有联系，它在暴露组与对照组的分布是不均衡的。性别、年龄是最常见的混杂因素。

控制混杂偏倚可对研究对象作某种限制以获得同质的样本；在对照选择中采用匹配的办法，研究对象抽样严格遵守随机化的原则等措施。

### （六）队列研究的优缺点

队列研究的优点：样本代表性较好；暴露及结局资料准确；偏倚较少发生，研究结论可靠；可以同时研究一种暴露因素与多种疾病的关系。因此，队列研究常用于验证病因假设。

队列研究的缺点：耗费人力、物力；研究周期长；实施难度较大；失访难以避免，失访较多时可能会影响到研究结论的正确性；不适用于罕见病的病因研究。

## 第三节 实验性研究

实验性研究与描述性及分析性研究不同,它对研究人群人为地施加干预措施,研究人群的分组完全是按照随机化的原则来确定的,并且实验是在严格控制或基本控制的条件下进行的。因此,实验性研究的结果具有可比性、可靠性和可重复性。

### 一、实验性研究概述

#### (一) 实验性研究的概念

实验性研究是将一组随机抽取的实验对象随机分配到两种或多种处理组(实验组与对照组)。实验组人为地给予某干预因素,而对照组不给予该因素或给予安慰剂,然后随访并比较不同处理因素的效应(或结果),以判断干预措施的效果。如添加赖氨酸促进生长发育的实验研究,将随机抽取的若干小学三年级学生随机分配到甲、乙两组,甲组课间餐中添加赖氨酸,乙组仅给予正常课间餐,追踪观察一段时间后,比较两组身高、体重增长情况,以判断课间餐中添加赖氨酸对小学三年级学生身高、体重的影响。

#### (二) 实验性研究的基本特点

1. 研究者能人为设置处理因素 如上例,给在小学三年级学生课间餐中添加赖氨酸是人为设置的,学生被动地接受或不接受这种处理。

2. 受试对象接受何种处理因素或水平是由随机分配而定的 由于这两个特点,实验研究和调查研究相比,能使比较组间具有较好的均衡性,即使得非处理因素对不同处理组的影响相同,组间具有良好可比性,在此条件下来探讨、评价处理因素的作用。如上例中,通过随机分配使甲、乙两组的性别、家庭经济状况和心理状况一致,来研究赖氨酸对儿童生长发育的影响。实验研究还能使多种实验因素包括在较少次数的实验中,更有效地控制误差,达到高效的目的。

#### (三) 实验性研究的主要类型

实验性研究的分类方法很多,按其研究对象分为动物试验、临床试验和社区试验。按研究目的又分为病因实验、预防实验和治疗实验。实际工作中常根据受试对象分类:

1. 动物实验 很多实验首先在动物身上进行,取得肯定结果后再逐步过渡到人体。动物实验持续的时间一般不长,多在一年以内。如食品毒理学中的口服花粉致畸实验,可以用小白鼠作为受试对象来进行。

2. 临床实验 临床实验通常局限在患病人群中,持续的时间可以较长,目的是了解某种治疗措施的疗效。例如研究某种新型化疗方法治疗淋巴性白血病的效果。

3. 社区干预实验 社区干预实验往往在某个地区的所有人群中进行,持续时间一般较长,目的是通过干扰某些危险因素或施加某些保护措施,然后了解它们在人群中产生的预防效果。例如在饮用水中加氟防龋齿的人群实验。

### 二、实验性研究的设计和实施

#### (一) 实验设计的基本要素

实验研究的基本要素包括处理因素、受试对象和实验效应三部分。如用两种降压药治疗高血压病人,观察比较两组病人血压值的下降情况,这里所用的降压药为处理因素,高血压病人为受试对象,血压值为实验效应。

1. 处理因素　处理因素也称研究因素,是指在实验研究中有目的地加到受试对象身上的因素。与其相对应的还有所谓非处理因素,它是指非有意加到受试对象身上,而在实验中可能起到干扰作用的因素。

（1）处理因素的性质:分为化学性处理因素,如药物、激素、致毒物、生产性粉尘等;物理性处理因素,如针刺、艾灸、射线、外科手术等;生物学因素,如细菌、病毒、真菌、寄生虫等。

（2）处理因素的数目及水平:处理因素的数目指研究中人为施加几个因素,如果是一个因素称为单因素。单因素设计目标明确,简单易行,条件好控制,一目了然。但同一因素在量上可有差别。例如临床观察某药分不同剂量组,该药是单因素,大、中、小不同剂量即所谓水平,这是单因素多水平实验研究。如欲研究不同年龄组患者采用某种药物治疗的效果,这是两个因素,每个因素又要分为几个剂量水平,这就是多因素多水平的实验研究。

（3）多因素间的"相互作用":多因素之间由于某种影响,能够增强或减弱处理因素原有的效应,称"相互作用"。如观察两种药物的疗效,看它们是否可能发生相互作用,即两种药物的协同作用和拮抗作用,在设计时分组应包括对照组、甲药组、乙药组和甲药＋乙药组,这样才能判明两药间是否存在相互作用。

（4）处理因素的强度:所谓处理因素的强度,实际上就是一个剂量的问题,即施加的因素一定要达到使受试对象能产生效应的剂量,所以强度一定要适宜。

（5）处理因素的标准化:科研设计中处理因素的标准化应特别注意,如用某抗生素治疗某病,在同一实验研究中要采用同一厂生产,同一批号,纯度相同,使用时在不同组间还要按同一规程配制。如系采用中药治疗观察,应对中药的种属、产地、采取季节、炮制方法、剂量、用法等力求一致,这叫处理因素标准化。

2. 受试对象　医学研究的受试对象通常是人和动物,在实验设计时首先要确定实验对象,并对实验对象的条件做出严格的规定。

（1）临床实验对象:临床实验对象通常是病人,病人的特点各有不同,如疾病有先天和后天自然条件下罹患的;患同一种疾病者其具体病情、病程又有不同;过去是否接受治疗情况不同等等。这些特点就决定着他们对同一药物可能具有不同的反应。病人之间的这些差异,就使临床实验研究变得十分复杂,如果不对受试对象加以控制,使受试对象做到标准化,就会造成实验结果的个体差异很大,难以进行统计和得出结论。因此,在临床实验设计时,必须对实验对象做出统一的规定:①列为实验对象的病人,必须按统一的诊断标准进行诊断。②对病人的年龄、性别、病情轻重、病程和病史做出明确的规定。合乎条件的才可列为实验对象,不合乎条件的一概不能列为实验对象。

（2）动物实验对象:研究内容不同,选择动物的要求也不同,总的原则是选择与人体功能接近的动物,以便使研究结果更好地外延,推而广之;选择对实验效应敏感的动物,以便得到预期的、可靠的结论。例如,研究循环、神经、消化的生理病理特点,血管吻合术、体外循环、脏器移植等最好选用狗,因为狗在这方面的功能与人很接近。

不论选择人或动物作受试对象,均要同时考虑所需数量,即样本大小。

3. 实验效应　所谓效应即我们通常讲的实验指标,是具体反映处理因素作用、效果的指征,是鉴定实验结果的客观尺度,是实验研究工作的核心内容。指标选的是否恰当,直接关系到实验结果的成败。

(1) 指标的分类：按实验效应指标的不同性质分为计数指标和计量指标两类。

1) 计数指标：是只能以清点数目的形式记录下来的指标。如观察疗效时痊愈、显效、好转、无效、恶化等；动物实验中的生存与死亡各多少例等。

2) 计量指标：是以定量数据记录下来的指标。如研究儿童身长(高)用厘米表示，体重用公斤表示等等。

(2) 指标的数目：指标的数目没有统一的规定，一般均按研究目的来确定，绝不要以为指标越多越好，要抓住主要矛盾，对主要指标一定要仔细地观察。主次同抓必将分散精力，浪费人力、财力、物力。

(3) 指标的选择

1) 指标的关联性：指观察指标能够准确地反映处理因素的效应本质，与处理因素有本质联系。如痰中结核菌检出率是反映开放性肺结核的本质性指标。

2) 指标的特异性：指所选用的指标应能确切地反映疾病本身及处理因素的效应，不受其他因素的干扰。如碳氧血红蛋白(HbCO)就是一氧化碳中毒的特异性指标。

3) 指标的客观性：实验指标分为客观指标与主观指标。医学诊断上常有患者主诉和患者检查结果，主诉即主观感觉，检查所见即客观现象。主观感觉可受社会因素、心理因素的影响，难以判断。而客观指标较少受心理状态的影响，而控制信息偏倚，应用价值较大。

4) 指标的精确性：精确性包括两个意思：准确度指观察值与实际值的接近程度，也称指标的真实性；精密度指重复观察时，观察结果的一致程度或接近程度，也称指标的可靠性。如果一个指标有几种测定方法，应选择其中最精密的一种。

5) 指标的灵敏性：指标的灵敏性指检出实验效应的微量变化。如观察细胞的亚微结构必须用电镜；欲观察体内微量金属元素，可采用极谱法、原子吸收分光光度法等。

### (二) 实验设计的原则

**1. 对照原则**  实验研究必须设置对照，设立对照组有利于控制实验条件，减少或消除非处理因素对实验结果的干扰。为此，要求实验组和对照组在一些可能影响实验效应的非处理因素上保持均衡，这样才能正确判断所观察到的实验效应中有多少可以归因于研究因素。实验研究中常用的对照形式有：

(1) 空白对照：对照组不施加任何处理因素。例如，观察维生素 A 的防癌作用，实验组的石棉矿工人每天口服一定剂量的维生素 A，对照组的石棉矿工人不服维生素 A，处理因素完全空白。追踪观察一定时期后，比较两组工人癌症的发生率。空白对照简单易行，但容易引起实验组与对照组在心理上的差异，从而影响实验效应的测定。

(2) 安慰剂对照：对照组采用一种无药理作用且对受试者无害的制剂，它在剂型或处置上与实验药物相似，不能为受试者识别，称安慰剂。使用安慰剂有助于避免对照组病人产生与实验组病人不同的心理作用。

(3) 实验对照：对照组不施加处理因素，但施加某种与处理因素有关的实验因素。如赖氨酸添加试验中，实验组儿童的课间餐为加赖氨酸的面包，对照组为不加赖氨酸的面包。这里面包是与处理有关的实验因素。两组儿童除是否添加赖氨酸外，其他条件一致，这样才能显示和分析赖氨酸的作用。

(4) 标准对照：用现有标准方法或常规方法作对照。这种对照在临床试验中用得较多，因为很多情况下不给病人任何治疗是不符合医德的。

**2. 重复原则**  重复是指各处理组及对照组的例数(或实验次数)要有一定的数量。如果例数太少，有可能把个别情况误认为普遍情况，把偶然或巧合的现象当作必然的规律性现象，以致实验结果错误地推广到群体。但例数太多或实验次数太多，又会增加严格控制实验条件的困难，造成不必要的浪费。为此应该在保证实验结果具有一定可靠性的条件下，确定最少的样本例数，以节约人力和经费。

3. 随机原则　　随机是指总体中每一个体均有同等的机会被抽取作为研究观察对象或每一受试对象有同等机会被分配到不同处理组。在实验研究中，不仅要求有对照，还要求各组间除了处理因素外，其他可能产生混杂效应的非处理因素尽可能保持一致，即均衡性要好。贯彻随机化原则是提高组间均衡性的一个重要手段。

4. 盲法原则　　在实验研究中，研究者或研究对象的主观因素常常会对实验效应的判断产生影响，为减少这种由于主观因素导致的信息偏倚，实验过程中应采用盲法收集资料，特别是在以主观或半客观指标作为效应指标的实验研究中尤其有必要采用盲法。所谓盲法，即在整个实验过程中，使研究者或（和）研究对象不知道每个研究对象所属组别。

单盲是指研究者知道分组情况，研究对象不知道自己属于哪一组。这种盲法的优点是研究者可以更好地观察了解研究对象，缺点是避免不了研究者方面所带来的偏倚。双盲是指研究者和研究对象都不知道每个受试者被分配到哪一组。需要有第三者来负责安排、控制整个试验。这种盲法主要用于药物临床试验研究。三盲是不仅研究者和研究对象不了解分组情况，而且负责资料搜集和分析的第三者也不了解分组情况。这样，可以更客观地评价反应情况。

### （三）实验性研究的实施

1. 确定研究目的　　研究目的是指此次研究要解决的问题，是验证病因假设还是评价某种措施或药物的效果等。要注意，一次试验最好只解决一个目的，如果目的过多，则措施分散，研究力量难以集中，反而可能达不到预期目的。

2. 确定研究对象　　无论何种试验研究，原则上所选择的研究对象应该是可能从实验研究中受益者。如果是现场实验，应该在预期发病率较高的人群中进行。在临床试验中，选择病例要有统一的、公认的诊断标准，且代表性好。

3. 确定实验现场　　一般选择某病的高发地区作为实验研究的现场，这样比较容易观察到干预措施的效果，缩短研究周期。另外，最好选择有一定工作基础的地区，这些地区的领导重视、政府支持、群众合作，便于现场组织工作，有利于研究工作的顺利进行。

4. 确定样本大小　　合适的样本含量是保证统计推断有效性的基础。合适的样本大小指的是在实验结束时实验组与对照组比较指标可能获得显著差异所需要的最少人数。

5. 设立对照组　　通过设立对照组可以获得研究指标的数据差异，便于判定研究因素的效应。

6. 随机化分组　　在实验研究中，随机化是一项极为重要的原则。只有进行随机化分组，才使每个研究对象都有同等的机会被分配到各组去，以平衡实验组和对照组已知和未知的混杂因素，从而提高两组的可比性，避免造成偏倚。

### 三、实验性研究的优缺点

1. 优点

（1）在研究中随机分组，平行比较，因此能够较好地控制研究中的偏倚和混杂。

（2）为前瞻性研究，研究因素事先设计，结局变量和测量方法事先规定，研究中能观察到干预和效应发生的全过程,因果论证强度高。

(3) 有助于了解疾病的自然史,并且可以获得一种干预与多种结局的关系。

(4) 研究对象明确。盲法观察,结果可靠。

2. 缺点

(1) 实验性研究要求研究对象有很好的依从性,但实际工作中有时很难做到。

(2) 受干预措施范围的约束,所选择的研究对象代表性不够,以致会不同程度地影响实验结果推论到总体。

(3) 观察时间长、现场范围广的研究容易失访。

(4) 费用较观察性研究高。

(5) 因为研究因素是研究者为了实现研究目的而施加于研究对象的,故容易涉及伦理道德问题。

### 四、实验性研究的注意事项

1. 伦理道德问题　流行病学实验研究是以人作为研究对象的,因此,在实验中必须注意伦理道德,防止有意无意地发生不道德行为,避免给研究对象增加痛苦或对其健康造成损害。在将新药、新疗法、新疫苗用于人群实验之前,应先进行动物实验,以初步验证实验方法是否合理、效果如何,特别是有无危害性(如有毒、致畸、致癌、致突变)等。设立对照时,必须以不损害对照组成员的身心健康为前提。在一般情况下,研究者应将实验目的、方法、预期效果以及可能的危险告知研究对象及其家属,征得他们的同意。

2. 预实验　在进行正式实验之前,先在少量的人群中做的一种小规模的实验,称为预实验。进行预实验的目的,是为了检验实验设计的方案是否合理、可行,以发现存在的问题,便于及时修正和完善,从而尽可能地保证正式实验能如期、顺利地完成。但须注意的是,预实验与正式实验除了规模不同外,其余主、客观条件均应一致,否则,就失去预实验的意义了。

3. 控制偏倚　避免医生的主观偏见,注意病人反映的真实性;尽可能做到"齐同对比";资料收集中注意退出、取消与失访。

## 第四节　公共卫生监测

### 一、公共卫生监测概述

公共卫生监测是公共卫生实践的一个重要组成部分,包括疾病监测和与健康相关问题的监测。通过公共卫生监测系统发现人群中的疾病或健康问题,及时将监测信息反馈给有关部门和人员,为制订有效的应对策略和措施提供科学依据;通过比较某项干预措施前后的监测资料,评价该措施的实际效果。最初的监测活动主要是对疾病的发生和死亡进行监测,随着疾病谱和医学模式的转变,监测内容不断扩大,由原来主要针对传染病的监测扩大到了包括慢性非传染性疾病、行为危险因素、出生缺陷、环境和职业危害、药物不良反应、营养和食品安全以及突发公共卫生事件监测等公共卫生的各个方面,故称为公共卫生监测。

#### (一) 公共卫生监测的概念

公共卫生监测是连续地、系统地收集疾病或其他卫生事件的资料,经过分析、解释后及时将信息反馈给所有应该知道的人(如决策者、卫生部门工作者和公众等),并且利用其监测信息的过程。公共卫生监测是制订、实施和评价疾病及公共卫生事件预防控制策略和措施的重要信息来源。

公共卫生监测具有三个要素：
(1) 连续地、系统地收集疾病或其他卫生事件资料，发现其分布特征和发展趋势。
(2) 对原始监测资料进行整理、分析、解释，将其转化成有价值的信息。
(3) 及时将信息反馈给所有应该知道的人，利用这些信息来制订或者调整防治策略和措施。

### (二) 公共卫生监测的目的

1. 确定主要的公共卫生问题，掌握其分布和趋势　公共卫生监测通过系统、连续地收集疾病或者其他卫生事件的资料，可以确定当前主要的公共卫生问题，了解疾病或者其他卫生事件的分布和流行趋势。例如，我国艾滋病哨点监测资料显示，吸毒人群中的艾滋病病毒感染率从 1996 年的 1.95% 上升到 2004 年的 6.48%；暗娼中的艾滋病病毒感染率从 1996 年的 0.02% 上升到 2004 年的 0.93%；高流行地区孕产妇中的艾滋病病毒感染率从 1997 年的 0 上升到 2004 年的 0.26%，个别地区的孕产妇、婚检者及临床监测人群中达到或超过 1%。公共卫生监测还有助于确定高危人群。

2. 查明原因，采取干预措施　有时监测数据不能提供足够的资料来证实流行病学假设，但它为研究者提供了进行深入研究的线索和研究对象。1979 年，监测资料显示美国妇女中出现了中毒休克综合征 (TSS) 流行，病例主要集中在月经期的妇女。通过病例对照研究发现，卫生棉条，尤其是某品牌的卫生棉条与妇女中毒休克综合征有关。当这个品牌的卫生棉条撤市之后，中毒休克综合征流行中止。

3. 评价干预措施效果　监测能够提供疾病和其他卫生事件的动态趋势，通过比较采取干预措施前后的情况，可以评价干预措施的效果。例如，美国于 1963 年开始接种麻疹疫苗，接种后，监测数据显示麻疹报告病例数明显下降，并维持在较低水平，这说明接种麻疹疫苗是预防麻疹的有效措施。

4. 预测疾病流行　观察疾病发病率的趋势，结合高危人群的其他信息，可以预测疾病流行趋势，为合理分配卫生资源，采取有效的预防控制疾病措施提供科学依据。

5. 制订公共卫生策略和措施　通过监测可以了解疾病(健康)发生的规律，为制订疾病预防及健康促进策略和措施提供依据。在全球消灭天花过程中，公共卫生监测发挥了重要作用。

### (三) 公共卫生监测的种类

根据监测范围可将公共卫生监测分为疾病监测和与健康相关问题的监测。

1. 疾病监测　包括传染病监测和非传染病监测。

(1) 传染病监测：公共卫生监测起源于传染病监测。传染病是各国法定报告的一类疾病，传染病监测是疾病防制的常规工作之一。WHO 规定的国际监测传染病为流行性感冒、脊髓灰质炎、痢疾、流行性斑疹伤寒和回归热 5 种。我国根据国情增加了登革热，共规定有 6 种国际监测传染病。根据《中华人民共和国传染病防治法》，我国规定报告的传染病有 39 种，其中甲类 2 种、乙类 26 种、丙类 11 种。

(2) 非传染病监测：包括恶性肿瘤、心脑血管疾病、职业病、糖尿病、伤害、出生缺陷等多种疾病。目前，我国部分地区开展了对恶性肿瘤、心脑血管疾病、出生缺陷、伤害等非传染病的监测。

2. 健康相关问题的监测　随着疾病谱和医学模式的改变,现代生物-心理-社会医学模式提出了遗传因素、环境因素和社会因素对疾病和健康的综合作用。由此,监测的范围也逐渐扩大,涵盖了与健康相关问题,包括行为危险因素监测、出生缺陷监测、环境监测、药物不良反应监测、营养和食品安全监测、突发公共卫生事件监测和计划生育监测等。

### (四) 公共卫生监测的程序

1. 建立监测组织和监测系统　开展监测工作必须首先建立监测组织和在此组织(机构)管理下的有组织、有计划的操作系统,即监测系统。监测组织是专门的机构,它具备相应的行政职能、技术条件和运作经费。WHO除了在总部设有负责全球监测的部门外,还在世界各地设置了专门机构,如虫媒病毒中心、流行性感冒中心等。中国疾病预防控制中心(CCDC)是负责管理全国公共卫生监测系统的机构。

2. 公共卫生监测的基本过程　公共卫生监测包括资料收集、资料分析和解释、信息反馈和信息利用四个基本过程。

(1) 资料收集:首先要根据监测目的确定监测对象和收集资料的内容,明确监测事件的定义。

(2) 资料分析:对监测的原始资料进行正确的分析解释,提炼成有价值的信息。资料分析步骤包括:①资料核实,对原始资料进行认真仔细的核查,了解资料来源和资料收集方法,剔除错误资料或无法补救的不完整的资料,保证资料的真实性;②资料分析,采用统计分析方法把经过核实整理的原始数据转化成有关的指标;③解释这些指标的意义和内涵。

(3) 信息反馈:监测系统应把资料分析结果和解释及时反馈给应该了解此信息的人或部门。信息反馈分为纵向和横向两个方向。纵向包括向上反馈给卫生行政部门及其领导,向下反馈给各级监测机构及其工作人员;横向包括反馈给有关的医疗卫生机构及其专家、社区及其居民。《中华人民共和国传染病防治法》(2003年)规定国家要建立传染病疫情信息公布制度,国务院卫生行政部门定期公布本行政区域的传染病疫情信息。

监测信息可以定期发放。例如WHO的《疫情周报》和美国疾病预防控制中心的《发病和死亡周报》。我国卫生部每月公布全国法定报告传染病疫情和突发公共卫生事件信息。监测信息也可以通过互联网反馈信息,实现了对疾病或其他卫生事件的快速分析和反馈,加快应对速度,为有效地预防和控制疾病或其他卫生事件提供信息保障。

(4) 监测资料的利用:充分利用监测资料是公共卫生监测的最终目的。利用监测资料可以描述疾病及卫生事件的分布特征和变化趋势,进行流行预测;如果同时有危险因素监测资料,可以进行流行病学生态分析;监测资料能够确定高危人群,评价干预措施的效果,为制订公共卫生策略和措施提供科学依据。

### (五) 公共卫生监测系统的评价

为了提高公共卫生监测系统的质量,完善公共卫生监测体系,需要对公共卫生监测系统进行评价。公共卫生监测系统可以通过以下七个方面的指标进行评价:

1. 敏感性　是指监测系统识别公共卫生问题的能力。它主要包括监测系统报告的病例占实际病例的比例和监测系统判断疾病或其他卫生事件暴发或流行的能力两个方面。

2. 及时性　是指监测系统从发现公共卫生问题到将信息反馈给有关部门的时间。它反映了监测系统的信息反馈速度。

3. 代表性　是指监测系统发现的公共卫生问题在多大程度上能够代表目标人群的实际情况。缺乏代表性的监测资料可能导致决策失误和卫生资源的浪费。

4. **阳性预测值** 是指监测系统报告的病例中真正的病例所占的比例。

5. **简便性** 是指监测系统的收集资料、监测方法和运作简便易行。

6. **灵活性** 是指监测系统能针对新的公共卫生问题进行及时的改变或调整。

7. **可接受性** 是指监测系统各个环节的工作人员对监测工作的参与意愿。反映在工作人员能否提供有效的信息。

## 二、疾病监测

疾病监测又称流行病学监测,是指长期地、连续地收集、核对、分析疾病的动态分布和影响因素的资料,并将信息及时上报和反馈,以便及时采取干预措施。有系统的疾病监测工作20世纪40年代末开始于美国疾病预防控制中心。20世纪70年代以后,许多国家广泛开展监测,观察传染病疫情动态,以后又扩展到非传染病,并评价预防措施和防病效果,而且逐渐从单纯的生物医学角度发展向生物-心理-社会方面进行监测。中国于1979年在北京、天津试点,以后逐步推广。

### (一) 我国主要的疾病监测方法

1. **被动监测** 下级单位常规向上级机构报告监测数据和资料,而上级单位被动接受,称为被动监测。各国常规法定传染病报告属于被动监测。这种常规监测有一个严重的缺陷,即不能包括未到医疗机构就诊的病人,对于诊断的疾病可能错误分类,特别是发生了某种异常的疾病时更是如此。

2. **主动监测** 根据特殊需要,上级单位亲自调查收集资料,或者要求下级单位尽力去收集某方面的资料,称为主动监测。中国卫生防疫单位开展传染病漏报调查,以及按照统一要求对某些传染病和非传染病进行重点监测,努力提高报告率和报告质量,均属主动监测。主动监测的准确性明显高于被动监测,例如传染病漏报调查可以评估各级医疗单位法定传染病的报告质量。并对报告的传染病发病率起校正作用。但是,主动监测的费用比较高。

3. **常规报告** 是指国家法定传染病报告系统,由法定报告人上报传染病病例。

4. **哨点监测** 是指对能够反映总人群中某种疾病流行状况的有代表性特定人群(哨点人群)进行监测,了解疾病的流行趋势。1995年,我国开始进行艾滋病哨点监测,截至2005年底,全国31个省(自治区、直辖市)已设立国家级监测哨点329个,监测对象包括七类人群:性病门诊就诊者、暗娼、吸毒者、长途卡车司机、男性同性恋者、嫖客和孕产妇。哨点监测花费少,效率高。

### (二) 我国疾病监测体系

目前,我国的监测体系主要由下面的几个系统组成:

1. **疾病监测信息报告管理系统** 主要对法定报告的39种传染病进行监测。疾病监测信息报告系统主要包括三个方面:①报告卡管理:用于个案信息报告、查询、修改和订正,重卡筛检以及报告审核;②实时统计:分析时间和地区分布,按照年龄、职业等特征比较分析;③统计分析:疫情分析和定时报表,进行快速分析,系统建立了历史数据库,通过与历史资料比较,实现了传染病的自动预警;并建立日报、周报和专题分析网上传播机制,及时反馈监测信息。

2. **重点传染病监测系统** 2005年启动建立了国家级监测点782个,省级监测点1 693个。监测内容包括:①常规病例报告及暴发调查;②相关因素监测:包括病原学、免疫水平、动物宿主及病媒生物、耐药情况、环境因素和基础信息(生态环境和社会基础资料)监测。监测病种包括鼠疫、霍乱、乙型病毒性肝炎、急性迟缓性麻痹、麻疹、出血热、狂犬病、流行性乙型脑炎、登革热、炭疽、细菌性痢疾、伤寒和副伤寒、流行性脑脊髓膜炎、布鲁菌病、钩体病、血吸虫病、疟疾、流行性感冒、出血性大肠埃希菌O157：H7和小肠结肠炎耶尔森菌病。

3. 症状监测系统　症状监测是长期、系统地连续收集并分析包括临床症状群在内的各种健康相关数据，常以非特异性的症状或现象为基础，提高对疾病或卫生事件反应的及时性。我国开展了流感样病例监测，以期及早发现SARS、人禽流感和其他新发传染病，及时采取有效的应对措施，预防和控制疾病的流行或卫生事件的发生。此外，在北京、上海、广东等地试点医院开展了急性呼吸道感染和腹泻症候群监测试点。急性呼吸道感染监测主要收集普通感冒、发热、呼吸道症候、发热肺炎和不明原因肺炎病人的门（急）诊病例记录，住院病例信息和X线检查信息。腹泻症候群监测则收集稀便、黏液便、水样便和血便病人的门（急）诊病例记录，住院病例信息和大便常规检查记录。

4. 死因监测系统　在31个省市160个监测点，对7 300万监测人口（总人口的6%）开展居民死亡原因、健康相关因素及其他基本公共卫生数据监测。

5. 病媒生物监测系统　在全国17个省份40个监测点，对老鼠、蚊子、苍蝇、蟑螂和钉螺的密度进行动态监测，并观察这些病媒生物的带毒、带菌情况。

6. 健康相关危险因素监测系统　包括了营养与食品安全监测和环境与健康监测。前者通过监测，评估营养与食品安全的危险性；后者是对水质、环境污染及其健康危害和健康相关产品进行监测、评价和预警。

（汪为聪）

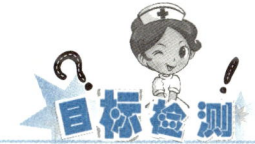

## 一、选择题

1. 实验研究中，实验组与对照组最大区别是　　　　　　　　　　　　　　　　　　（　　）
   A. 年龄不同　　B. 性别不同　　C. 目标人群不同　　D. 干预措施不同　　E. 观察时间不同
2. 对照组试验期间不给任何处理，只作单纯观察的是　　　　　　　　　　　　　　（　　）
   A. 空白对照　　B. 标准对照　　C. 安慰剂对照　　D. 自身对照　　E. 实验对照
3. 双盲法是指　　　　　　　　　　　　　　　　　　　　　　　　　　　　　　　（　　）
   A. 使用抛硬币的方法确定实验组和对照组
   B. 研究者知道分组情况，研究对象不知道自己属于哪一组
   C. 研究者和研究对象都不知道研究对象属于哪一组
   D. 研究者、研究对象和资料分析者都不知道分组情况
   E. 研究者和研究对象都知道研究对象属于哪一组
4. 在实验研究中，避免主观偏倚的最主要方法是　　　　　　　　　　　　　　　　（　　）
   A. 盲法　　　　　　　　　B. 由一个人完成所有的结果观察　　C. 统一检测标准
   D. 随机抽样　　　　　　　E. 重复
5. 流行病学研究中使用最多的研究方法是　　　　　　　　　　　　　　　　　　　（　　）
   A. 观察法　　B. 实验法　　C. 理论法　　D. 方法学研究　　E. 以上都不是
6. 流行病学的主要研究方法包括　　　　　　　　　　　　　　　　　　　　　　　（　　）

A. 描述性研究　　B. 分析性研究　　C. 实验性研究　　D. 理论性研究　　E. 以上均包括

7. 通过现场调查把疾病在时间、地区及人群中分布的特征加以描述经比较后,提出致病因素的假设的过程是　　　　　　　　　　　　　　　　　　　　　　　　　　　　　　　　　　( )

A. 分析性研究　　B. 描述性研究　　C. 实验性研究　　D. 理论性研究　　E. 临床研究

8. 美国芬兰等国提出:早期发现并治疗高血压,提倡不吸烟或戒烟,推广健康饮食以控制高血脂等来预防冠心病。这是因为　　　　　　　　　　　　　　　　　　　　　　　　　　　　　　( )

A. 冠心病是这些国家的主要死因
B. 流行病学调查研究找出了该病的危险因素,提供了对该病的预防途径
C. 冠心病是由多病因造成的
D. 通过生活方式等的改变可以去除或减轻冠心病的这些危险因素
E. 这些危险因素已为广大人民所承认

9. 流行病学的分析性研究不包括　　　　　　　　　　　　　　　　　　　　　　　　　( )

A. 病例对照研究　　　　　B. 现场试验　　　　　C. 队列研究
D. 历史性队列研究　　　　E. 匹配性病例对照研究

二、简答题

1. 简述现况研究的分类、实施、常见偏倚及其控制。
2. 比较病例对照研究和队列研究各自的优缺点。
3. 简述实验研究的基本原则。
4. 简述实验研究的基本要素。
5. 简述公共卫生监测的概念、目的、种类以及疾病监测的方法。

# 第四篇 疾病的预防与控制

# 第十二章 传染病的防治

## 学 习 目 标

1. 掌握传染病流行过程的三个基本环节，计划免疫和扩大国家免疫规划程序。
2. 熟悉引起易感人群感染性升高和降低的因素，传染病防治的经常性预防措施和防疫措施。
3. 了解影响传染病流行的自然环境因素和社会环境因素。
4. 具有传染病防治的法制意识，在日常工作中，能够按照传染病防治法的规定，积极地做好传染病的防治工作。

历史上天花、鼠疫、霍乱的流行曾经给人类造成重大的灾难，严重影响了人类的健康水平。经过一百多年的努力，传染病防治已取得举世瞩目的成就。特别是近半个世纪以来，随着免疫接种计划的落实、卫生状况的改善以及疾病控制的国际合作，全球消灭了天花，一些常见传染病的发病率和死亡率在各个国家都有不同程度的下降。但是，传染病迄今仍是一类威胁人类健康的重要疾病，特别是在发展中国家。国家统计局公布的2013年我国城乡居民疾病死亡率与死因，城市居民的传染病死亡率为6.93/10万，是城市居民的第10位死亡原因；农村居民的传染病死亡率为7.94/10万，为农村居民的第10位死亡原因；再则，包括我国在内，世界各地新发传染病不断出现，而新发传染病常常起病急，早期发现和早期诊断较为困难，再加上缺乏特异性防治手段，这就使得传染病防治面临新的挑战。

## 第一节 传染病的流行过程

传染病是由病原体（如细菌、病毒、螺旋体、立克次体、真菌、原虫和蠕虫等）感染人体后产生的有传染性、在一定条件下可在人群中传播的疾病。这些病原体及其毒性产物可以通过感染的人、储存宿主或感染的动物直接或间接地传染给易感宿主。

### 一、传染病流行过程的三个基本环节

传染病的流行过程是指传染病在人群中发生、发展和转归的过程，即病原体从感染者体

内排出,通过一定的传播途径,再侵入新的易感染者,并不断发生、发展的过程。传染病在人群中发生流行必须具备三个基本环节,即传染源、传播途径和易感人群。这三个环节相互依存、相互联系,缺少三个环节当中的任何一个环节,传染病的流行就不会发生。

### (一)传染源

传染源是指体内有病原体生长、繁殖并且能排出病原体的人和动物,包括患者、病原携带者以及受感染的动物。感染者排出病原体的整个时期,称为传染期,传染期是决定传染病患者隔离期限的重要依据。

1. 病人　病人是显性感染者,患者体内通常存在大量病原体,可以通过咳嗽、腹泻、呕吐等方式排出病原体,是最重要的传染源。患者作为传染源的意义主要取决于患者的类型、活动范围和病程的不同阶段所排出的病原体的数量和频度。

2. 病原携带者　病原携带者是指没有任何临床症状但能排出病原体的人,即带菌者、带毒者和带虫者。病原携带者按其携带状态和疾病分期可分为三类。①潜伏期病原携带者:是指在潜伏期内携带并排出病原体者;②恢复期病原携带者:是指临床症状消失后继续携带和排出病原体者,如痢疾、乙型肝炎、伤寒等;③健康病原携带者:是指整个感染过程中均无明显临床症状与体征而排出病原体者,如脊髓灰质炎、白喉等。病原携带者作为传染源的意义取决于其排出病原体的数量、携带病原体的时间长短、携带者的职业、社会活动范围、个人卫生习惯、防疫措施等。在饮食服务行业、托幼机构、供水企业等单位工作的病原携带者对人群的威胁严重。

3. 受感染的动物　人类的某些传染病是由动物传播造成的,这些疾病的病原体在自然界的动物间传播,在一定条件下可以传染给人,所致疾病称为自然疫源性疾病或人畜共患病,如鼠疫、钩端螺旋体病、森林脑炎、狂犬病、血吸虫病等。动物作为传染源的意义主要取决于人与受感染的动物接触的机会和密切程度、动物传染源的种类和密度、环境中是否有适宜该疾病传播的条件等。

### (二)传播途径

传播途径是指病原体由传染源排出,侵入新的易感宿主之前,在外环境中所经历的全部过程。病原体从传染源经过外界环境而到达另一个易感个体,需借助于外界环境中一定的媒介,如空气、手、食物、日用品等。传染病可通过一种或多种途径传播,常见的传播途径如下:

1. 经空气传播　经空气传播有三种方式。

(1) 经飞沫传播:含有大量病原体的飞沫在患者呼气、咳嗽、打喷嚏、大声说话、打鼾时经口鼻排出。小的飞沫在空气中悬浮的时间不长。飞沫传播的范围仅限于患者或携带者周围的密切接触者。流行性脑脊髓膜炎、百日咳、流行性感冒等均可经此方式传播。拥挤的车站候车室、临时工棚、旅客众多的船舱、影剧院等是发生此类传播的常见场所。

(2) 经飞沫核传播:飞沫在空气悬浮过程中由于失去水分而剩下的蛋白质和病原体组成飞沫核,这种飞沫核可以在空气中悬浮较长时间,漂浮距离也较远,结核病、白喉、猩红热等可经飞沫核传播。

(3) 经尘埃传播:含有病原体的分泌物或飞沫落在地面,干燥后形成尘埃。易感者吸入后即可感染。凡耐干燥的病原体,如结核杆菌、炭疽杆菌芽孢均可经尘埃传播。

经空气传播的传染病流行特征:①传播广泛,传播途径易实现,发病率高;②可表现为季节性,冬春季高发;③在未免疫预防的人群中,发病呈现周期性升高,而免疫力持久的疾病,儿童多见；④发病与人群居住条件、人口密集程度等有关。

2. 经水传播　经水传播有两种方式。

(1) 经饮水传播：一般肠道传染病经此途径传播，如伤寒、霍乱、甲型肝炎、痢疾等。饮水被污染可能由于自来水管网破损污水渗入，或因地面污物被雨水冲刷而流入，或因粪便、垃圾落入及在水源中洗涤污物，直接或间接污染而引起疾病，经饮水传播的疾病常呈暴发流行。流行强度取决于水源类型、水受污染的强度及频度、供水范围、病原体在水中存活时间的长短、饮水卫生管理是否完善及居民卫生习惯等。其流行特征：病例分布与供水范围一致，有饮用同一水源史；除哺乳婴儿外，发病无年龄、性别、职业差别；水源经常受到污染时，病例可终年不断出现；停用污染水源或采取消毒净化措施后，流行或暴发即可平息。

(2) 经疫水传播：易感者接触含有病原体的疫水所引起的传播。病原体经过皮肤、黏膜侵入机体，引起感染，如血吸虫病、钩端螺旋体病等。

此类疾病的流行特征有：患者有接触疫水史；发病有季节性、地方性、职业性特点；大量易感人群进入疫区接触疫水可呈暴发或流行；加强疫水洁治措施和个人防护，可控制病例发生。

3. 经食物传播　经食物传播的传染病有肠道传染病、某些寄生虫病以及个别呼吸道疾病(如白喉、结核病等)。其传播方式为：一种是食物本身含有病原体；另一种是食物在不同条件下被污染。如1988年1至3月，上海市发生大规模甲型肝炎流行，急性甲型肝炎患者达30余万人，是当地居民生吃或半生吃受甲型肝炎病毒污染的毛蚶所致。食物是病原微生物生存的良好场所，在生产、运输、加工、贮存、饲养与销售的各个环节均可能被污染。

经食物传播的传染病的流行特征有：①患者有食用同一食物史，不吃者不发病；②易形成暴发，与吃污染食物的人数有关；③停止供应污染食物后，发病即可平息。

4. 经接触传播　经接触传播有两种方式：

(1) 直接接触传播：是指传染源与易感者直接接触所造成的传播，如性传播疾病、狂犬病。

(2) 间接接触传播：是指易感者接触了被传染源排泄物或分泌物污染的日常生活用品而造成的传播。许多肠道传染病、体表传染病及某些人畜共患病可通过间接接触传播。

经接触传播的流行特征有：①病例一般呈散发，可形成家庭或同室内传播；②无明显季节性，流行过程缓慢；③个人卫生习惯不良和卫生条件较差地区发病较多；④改善个人卫生习惯和环境卫生条件后，可减少或终止疾病的发生。

5. 经节肢动物传播　是指经节肢动物叮咬吸血或机械携带而传播传染病。其传播方式有两种。

(1) 机械携带传播：是指节肢动物只是机械携带、传送病原体，病原体在其体内或体表均不发育繁殖，如蟑螂、苍蝇携带肠道传染病病原体，传播细菌性痢疾、伤寒等。

(2) 生物学传播：是指病原体必须在节肢动物体内经过一段时间(外潜伏期)的发育繁殖后，传给易感者，如蚊、蚤、螨、蜱等传播疟疾、流行性乙型脑炎、丝虫病、登革热、回归热、森林脑炎等。

经节肢动物传播的流行特征有：具有明显的季节性、一定的地区性和职业性，发病年龄有差异，新疫区各年龄组发病无差异，老疫区多集中于儿童，发病率与节肢动物媒介密度呈正相关。

6. 经土壤传播　是指易感者通过各种方式接触了被病原体污染的土壤所致的传播。经土壤传播的传染病往往与病原体在土壤中的存活时间、个体与土壤接触的机会以及个人卫生条件有关,如蛔虫、鞭虫、钩虫等受精虫卵在人体内并不发育,只有随粪便排到土壤中经发育后的虫卵才具有传染性,赤脚下地在未加处理的人粪施肥土壤上劳动,易被钩蚴感染;儿童在泥土中玩耍,易感染蛔虫病;炭疽、破伤风等细菌的芽胞在土壤中可长期生存,可经破损的皮肤引起感染。

7. 医源性传播　是指在医疗、预防工作中,由于未能严格执行规章制度和操作规程,而人为地造成某些传染病的传播,称为医源性传播。医源性传播有两种类型:

(1) 经医疗器械和设备传播:是指易感者在接受治疗、预防或检验(检查)措施时,由于所用器械、针头、穿刺针、采血器、针筒、导尿管等受医护人员或其他工作人员的手污染或消毒不严而引起的传播,如乙型肝炎、艾滋病等。

(2) 经药品及生物制品传播:是指药厂或生物制品生产单位所生产的药品或生物制品受污染而引起传播,如我国曾报道血友患者因使用进口的第Ⅷ因子而感染 HIV。

8. 垂直传播　是指病原体通过母体传给子代的传播,又称母婴传播。主要传播方式有三种。

(1) 经胎盘传播:是指受感染的孕妇经胎盘血液使胎儿受感染,如风疹病毒、梅毒螺旋体、乙型肝炎病毒和麻疹病毒等。

(2) 上行性传播:是指病原体经孕妇阴道通过子宫颈口到达绒毛膜或胎盘引起胎儿感染,如葡萄球菌、链球菌、大肠埃希菌、肺炎球菌及白色念珠菌等。

(3) 分娩时传播:是指分娩过程中胎儿在通过严重感染的孕产道时可被感染,如淋球菌、疱疹病毒等。

以上前 7 种传播途径均是病原体在外环境中借助于传播因素而实现人与人之间的相互作用,故可将其统称为水平传播,与之相对应的是第 8 种垂直传播。

### (三) 易感人群

易感人群是指对传染病病原体缺乏特异性免疫力,易受感染的人群。人群作为一个整体对传染病病原体的易感程度称为人群易感性,通常人群易感性以人群中非免疫人口占全部人口的百分比表示。群体免疫水平高,即人群中免疫人口比例大,则人群易感性低,可控制传染病流行。

1. 引起人群易感性升高的主要因素　包括新生儿增加、免疫人口免疫力自然消退、易感人口迁入、免疫人口死亡和病原体发生变异等。

2. 引起人群易感性降低的主要因素　包括预防接种、传染病流行后、隐性感染后等。

## 二、影响传染病流行过程的两个因素

传染病的流行依赖于传染源、传播途径和易感人群三个环节的连接和延续,其中任何一个环节的变化都可能影响传染病的流行和消长。这三个环节的连接往往受自然因素和社会因素的影响和制约,而传染病的控制、预防和消灭也离不开这两类因素的作用。

### (一) 自然环境因素

自然因素包括气候、地理、生物、土壤等,其中气候和地理因素对传染病流行过程影响最明显。

1. 自然因素对传染源的影响　自然因素对动物传染源有明显的影响,特别是野生动物,因为自然疫源地的形成有赖于一定的地理和气候因素。如肾综合征出血热传染源黑线姬鼠,栖息在多草、潮湿地区;黄鼠有冬眠习性,多在春夏之交繁殖,秋季密度达到高峰,从而决定了黄鼠鼠疫及其引起的人间鼠疫流行的季节为4～10月份。

2. 自然因素对传播途径的影响　以节肢生物媒介作为传播途径时,自然因素的影响明显。因为媒介生物的地理分布、活动能力、季节消长以及病原体在媒介生物体内的发育、繁殖等均受自然因素制约。因此,流行性乙型脑炎、疟疾等由节肢动物媒介传播的传染病,有明显的地区性和季节性。气温影响环境中病原体的存活,如在冰中的伤寒杆菌可以越冬;雨量可影响病原体的传播,夏季暴雨引起的洪水泛滥,往往可使水型钩端螺旋体病暴发流行。

3. 自然因素对易感人群的影响　自然因素能影响人体受感染的机会及机体抵抗力,使传染病呈现时间分布的特点。如夏季气候炎热,人们喜食生冷食物,易发生肠道传染病;冬季寒冷,人们多在室内活动,增加了飞沫传播的机会,同时冷空气刺激呼吸道黏膜使血管收缩,引起局部缺血,致使上呼吸道抵抗力下降,从而使某些呼吸系统传染病的发病率增高。

### (二)社会环境因素

社会环境因素包括社会制度、生产活动、社会安定、生活条件、医疗卫生状况、经济发展、人口发展、文化水平、宗教信仰、风俗习惯、生活方式等。近年来新发、死灰复燃的传染病的流行,很大程度上受到了社会因素的影响。社会因素对传染病流行的三个环节均可以造成一定程度的影响。

1. 抗生素和杀虫剂的滥用使病原体和传播媒介耐药性日益增强　目前全球约有耐药结核杆菌感染者1亿,使结核病的传染源增加,并且不易被消除。

2. 城市化和人口爆炸使人类传染病有增无减　城市化造成贫富分化差距越来越大,居住环境拥挤、卫生条件恶劣、贫穷、营养不良、缺乏安全的饮水和食物,是传染病滋生与发展的温床。

3. 战争、动乱、难民潮和饥荒促进了传染病的传播和蔓延　如苏联的解体和东欧的动荡局势,使该地区20世纪90年代白喉严重流行。

4. 全球旅游业的急剧发展,航运速度的不断增快也有助于传染病的全球性蔓延。

5. 环境污染和环境破坏造成生态环境的恶化,滥砍滥伐改变了媒介昆虫和动物宿主的栖息环境,均可能导致传染病的蔓延和传播。

## 第二节　传染病的预防与控制

近年来全球传染病发病率大幅度回升,一些被认为早已得到控制的传染病又死灰复燃,同时又新发现了数十种传染病。因此,传染病的预防和控制仍是世界各国的一项重点工作任务。

### 一、传染病的预防措施

#### (一)经常性预防措施

1. 健康教育　健康教育可以提高人群预防传染病的知识水平,促使人们养成良好的行为和生活方式,减少受感染机会。健康教育是预防传染病最经济、最高效的重要措施,如艾滋病的健康教育就是目前艾滋病防治最有效的方法。

2. 改善环境条件　改善卫生条件是实现初级卫生保健的基本要求,消除外环境可能存在的疾病传播因素或使其无害化,是预防传染病的根本性措施。具体措施包括:对城乡公共卫生设施进行改造和改建;改善饮用水的卫生条件,保证用水安全;对污水、污物、粪便进行无害化处理;加强医疗机构、食品和公共场所的卫生监督;定期开展灭蝇、灭鼠工作等。

3. 国境卫生检疫　是指国境卫生检疫机关为了防止传染病由国外传入或者由国内传出,依照国境卫生检疫的法律、法规,在国境口岸、关口对入境、出境人员、交通工具、运输设备以及可能传播传染病的货物、邮包、行李等物品实施传染病检疫、监测和卫生监督、卫生处理的卫生行政执法行为。我国国境卫生检疫的传染病目前有三种:鼠疫、霍乱和黄热病,其检疫期限分别是:鼠疫6天,霍乱5天,黄热病6天。

### (二) 预防接种

预防接种是指根据疾病预防控制规划,利用疫苗,按照国家规定的免疫程序,由合格的接种技术人员给适宜的接种对象进行接种,以达到提高人群免疫水平,预防和控制传染病发生和流行的目的。

1. 预防接种的种类

(1) 人工自动免疫:又称人工主动免疫,是指将免疫原性物质接种到机体内,使人体产生特异性免疫的方法。其制剂有:减毒活疫苗、灭活疫苗、多联多价疫苗、类毒素。

(2) 人工被动免疫:是指将含有抗体的血清或其制剂直接注入机体,使人体立即获得抗体的免疫方法。其制剂有:免疫球蛋白、免疫血清(抗毒素)。

(3) 被动自动免疫:是指在接种被动免疫制剂的同时接种自动免疫制剂,使兼有被动及自动免疫的优点。一般只在有疫情的时候采用,多用于保护婴幼儿及体弱接触者。

2. 计划免疫与扩大国家免疫规划

(1) 计划免疫和扩大国家免疫规划:是应用免疫学的原理,根据疾病的疫情监测以及人群免疫的特点,制定科学的免疫程序,有计划、有组织地利用疫苗进行预防接种,以提高人群免疫水平,达到控制和消灭相应传染病的目的。2007年12月29日原卫生部印发了关于《扩大国家免疫规划实施方案》,该方案的主要内容包括:①在现行全国范围内使用的乙肝疫苗、卡介苗、脊灰疫苗、麻疹疫苗、百白破疫苗、白破疫苗等6种国家免疫规划疫苗基础上,以无细胞百白破疫苗替代百白破疫苗,将甲肝疫苗、乙脑疫苗、流脑疫苗、麻腮风疫苗纳入国家免疫规划,对适龄儿童进行常规接种;②在重点地区对重点人群进行出血热疫苗接种,发生炭疽、钩端螺旋体病疫情或发生洪涝灾害可能导致钩端螺旋体病暴发流行时,对重点人群进行炭疽疫苗和钩体疫苗应急接种。通过接种上述疫苗,预防乙型肝炎、脊髓灰质炎、结核病、百日咳、白喉、破伤风、麻疹、甲型肝炎、流行性脑脊髓膜炎、流行性乙型脑炎、流行性腮腺炎、风疹、流行性出血热、炭疽和钩端螺旋体病。

(2) 免疫程序:免疫程序是指对需要接种疫苗的种类、时间、剂次、次序、剂量、部位等做的具体规定。免疫程序是根据传染病流行特征、人群免疫应答能力、免疫水平的变化以及实施免疫预防的条件等多方面因素综合考虑后制定的。我国儿童免疫规划疫苗与免疫程序见表12-1。

表12-1　我国儿童疫苗免疫程序

| 疫苗 | 接种对象<br>月(年)龄 | 接种剂次 | 接种途径 | 备注 |
| --- | --- | --- | --- | --- |
| 乙肝疫苗 | 0、1、6月龄 | 3 | 肌内注射 | 出生后24小时内接种第1剂次,第1,2剂次间隔≥28天 |
| 卡介苗 | 出生时 | 1 | 皮内注射 | |
| 脊灰疫苗 | 2、3、4月龄,4周岁 | 4 | 口服 | 第1,2剂次,第2,3剂次间隔均≥28天 |

续表 12-1

| 疫苗 | 接种对象月(年)龄 | 接种剂次 | 接种途径 | 备注 |
|---|---|---|---|---|
| 百白破疫苗 | 3、4、5月龄，18~24月龄 | 4 | 肌内注射 | 第1、2剂次，第2、3剂次间隔均≥28天 |
| 白破疫苗 | 6周岁 | 1 | 肌内注射 | |
| 麻风疫苗 | 8月龄 | 1 | 皮下注射 | |
| 麻腮风疫苗 | 18~24月龄 | 1 | 皮下注射 | |
| 乙脑减毒活疫苗 | 8月龄，2周岁 | 2 | 皮下注射 | |
| A群流脑疫苗 | 6~18月龄 | 2 | 皮下注射 | 第1、2剂次间隔3个月 |
| A+C流脑疫苗 | 3周岁，6周岁 | 2 | 皮下注射 | 2剂次间隔≥3年；第1剂次与A群流脑疫苗第2剂次间隔≥12个月 |
| 甲肝减毒活疫苗 | 18月龄 | 1 | 皮下注射 | |
| 乙脑灭活疫苗 | 8月龄(2剂次)，2周岁，6周岁 | 4 | 皮下注射 | 第1、2剂次间隔7~10天 |
| 甲肝灭活疫苗 | 18月龄，24~30月龄 | 2 | 肌内注射 | 2剂次间隔≥6个月 |

3. 预防接种证(卡)管理　我国实行儿童预防接种证制度。

(1) 负责新生儿接生的单位，应在新生儿出生后24小时内，及时为其接种首针乙肝疫苗和卡介苗，同时填写《新生儿首针乙肝和卡介苗接种登记卡》。

(2) 预防接种证(卡)按照受种者的居住地实行属地化管理。在儿童出生后1个月内，家长或者监护人应持《新生儿首针乙肝疫苗和卡介苗接种登记卡》，到儿童常住地所在的预防接种单位，办理预防接种证。

(3) 户籍在外地的6岁及以下儿童在本地居住时间在3个月及以上，由居住地的预防接种单位及时为其建立预防接种卡，无预防接种证者需同时建立预防接种证。

(4) 接种单位对适龄儿童实施预防接种时，应当查验预防接种证，并按规定做好记录。接种医生在每次接种完成后，应在证(卡)上做好相应记录，并签名或盖章。

(5) 预防接种证由实施接种工作的人员填写。书写工整、文字规范、填写准确、内容齐全，时间(日期)栏(项)填写均以公历为准。

(6) 当儿童户口迁移或寄居(托、养)于其他地区时，应持预防接种证到负责该儿童免疫接种的预防接种单位办理迁出手续；之后，持证再到新迁入或寄居地区的预防接种单位登记，以继续接受各种疫苗的预防接种。

(7) 儿童入托、入学时，托幼机构、学校应当查验预防接种证，发现未依照国家免疫规划程序受种的儿童，应当向所在地的县级疾病预防控制机构或儿童居住地承担预防接种工作的接种单位报告，并配合疾病预防控制机构或者接种单位督促其监护人在儿童入托、入学后及时到接种单位补种。无预防接种证或未按照规定程序接种疫苗的儿童，必须补证或补种疫苗。

(8) 预防接种证由儿童家长或其监护人保管，接种单位应在接种证上加盖公章或预防接种专用章。

（9）接种单位至少每半年对责任区内儿童的预防接种卡进行一次核查和整理，剔出死亡、迁出或是未联系1年以上的儿童预防接种卡资料，由接种单位另行妥善保管。

（10）预防接种卡城市由接种单位保管，农村由乡镇防保组织保管。预防接种卡的保管期限应在儿童满6周岁后再保存不少于15年。

如果已经应用《儿童预防接种信息管理系统》进行计算机管理的预防接种单位，应按照有关规定，及时将预防接种证（卡）的有关信息录入计算机，并定期将免疫信息库中的接种资料以书面形式进行备份。实施儿童预防接种计算机管理地区，可以用儿童预防接种信息的电子档案逐步取代预防接种卡，但不得代替儿童预防接种证。

- 儿童预防接种个案基本信息未经儿童监护人同意，不得向其他人员提供。

预防接种卡的内容见表12-2。

表12-2 预防接种卡

编号□□-□□□□□

儿童姓名：_____ 性别：_____ 出生日期：_____年____月____日
监护人姓名：_____ 与儿童关系：_____ 联系电话：_____
家庭现住址：_____县（区）_____乡镇（街道）
户籍地址：1 同家庭现住址 2 _____省_____市_____县（区）_____乡镇（街道）
迁入时间：___年__月__日 迁出时间：___年__月__日 迁出原因：_____
疫苗异常反应史：_____
接种禁忌证：_____
传染病史：_____
建卡日期：___年___月___日       建卡人：_____

4. 预防接种禁忌证

（1）一般禁忌证：①急性感染性疾病正在发热者，应查明病因，待其治愈后再接种。②患银屑病、皮肤感染、严重皮炎、湿疹者，须待皮肤病痊愈后方可进行接种。③患有心脏病、肾炎、活动性结核病者。④脑或神经系统发育不正常，有脑炎后遗症、癫痫病者。⑤重度营养不良、严重佝偻病等免疫力低下者。⑥先天性免疫缺陷者。⑦过敏体质者及患哮喘、荨麻疹者。⑧正在腹泻者。⑨腋下或颈部淋巴结肿大者。

（2）特殊禁忌证：任何疫苗都有其特异的禁忌证，因此接种前必须仔细查看疫苗说明书，各种疫苗都有明确的规定，严格掌握禁忌证。不同疫苗能否同时接种，应依据以下几条综合考虑：①任何两种疫苗同时接种在不同部位，没有证据证明会增加不良反应的风险。但一次接种太多种疫苗，可能会引起免疫疲劳，不能达到预期的免疫效果。②灭活疫苗一般无免疫干扰，可同时接种。但为了避免接种后出现变态反应而难以查清是何种疫苗过敏，也可间隔时间分开接种。③两种都是注射用减毒活疫苗，可以同时接种在不同部位。若没有同时接种，则必须间隔28天才能接种。④丙种球蛋白与其他疫苗接种一般须间隔3个月以上。

5. 计划外预防接种　即国家免疫规划接种对象之外的人群进行预防接种，包括传染病流行季节前的预防接种和医护人员接种乙肝疫苗，从事畜牧、屠宰、肉类加工的工作人员应接种布鲁菌活菌苗等，也应合理安排接种时间，如传染病流行季节前的预防接种，一般应在流行季节前1个月内进行，使机体产生免疫力的时间恰好在历年发病的高峰时间；在脊髓灰质炎和流行乙型脑炎流行期间不应接种百日咳菌苗，以免促发接种者感染乙型脑炎和脊髓灰质炎或诱发潜在感染。

## 二、传染病的防疫措施

疫情防疫措施是指在疫情发生以后,为了限制传染病发生和流行的强度和范围,防止疫情蔓延所采取的各种措施。

### (一)我国传染病的分类与报告

目前,我国法定传染病分为甲、乙、丙 3 类,共计 39 种,其中甲类传染病 2 种、乙类传染病 26 种、丙类传染病 11 种。

甲类(2 种):鼠疫、霍乱。

乙类(26 种):传染性非典型性肺炎、艾滋病、病毒性肝炎、脊髓灰质炎、人感染高致病性禽流感、人感染 H7N9 禽流感、麻疹、肾综合征出血热、狂犬病、流行性乙型脑炎、登革热、炭疽、细菌性和阿米巴性痢疾、肺结核、伤寒和副伤寒、流行性脑脊髓膜炎、百日咳、白喉、新生儿破伤风、猩红热、布鲁氏菌病、淋病、梅毒、钩端螺旋体病、血吸虫病、疟疾。

丙类(11 种):流行性感冒(包括甲型 H1N1 流感)、流行性腮腺炎、风疹、急性出血性结膜炎、手足口病、麻风病、流行性和地方性斑疹伤寒、黑热病、包虫病、丝虫病、除霍乱、细菌性和阿米巴性痢疾、伤寒和副伤寒以外的感染性腹泻病。

各级各类医疗机构、疾病预防控制机构、采供血机构均为责任报告单位;其执行职务的人员和乡村医生、个体开业医生均为责任疫情报告人,必须按照传染病防治法的规定进行疫情报告,履行法律规定的义务。

责任报告单位和责任疫情报告人若发现甲类传染病和乙类传染病中的传染性非典型肺炎、炭疽中的肺炭疽患者或疑似患者时,或发现其他传染病和不明原因疾病暴发时,应于 2 小时内将传染病报告卡通过网络报告;未实行网络直报的责任报告单位应于 2 小时内以最快的通讯方式(电话、传真)向当地疾病预防控制机构报告,并于 2 小时内寄送出传染病报告卡。对其他乙、丙类传染病患者、疑似患者和规定报告的传染病病原携带者应在诊断后,实行网络直报的责任报告单位应于 24 小时内进行网络报告;未实行网络直报的责任报告单位应于 24 小时内寄送出传染病报告卡。

### (二)对传染源的措施

1. 对患者的措施　关键在于广泛开展卫生宣传,普及群众卫生常识,以增长群众识别传染病的能力。建立健全传染病报告网络,动员群众互报、自报;开展疾病普查、健康检查和卫生检疫等,做到早发现、早诊断、早报告、早隔离和早治疗。对确诊的传染病患者,按《中华人民共和国传染病防治法》的规定实施分级管理。

2. 对疑似患者的措施　对疑似患者,应尽早明确诊断,并按《中华人民共和国传染病防治法》的规定实施分级管理。

3. 对病原携带者的措施　对病原携带者应做好登记,并根据携带者的类型、病原种类进行管理,指导督促他们自觉养成良好的道德风尚和卫生习惯。在食品行业、服务行业及托幼机构工作的病原携带者必须暂离工作岗位,艾滋病、疟疾、乙型病毒性肝炎、丙型病毒性肝炎的病原携带者严禁作为献血员。

4. 对接触者的措施　接触者应该接受检疫,检疫期限从最后接触之日算起,相当于该病的最长潜伏期。对已经发生甲类传染病病例的场所或者该场所内的特定区域的人员,所在地的县级以上地方人民政府可以实施隔离措施,并同时向上一级人民政府报告;接到报告的上级人民政府应当立即作出是否批准的决定。上级人民政府作出不予批准决定的,实施隔离的人民政府应当立即给予解除隔离措施。

5. **对动物传染源的措施** 可根据动物所患传染病的种类及动物自身的经济价值采取不同的处理方法。对人类危害大且无经济价值的动物应予以消灭,如灭鼠;危害不大且有经济价值的病畜,应予以隔离治疗,同时做好家禽、家畜以及宠物的预防接种和检疫;危害性较大的病畜或野生动物,应予以捕杀、焚烧、深埋,如患疯牛病和炭疽病的家畜、患狂犬病的狗等。

### (三) 对传播途径的措施

对传播途径的措施主要是针对传染源污染的环境采取的措施。不同的传染病因其传播途径不同,所采取的主导措施也各不相同,如呼吸系统传染病主要是通过飞沫和空气传播,重点措施是空气消毒、加强通风及个人防护。主要采取消毒、灭鼠、杀虫等卫生措施消灭传播途径中的病原体和媒介昆虫。消毒是指用化学、物理、生物的方法杀灭或消除环境中致病微生物的一种措施,包括预防性消毒和疫源地消毒。预防性消毒是指对可能受到病原微生物污染的场所和物品施行消毒,如乳制品消毒、饮水消毒等。疫源地消毒是指对现有或曾经有传染源存在的场所进行消毒;其目的是消灭传染源排出的致病性微生物。

### (四) 对易感人群的措施

对易感人群的措施是提高易感人群的集体免疫力,保护其不受传染。

1. **免疫预防** 当发生传染病后,被动免疫和主动免疫是保护易感者的有效措施。如注射丙种球蛋白、胎盘球蛋白,可对预防麻疹、甲型病毒性肝炎、流行性腮腺炎等产生一定效果;发生麻疹、白喉流行时,可采取应急接种疫苗,但有些产生免疫力缓慢的疫苗(如伤寒疫苗、白百破疫苗),则不能在疫区进行应急接种,可在疫区外围尽早进行。

2. **药物预防** 药物预防在特殊条件下可作为应急措施,在某些传染病流行时,可以给予药物预防。由于药物预防作用时间短、预防效果不巩固、易产生耐药性,一般只对密切接触者使用而不做普遍用药。

3. **个人预防** 针对传染病的不同传播途径所采取的个人防护措施,如戴口罩、帽子、手套、鞋套、使用蚊帐和安全套等都可起到一定的防护作用。

(孙培培,孙　辉)

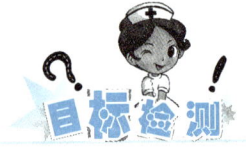

一、名词解释

1. 计划免疫
2. 传染源
3. 易感人群

二、选择题

1. 我国目前法定管理的传染病有三类 （　）
   A. 39 种　　B. 38 种　　C. 37 种　　D. 35 种　　E. 36 种

2. 构成传染病流行的三个基本环节是 （　）
   A. 传染源、传播途径、易感者　　　　B. 传染源、传播途径、易感人群
   C. 病原体、宿主、环境　　　　　　　D. 病原体、易感者、环境

E. 以上都是

3. 决定病人隔离期限的重要依据是 （　　）
A. 潜伏期　　　　　　　B. 传染期　　　　　　　C. 感染期
D. 临床症状是否消失　　E. 以上都是

4. 下列哪项不是生物媒介传染病的流行特点 （　　）
A. 病人的地区分布与生物媒介的分布一致
B. 均具有职业特点
C. 发病有年龄差别
D. 发病与季节性同生物媒介活跃季节一致
E. 一般无人与人之间的传播

5. 不引起人群对传染病易感性增高的因素是 （　　）
A. 免疫人口死亡　　　　B. 人群免疫力自然消退　　C. 新生儿增加
D. 预防接种　　　　　　E. 易感人口迁入

### 三、简答题

1. 试述我国计划免疫的内容。
2. 试述防止传染病扩散所采取的措施。
3. 简要回答传染病传播的途径有哪些。

# 第十三章 地方病的防治

## 学习目标

1. 掌握碘缺乏病的补碘措施。
2. 熟悉地方病的概念,碘缺乏病的发病原因和主要临床表现,地方性氟中毒的发病原因、主要临床表现和防治措施。
3. 了解地方病的分类、特征、预防与控制,碘缺乏病的流行特征和其他防治措施;地方性氟中毒的流行特征。
4. 能够运用预防医学的观点和方法开展对地方病的防治。
5. 具有在地方病流行区主动宣传地方病防治措施的意识和行动。

地方病(endemic diseases)是呈地方性发病特点的一类疾病,呈全球性分布,但主要分布在经济欠发达的国家和地区。我国是地方病流行较严重的国家。通过对地方病的分布及其病因和影响因素的研究,针对其制定有效的防治策略和措施达到最终控制地方病的发生和流行。

## 第一节 地方病概述

### 一、地方病的概念

地方病的概念有多种,我国第一套《百科全书地方病分卷》中对地方病的定义是:在某些特定地区内相对稳定并经常发生的疾病,通称为地方病。目前,适合我国地方病的定义是:呈地方性发病特点的一类疾病。

### 二、地方病的分类

按发病原因可将地方病分为如下四类:

1. **地球化学性地方病** 是地壳化学结构、水文地质、火山爆发等原因使土壤、地表或地下水中某些元素缺乏或过多引起的疾病,如碘缺乏病、饮水型地方性氟中毒等。

2. **自然疫源性地方病** 是指某些地区的自然界存在某病病原体与贮存宿主,在自然条件下该病在野生动物或禽畜间流行,人们因生产、生活与患病动物或携带病原体的媒介昆虫等接触而感染发病,如血吸虫病、鼠疫等。

3. 与特定生产、生活方式有关的地方病　如我国西南某些地区居民有在室内燃烧高氟煤的习惯,煤中的氟通过燃烧而污染了室内空气,再污染室内的粮食或蔬菜等,居民长期摄入污染了氟的食物和含氟超标的空气而致病。

4. 病因未明地方病　主要包括克山病、大骨节病、地方性变形性骨关节病(趴子病)等。这类地方病,一旦查明原因,即归入上述三类中。

### 三、地方病的特征

1. 该地区的各类居民,包括各类人群其发病率均高。
2. 在其他地区居住的相似的人群中,该病的发病率均低,甚至不发病。
3. 新迁入该地区的居民,经一段时间后,其发病率趋于和当地居民一致。
4. 居民迁出该地区后,发病率下降、患病症状减轻或自愈。
5. 除人之外,当地的易感动物也可发生同样的疾病。

该特征中最重要的是疾病的地方性,也就是在病区的人群发病,不在病区的则不发病。但对于潜伏期长的地方性砷中毒,中毒后在体内滞留时间长,在病区居住时可能没发病,离开后才发病,但一定有病区居住史。

### 四、地方病的预防与控制

1. 改革地方病管理体制　国家卫计委设有全国地方病防治办公室;各省、自治区、直辖市都建立了相应的管理机构。各省、自治区、直辖市还针对本地区情况设立了专业机构,组建专业队伍深入病(疫)区工作。

2. 建立地方病监测系统　牢固树立长期防治的思想,有计划、有系统、有规律地连续监测地方病消长趋势、影响因素和预防措施效果;通过经常性监测,收集、分析、提供地方病动态信息资料,研究地方病的流行规律,作出预报预测及评价防治效果。

3. 重点抓好地方病的一级预防　对病因明确的化学元素性地方病,补充环境和机体缺乏的元素,限制环境中过多的元素进入机体;对自然疫源性地方病,杀灭宿主、媒介昆虫和传染源,加强个人防护;对与特定生产、生活方式有关的地方病,要大力开展宣传教育,改良生产工艺、改变生活习惯和方式,减少有害物质的摄入。

## 第二节　碘缺乏病

碘缺乏病(IDD)是指不同程度的碘缺乏对机体不同发育时期所造成的损害,包括胎儿早产、死胎、先天畸形、单纯聋哑、克汀病、亚临床克汀病以及单纯性甲状腺肿。胚胎期至出生后2岁缺碘造成的损害后果最为严重,儿童期、青春期缺碘主要导致地方性甲状腺肿。

### 一、流行特征

1. 地区分布　碘缺乏病是一种世界性的地方病。我国是世界上IDD分布最广、病情严重的国家之一。我国大陆除上海市外,全国31个省级单位,包括新疆生产建设兵团,都有流行。地区分部规律呈现出山区多于平原,内陆多于沿海,乡村多于城市。

2. 人群分布　IDD的高危人群是0~2岁的婴幼儿、儿童和孕妇及哺乳期妇女。在碘缺乏病病区,甲状腺肿可见于任何年龄的人群,青春发育期发病急剧增加,40岁以后逐渐下降;性别上,除重病区外,一般女性患病率明显高于男性,而地方性克汀病的男女患病率无显著差别。此外,在有地方性甲状腺肿流行而无克汀病流行的地区,也有一定数量的亚克汀患者。

3. 时间分布  从长期趋势看,碘缺乏症的长期变异与防治措施的强化有直接关系。我国在食用碘盐后,碘缺乏症的患病率从11%降到现在的2%左右。

## 二、发病原因

1. 环境因素  碘主要来源于食物和水,当外环境中缺碘时,人体摄入量不足,导致缺碘。

2. 膳食因素  与IDD有关的膳食因素主要包括膳食中的蛋白质、维生素A、维生素C、维生素$B_1$、维生素$B_2$、维生素$B_{12}$和微量元素锌、硒等。这些营养物质不足时,可以加重IDD的流行。

3. 致甲状腺肿物质  某些物质可以干扰甲状腺素的合成、释放和代谢,加重碘缺乏而致甲状腺肿。致甲状腺肿物质通常来自于食物、饮水和药物三个方面。食物有胡萝卜、甘蓝、大豆粉、核桃、木薯等。饮水主要是含硫的有机物、污染水的微生物和水中的化学元素如钙、氟、锂等。药物有硫脲化合物、甲巯咪唑、过硫酸盐等。

4. 其他原因  环境中的工业毒物铅、汞、铀、铬、锰等都能影响甲状腺的形态和功能。有机氯农药也可引起甲状腺肿。饮水中的硝酸盐含量增加也可能导致IDD流行加重。多基因遗传可能对地方性克汀病的发生起一定作用。

## 三、主要临床表现

### (一)地方性甲状腺肿

地方性甲状腺肿是IDD的主要表现形式之一,起病缓慢,早期无明显临床症状,甲状腺轻、中度弥漫性肿大,质软,无压痛。严重者由于甲状腺肿大压迫气管和食管可出现气短、呼吸困难、声音嘶哑或吞咽困难等。甲状腺功能基本正常,但约5%的患者甲状腺代偿功能不足出现甲状腺功能减低,影响智力及生长发育。少数地方性甲状腺肿患者由于长期血清促甲状腺激素(TSH)水平增高,当补充碘后,甲状腺素合成过多,形成碘甲亢。

我国现行的地方性甲状腺肿诊断标准:①居住在地方性甲状腺肿的病区;②甲状腺肿大超过本人拇指末节;③排除甲亢、甲状腺炎、甲状腺癌等其他甲状腺疾病;④尿碘低于50 μg/L肌酐,甲状腺吸碘率呈"饥饿曲线"可作为参考指标。

### (二)地方性克汀病

地方性克汀病是严重缺碘地区最严重的IDD。多因孕妇、哺乳期妇女和婴幼儿期严重缺碘影响了胎儿和发育前儿童大脑皮质神经细胞的分化增殖,使大脑发育、机体生长明显滞后,患者有不同程度的智力低下、体格矮小、听力障碍、神经运动障碍及甲状腺功能低下和甲状腺肿,可归纳为呆、小、聋、哑、瘫。

地方性克汀病诊断标准:具备必备条件和辅助条件中的1项及以上。

1. 必备条件  ①出生、居住在碘缺乏地区。②具有不同程度的精神发育迟滞,智商(IQ)≤54。

2. 辅助条件

(1)神经系统障碍:①运动功能障碍(锥体系和锥体外系),包括不同程度的痉挛性瘫痪、步态、姿势异常,斜视。②不同程度的语言障碍(哑或说话障碍)。③不同程度的听力障碍。

(2)甲状腺功能障碍:①不同程度的身体发育障碍。②不同程度的克汀病形象:眼距宽、鼻梁塌、傻笑并伴有耳软、腹膨隆、脐疝。③不同程度的甲状腺功能低下的表现:黏液水肿、皮肤干燥、毛发干粗。

（3）实验室和 X 线检查:甲减时血清 TSH 高于正常、$TT_4(FT_4)$低于正常,$TT_3(FT_3)$正常或降低,亚临床甲减时,血清 TSH 高于正常、$TT_4(FT_4)$正常;X 线骨龄发育落后或骨骺愈合延迟。

亚克汀诊断标准:具备必备条件和两种辅助条件中的 1 项及以上。

1. 必备条件　①出生、居住在碘缺乏地区。②具有轻度的精神发育迟滞,智商(IQ)介于 55~69 之间。

2. 辅助条件

（1）神经系统障碍:①轻度或极轻度的神经系统损伤,表现为精神运动障碍和(或)运动技能障碍。②轻度的语言障碍或正常。③极轻度的听力障碍,电测听时,听力阈值升高,高频或低频有异常。

（2）甲状腺功能障碍:①轻度的体格发育障碍。②轻度骨龄发育落后或骨骺愈合延迟。③实验室检查:没有甲减;可发现亚临床甲减,或单纯性低甲状腺素血症(血清 TSH 正常、$TT_4$ 或 $FT_4$ 低于正常)。

### 四、防治措施

#### （一）补碘措施

在碘缺乏病病区应进行人群补碘,常见的补碘制剂有碘盐和碘油。

1. 碘盐　碘盐补碘的人群干预效果已被国际社会所公认。自开始以碘盐的方式补碘以来,凡坚持开展的国家和地区甲状腺肿患病率都大幅度下降,有的国家还宣布消灭了地方性甲状腺肿。

碘盐的含碘量应根据碘需要量、病区缺碘程度、每人每天食盐量以及当地致甲状腺肿物质危害程度等因素而定。一般认为每人每天摄入 100~200 μg 碘即可防止地方性甲状腺肿的发生。我国 2011 年前卫生部颁布的食用盐中碘含量的平均水平(以碘离子计)为 20~30 mg/kg。

2. 碘油　是用植物油与碘化氢加成反应而制得的有机碘化物,也称碘化油。通常用于难以推广碘盐的边远地区,作为碘盐干预的辅助措施,应用的对象主要是育龄妇女、孕妇、哺乳期妇女及 0~2 岁婴幼儿等特殊人群。

#### （二）碘缺乏病监测

为保证加碘食盐的碘含量,要经常抽查监测加碘食盐加工、批发、销售、入户、食用各个环节,同时注意加碘食盐的防潮、防晒、密闭保存。对人群进行定期调查,比较食用加碘食盐前后的人群甲状腺肿发病率的动态变化。

#### （三）其他措施

对于非缺碘性甲状腺肿流行区要查明原因,采取针对性防治措施,如减少食用促甲状腺肿物质含量高的食品;水中不缺碘而硬度过高时,选用软水水源或饮用煮沸过的水等。

## 第三节　地方性氟中毒

地方性氟中毒简称地氟病,是人体长期通过饮水、食物和空气等摄入过量氟而导致的全身慢性蓄积性中毒。主要临床表现为氟斑牙和氟骨症。根据氟的来源不同地方性氟中毒可分为饮水型、燃煤型和饮茶型。

## 一、流行特征

1. 地区分布　饮水型氟中毒遍布五大洲 50 多个国家，其中印度和中国流行最为严重。我国除上海市、贵州和海南省外，其他各省（直辖市、自治区）均有病区分布。燃煤污染型氟中毒目前重病区主要集中在我国的云南、贵州、四川三省交界的山区和重庆东部、湖南西部、湖北西部的山区。饮茶型氟中毒分布在有饮砖茶习惯的少数民族居住的地区，包括四川、西藏、青海、甘肃、新疆、内蒙古、宁夏等省区。

2. 时间分布　该病由于主要影响骨骼，而且需长时间作用，因此其发生与季节年份无明显相关。

3. 人群分布　婴幼儿发生氟斑牙较轻，主要表现为白垩样改变。恒牙氟斑牙发生在 7～8 岁以前一直生活在高氟环境的儿童。氟斑牙的发生无明显的性别、种族差异。氟骨症主要发生在成年，16 岁以后特别是 30 岁以后明显增加。通常男、女无明显差别，但不少地区女性多于男性，特别是重症患者多为女性，可能与生育哺乳有关。在四川饮茶型氟中毒病区男性多于女性，与男性饮茶量较大有关。

## 二、发病原因

地方性氟中毒发病的主要原因是当地岩石、土壤中含氟量过高，造成饮水和食物中含氟量高。不同类型的地方性氟中毒发病原因如下：

1. 饮水型氟中毒　是由于居民长期饮用高氟水所致。饮水型氟中毒分布最广、最常见。由于水源类型不同，高氟区可分为：①浅层泉水高氟区：我国主要分布在长白山以西，长江以北的广大区域；②深层高氟地下水地区：分布在渤海湾一带；③富氟岩石和氟矿床地区：主要是与当地存在的萤石矿、磷灰石矿或冰晶石矿有直接关系，如辽宁义县、浙江义乌市、河南洛阳市、内蒙古赤峰市、山东烟台、贵州贵阳市等地区；④地热和温泉高氟水地区：我国分布在东北到南方沿海地区一带。

2. 燃煤污染型氟中毒　是当地居民长期使用"无排烟道"的土炉或土灶，燃烧含氟量较高的煤用来取暖、做饭或烘烤粮食、蔬菜等，导致人体摄入过高的含氟量而引起的慢性中毒。主要分布在长江两岸附近及西南的边远山区。重病区集中在云南、贵州、四川交界的山区。

3. 饮茶型氟中毒　是由于砖茶中的含氟量很高，长期大量饮用，造成体内氟大量蓄积，而引起慢性氟中毒。主要分布在四川、青海、西藏、新疆、内蒙古、云南等省、自治区的少数民族地区。

## 三、主要临床表现

### （一）氟斑牙

氟斑牙是地方性氟中毒中最早出现的体征，出生并生长在病区者几乎均可患氟斑牙。

1. 釉质光泽度改变　牙釉质失去光泽，不透明，可见白垩样（粉笔状）线条、斑点、斑块，甚至白垩样改变也可布满整个牙面。

2. 釉质着色　牙釉质出现不同程度的颜色改变，呈浅黄、黄褐、深褐色或黑色的斑点、斑块，并以切牙着色较为严重。

3. 釉质缺损　缺损的程度不一，可表现为釉面细小凹痕，较大凹窝，以至浅层釉质较大面积剥脱，或涉及整个牙面。缺损可仅限于釉质表层，或深及牙本质，以致牙齿断裂、牙体外形不整。

## (二)氟骨症

是氟中毒重要的临床表现,以躯干、四肢运动受限和肢体变形为主。起病缓慢,由于骨骼的脱钙和肌腱、韧带的钙化,引起肢体变形、颈项强直,脊柱前弯受限制,呈现驼背畸形。四肢大关节屈曲固定,肌肉挛缩,失去随意运动的能力。患者自觉症状主要是四肢、脊柱酸痛,尤以膝、肘、腰多见。发病过程先是下肢关节痛,然后到腰和上肢。

## 四、防治措施

预防和控制本病的根本措施就是控制氟源,减少摄氟量。此外,减少氟的吸收、促进氟的排泄,增强人体的抗病能力等,也可以起到预防地方性氟中毒的作用。

1. 饮水型氟中毒的防治　降低饮用水氟含量,使之符合饮水卫生标准是根本有效措施。其方法分两大类:①改换水源,常用低氟水源包括深层地下水、低氟地面水、天然降水;②饮水除氟,目前主要采用的方法有铝盐混凝沉淀法、活性氧化铝吸附过滤法、电渗析法等。同时要做好改水降氟工程的管理与维护。

2. 燃煤污染型氟中毒的防治　防治总原则应坚持以改良炉灶、改善住宅建筑条件为主要措施,降低空气和食物氟污染,食物干燥过程中避免接触烟气,同时开展健康教育干预,减少总摄氟量等综合防治措施。

3. 饮茶型氟中毒的防治　包括:①研制、生产、销售含氟量符合国家标准的低氟砖茶;②茶叶降氟,主要采用物理方法降氟,茶叶颗粒越小越有利于茶氟的浸出,因此可将砖茶尽可能捣碎用 80 ℃热水洗茶一次,然后加水熬煮;③开展健康教育,改变饮茶习惯。

---

### 知识链接

#### 地方性砷中毒

地方性砷中毒是由于长期自饮用水、室内煤烟、食物等环境介质中摄入过量的砷而引起的一种生物地球化学性疾病。临床上以末梢神经炎、皮肤色素代谢异常、掌跖部皮肤角化、肢端缺血坏疽、皮肤癌变为主要表现,是一种伴有多系统、多脏器受损的慢性全身性疾病。

地面水中砷含量因地理、地质条件不同而差别很大,淡水中砷浓度在 0.01～0.6 mg/L 之间,海水中砷浓度在 0.03～0.06 mg/L。在地下水被开发利用的过程中,当流经含砷岩层时,大量的砷溶解于水中,致使含砷量升高,如砷矿区附近的地下水含砷量高达 10 mg/L 以上。某些湖泊、沼泽地区或沿海地区,由于土壤中砷的累积,致使地下砷浓度达 0.2～1.82 mg/L。我国继台湾、新疆地方性砷中毒研究报告之后,先后在内蒙古、山西、吉林、辽宁等省区发现了由于水砷浓度超标而引起人群健康危害的病例。

(张　阳)

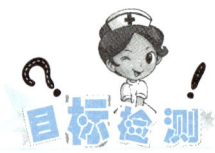

## 一、选择题

1. 下列哪种疾病不是我国纳入重点防治的地方病  （　）
   A. 大骨节病　　B. 炭疽病　　C. 碘缺乏病　　D. 克山病　　E. 鼠疫

2. 我国地方性碘缺乏病的流行特征是  （　）
   A. 城市少于乡村，内陆少于沿海，山区少于平原
   B. 成年男性高于女性
   C. 生育期妇女和青少年为高发人群
   D. 愈是病情严重的地区，甲状腺肿的发病年龄愈晚
   E. 重病区患病率性别差异较大

3. 下列哪项不是碘缺乏病的影响因素  （　）
   A. 有机硫化合物　　　　　　　　　　　　B. 蛋白质、维生素、微量元素摄入不足
   C. 高山缺氧　　　　　　　　　　　　　　D. 遗传因素
   E. 环境因素

4. 以下不是地方性甲状腺肿的诊断标准的是  （　）
   A. 居住在地方性甲状腺肿病区
   B. 甲状腺明显增大，超过受检者拇指末节
   C. 甲状腺功能检测异常
   D. 排除甲状腺功能亢进、甲状腺炎和甲状腺癌等其他甲状腺疾病
   E. 生活于存在致甲状腺肿物质的地区

5. 下列哪项不是判断地方病的依据  （　）
   A. 当地不同类型居民的发病率均高
   B. 外地类似居民的发病率均低
   C. 外地迁入该地的居民均不发病
   D. 迁出该地的居民发病率下降
   E. 当地动物中也可能发生类似疾病

## 二、简答题

1. 地方性碘缺乏病有哪些主要防治措施？
2. 简述地方性氟病的主要临床表现。
3. 地方性氟病有哪些主要防治措施？

# 第十四章 常见慢性非传染性疾病防治

## 学 习 目 标

1. 掌握高血压、恶性肿瘤、糖尿病、自杀的预防措施。
2. 熟悉心脑血管病、恶性肿瘤、糖尿病的主要危险因素,自杀、车祸发生的影响因素,吸毒的预防措施。
3. 了解心脑血管疾病、恶性肿瘤、糖尿病、自杀的流行特征,青少年妊娠的主要危害、社会根源及社会防治,吸毒的流行概况、危害及社会根源。
4. 能够对人群进行健康教育,做好心脑血管疾病、恶性肿瘤、糖尿病及社会病的三级预防。

慢性非传染性疾病简称慢性病,是指以生活方式、环境危险因素为主引起的肿瘤、心脑血管疾病、慢性阻塞性肺疾病、糖尿病等为代表的一组疾病。对人群生活质量和生命质量危害最大的是心脑血管疾病、糖尿病和肿瘤。随着人口期望寿命的延长、传染病的有效控制,慢性病占人口全死因的比例越来越高。防治慢性病的目的是:在人类生命的全程预防和控制慢性病的发生,降低慢性病的患病、失能及早亡,提高人群的健康水平和生命质量。

## 第一节 心脑血管疾病的防治

心脑血管疾病就是心脏血管和脑血管的疾病统称,最常见、最严重的是高血压、冠心病、肺心病、先天性心脏病、风湿性心脏病、心律失常、心肌疾病等。心脑血管疾病是一种严重威胁人类健康的疾病,特别是 50 岁以上中老年人健康的常见病,即使应用目前最先进的治疗手段,仍有 50% 以上的脑血管意外幸存者生活不能完全自理,全世界每年死于心脑血管疾病的人数高达 1 500 万人,居各种死因首位。

## 一、高血压的防治

### (一)高血压的流行特征

高血压是指由于心输出量和总外周阻力关系紊乱所导致的血流动力学异常,引起动脉收缩压和(或)舒张压持续升高的疾病。它既是一种世界性的常见疾病,又是其他心血管病的主要危险因素。

1. **高血压的流行病学特征** 高血压患病率在世界各国均高,其患病往往与种族、工业化程度、地区有关。目前全世界超过1/3的成年人有高血压,这一比率随着年龄增长而增长,在年龄超过50岁的人群中高达50%。调查结果显示,我国18岁以上居民高血压患病率为33.5%,据此估计患有高血压人数高达3.3亿,高血压患病越来越年轻化,25~34岁的年轻男性中高血压患病率高达20.4%。目前我国约有1.3亿患者不知道自己患有高血压,接受治疗的患者当中有75%没有达标。

2. **我国高血压的流行特点** ①高血压患病率逐年升高;②城市高血压患病率高于农村,农村高血压发病率正在快速上升,城乡差别明显减少;③高血压发病率北方高,南方低,且呈现自东北向西南递减的趋势;④男性高血压患病率高于女性,35~44岁人群高血压患病增长率男性为74%,女性为62%;⑤人群高血压知晓率、治疗率和控制率低。

### (二)高血压的主要危险因素

1. **遗传因素** 目前多数学者认为,高血压的发生与遗传因素有关,估计遗传对收缩压的影响为82%,对舒张压的影响为64%。

2. **超重或肥胖** 体质指数(BMI)、腰围/臀围比值与血压呈正相关。肥胖人脂肪多,这不仅引起动脉硬化,而且还因脂肪组织内微血管的增多,造成血流量增加。

3. **饮食因素** 高钠饮食可使血压升高,而低钠饮食可降低血压;钾、钙和镁食量过低、优质蛋白质的摄入不足,被认为是促使血压升高的因素之一。

4. **饮酒** 饮酒可升高血压。少量饮红葡萄酒,可能有预防冠心病的作用,但长期中度以上的饮酒,对血压会产生不良影响。

5. **体育活动** 体育活动过少可引起向心性肥胖、自主神经功能下降以及胰岛素抵抗,从而导致高血压发生。

6. **精神因素** 紧张的生活和工作节奏,长期精神紧张、愤怒、烦恼等不良情绪,以及生活的无规律,容易导致高血压的发生。

### (三)高血压的防治措施

1. **第一级预防** 主要对象是健康人群,主要措施是避免和控制危险因素,以减少发病率。具体措施为:

(1)减轻体重:保持理想体重,建议将体质指数控制在24以下。

(2)合理膳食:限制钠盐的摄入量,多食用新鲜水果、蔬菜,适当补充含钙高的食物,减少脂肪的摄入,补充适量优质蛋白质。

(3)限制饮酒:适度饮酒可以降低高血压和心脑血管疾病的发生,大量饮酒者高血压的发病率是非饮酒者的5~7倍。

(4)适当的体力活动和体育运动:坚持适度而有规律的体育锻炼,如慢跑、球类运动、游泳、健美操等以及体力劳动有助于减轻体重、降低血压和提高机体免疫力。

(5)保持良好的心理状态。

2. 第二级预防　主要对象是高危人群,主要措施是早发现、早诊断、早治疗。具体措施为:

(1) 规范化筛查:测量血压是高血压筛查最简单的方法,通过对社区人群进行规范化筛查,有利于高血压的早发现和早诊断,以便早治疗。

(2) 合理治疗:早期发现高血压后要及早治疗,同时教育患者积极配合治疗,防止随意中断治疗、减量、停药,以减少复发和加重。

3. 第三级预防　主要对象是患病病人,充分利用社区以及家庭资源,开展康复治疗和医护咨询,教育高血压患者要科学合理地安排自己的日常生活。如患者血压稳定且无明显并发症时,可进行适当运动,如快步走、慢跑、骑自行车、跳绳、游泳、打网球、打羽毛球等。当患者血压控制不好或有明显并发症时,只可进行较温和的运动,如做操、散步、打太极拳等。

## 二、冠心病的防治

### (一) 冠心病的流行特征

冠心病是冠状动脉粥样硬化性心脏病的简称,是由于冠状动脉功能性或器质性改变而引起的冠状动脉血流和心肌需求不平衡所导致的心肌缺血性心脏病。冠心病一般可分为五型:隐性冠心病(也称无症状心肌缺血)、心绞痛、缺血性心肌病、心肌梗死、猝死,其中以心绞痛和心肌梗死最常见。

1. 冠心病的流行病学特征　全世界不同的国家和地区冠心病的发病率和死亡率有着明显差异,差别可达10~15倍。据世界卫生组织公布的11个国家资料:30~69岁冠心病死亡率以北爱尔兰最高,芬兰次之,日本最低。与西方国家相比,我国的特点是脑卒中发病率高,冠心病则较低。大多数西方发达国家人群冠心病及脑卒中发病率呈下降趋势时,我国人群冠心病及脑卒中发病率却呈增加趋势,主要原因是:20世纪80年代以来,我国经济的高速增长以及人民生活水平的不断提高、人群体力活动减少、膳食结构不合理、体重上升、血清胆固醇升高、血压升高、男性吸烟率上升、生活节奏加快、社会心理压力加重等。国家统计局公布的2013年我国城乡居民疾病死亡率与死因,城市居民的心脏病死亡率为133.84/10万,是城市居民的第1位死亡原因;农村居民的心脏病死亡率为143.52/10万,也是农村居民的第1位死亡原因;据国家卫生统计年报资料显示,我国居民的冠心病死亡率持续上升,并且发病呈现年轻化趋势,35~64岁冠心病死亡人数明显增加。据世界卫生组织资料显示,我国的冠心病死亡人数已居世界第二位。

2. 我国冠心病的流行特点　①冠心病是中老年人的好发疾患,其发病率和死亡率随着年龄增长而逐年上升。一般认为男性年龄超过40岁冠心病的发病率随年龄的增长而升高,大约每增长10岁发病率上升1倍;②冠心病的发生季节多在冬春季;③冠心病的发病率北方高于南方、城市高于农村、男性高于女性、脑力劳动者高于体力劳动者。

### (二) 冠心病的主要危险因素

1. 高血压　高血压是发生冠心病的重要因素,无论是收缩压还是舒张压增高,都会使冠心病的危险性增高。国内外报道显示,高血压与冠心病存在正相关关系,血压越高,动脉粥样硬化程度越严重,发生冠心病或心肌梗死的可能性也就明显增高。

2. 血脂异常　血清总胆固醇水平与冠心病的发病率和死亡率成正比。高胆固醇血症患者发生冠心病的相对危险度为5。胆固醇在体内与蛋白质结合成脂蛋白,其中低密度脂蛋白胆固醇(LDL-C)为粥样斑块中胆固醇的主要来源,高密度脂蛋白胆固醇(HDL-C)与冠心病的发生呈负相关。

3. 行为生活方式

（1）吸烟：吸烟与冠心病存在明显联系，且随吸烟量的增加，其危险性也随之上升。因香烟中的一氧化碳造成的缺氧，可损伤动脉内膜，促进动脉粥样硬化的形成，而香烟中的尼古丁可刺激血管收缩，使血管内膜受损，亦可引起冠状动脉痉挛，诱发心绞痛和心肌梗死。

（2）高脂饮食：可使患冠心病危险性增加，调查发现冠心病高发地区人们的饮食中往往富含脂肪，尤其是肉类和乳制品。

（3）酗酒：大量饮酒不仅会使血压升高，而且会使血凝时间缩短，促进血栓形成，使冠心病的相对危险度上升。

（4）缺乏运动：缺乏体育锻炼的人患冠心病的危险度是正常活动量者的 1.5～2.4 倍，且与冠心病的危险性呈等级相关。

4. 糖尿病　冠心病是糖尿病患者最常见的并发症，有糖尿病的高血压患者，患冠心病的几率较无糖尿病的高血压患者高一倍。

5. 肥胖　超标准体重的肥胖是冠心病的危险因素。肥胖能使血压和血清胆固醇升高。国外研究显示：体重增加 10%，血压平均增加 0.86 kPa(6.5 mmHg)，血清胆固醇平均增加 18.5 mg。35～44 岁男性体重增加 10%，冠心病危险性增加 38%；体重增加 20%，冠心病危险性增加 86%。

6. 危险因素的联合作用　冠心病是由多种因素综合作用引起的疾病。上述危险因素越多，动脉粥样硬化、冠心病发病或发生并发症的可能性越大。

（三）冠心病的防治措施

1. 第一级预防　控制和消除产生冠心病的危险因素，如高血压、高脂血症、肥胖、吸烟、糖尿病等，是预防冠心病发生的根本措施。具体措施为：

（1）降低血压：血压升高、高胆固醇血症以及吸烟被认为是冠心病最主要的三个危险因素。

（2）降低血清胆固醇：实验表明，只有维持较长时间的理想胆固醇水平，才能达到预防冠心病的发病或不加重冠心病的目的。建议主要通过非药物途径在人群中预防血脂升高。

（3）戒烟限酒：应采取各种措施向无烟社会迈进，例如，禁止青少年吸烟，提倡中老年人戒烟。

（4）预防和控制肥胖：主要是减少热量的摄入和增加运动量，尤其是肥胖者应严格限制吃高脂肪和高糖的食物，多吃富含纤维素和维生素的蔬菜和水果，防止能量的过分摄取。

（5）适度运动：经常性地参加适当的体育锻炼可以减轻体重，增强心血管的功能，可以预防糖尿病的发生。

2. 第二级预防　如果冠心病已经发生，尚未出现引起自己注意的症状，而早期发现、早期治疗，可有效阻止病情的发展。

（1）冠心病患者的自我报警：凡突发上腹或胸部疼痛、胸闷、心慌、气短、精神不振、疲乏、烦躁、头晕等症状，一定要到医院进行检查，一经确诊，及时治疗。

（2）高危人群定期检查：凡有以下六项内容之一者，可视为冠心病的高危人群：高脂血症者；高血压者；多年吸烟史者；肥胖者；糖尿病者；有冠心病家族史者。高危人群应每年进行一次检查。

3. 第三级预防　冠心病患者实行有计划合理治疗和积极的自我保健相结合的对策，是防止冠心病病情复发和恶化的关键。

### 三、脑卒中的防治

#### (一)脑卒中的流行特征

脑血管疾病是指脑供血系统血管病变引起的一过性或持久性脑血液循环障碍所引起的疾病。临床上分为急性和慢性两种,急性脑血管病在临床上又称为脑卒中或脑中风。脑卒中是指脑部血液供应障碍引起的一组突然起病,以局灶性神经功能缺失为共同特征的急性脑血管疾病。脑卒中可分为出血性卒中(脑出血和蛛网膜下腔出血)和缺血性卒中(脑梗死、脑栓塞)两大类。

1. 脑卒中的流行病学特征　脑卒中是全球范围内第二致死原因和成人致残的主要原因。随着人口的老龄化,脑卒中的患者数及其致残的负担在将来势必急剧增加,仅次于缺血性心脏病,已经成为全世界面临的重大问题,对发展中国家来说是一个巨大的挑战。脑卒中发病率各地区不同,而且多个研究结果显示,发展中国家和欠发达地区发病率更高。国家统计局公布的 2013 年我国城乡居民疾病死亡率与死因,城市居民的脑血管病死亡率为 125.56/万,是城市居民的第 3 位死亡原因;农村居民的脑血管病死亡率为 150.17/10 万,是农村居民的第 2 位死亡原因;据世界银行预测,假如不采取有效措施,中国脑卒中发病病例数会直线上升。至 2030 年,中国将有 3 177 万脑卒中患者,脑卒中防控形势将非常严峻。

2. 我国脑卒中的流行病学特点　①北方地区脑卒中的发病率、死亡率明显高于长江以南,且由南向北的梯度趋势递增,其中黑龙江省尚志县朝鲜族居民的发病率比广西壮族居民发病率高 6 倍,死亡率高 9 倍;②中国居民中脑出血的发生率大大高于欧美人。在一些欧美发达国家,脑出血的发生率占所有卒中的 10%～15%,而我国脑出血的发生频率为 30%～40%,个别高发区(如长沙市)高达 50%;③脑卒中的患病率、发病率城市居民高于农村人群,但死亡率城乡差别不大。

#### (二)脑卒中的主要危险因素

1. 高血压　高血压是脑卒中最主要的、独立的危险因素。在任何年龄组,血压升高程度与脑卒中的发病危险性均呈正相关,其作用并不随年龄增长而衰减。

2. 心脏病　心脏病与脑卒中的关系非常密切。风湿性心脏病、冠心病、高血压性心脏病、先天性心脏病以及各种原因所致的心律失常等均可增加脑卒中特别是缺血性卒中的危险。有心房纤颤者发生卒中的危险性增加 5 倍。冠心病患者发生脑梗死的机会也比无冠心病者高 4～6 倍。

3. 糖尿病　研究证实糖尿病是缺血性脑卒中的危险因素。肥胖者易合并高血压、冠心病、糖尿病等,可增高脑卒中的危险性。

4. 吸烟　吸烟容易引发缺血性卒中,吸烟量较大的男性发生脑卒中的危险性是非吸烟者的 3 倍。吸烟还可引起蛛网膜下腔出血,其危险度随着吸烟量增加而上升。

5. 酗酒　少量饮酒并不增加脑卒中的危险,但长期过量饮酒,尤其是酗酒则容易诱发出血性脑血管病。

6. 血脂异常　高血脂对脑血管的危险性比冠心病稍弱,但高血脂与低密度脂蛋白浓度同时升高,是缺血性脑卒中不容忽视的危险因素。

#### (三)脑卒中的防治措施

1. 第一级预防　通过干预高危致病因素,以降低脑卒中的发病率。具体措施为:

(1) 控制盐摄入，降低血压：盐摄入量与高血压所致的脑卒中死亡率呈正相关，降低血压可以有效地降低脑卒中的发生率。

(2) 合理饮食：提倡低盐、低脂肪、低热量的饮食，并以富含蛋白质、维生素、微量元素、膳食纤维的食物为主。

(3) 限制饮酒，严格戒烟。

(4) 增加运动，控制体重。

(5) 合理安排工作和生活，劳逸结合。

(6) 保持良好的心理状态。

2. 第二级预防 一旦有脑卒中的前期征兆，应早发现、早诊断、早治疗，及时就医，防止脑卒中病情加重，对于改善患者的预后，防止并发症具有重要意义。脑卒中的前期征兆包括：①突然头晕；②肢麻、面麻、舌麻；③说话吐字不清；④突然一侧肢体活动不灵活或无力；⑤头痛程度突然加重；⑥精神状态发生变化；⑦原因不明的跌倒；⑧嗜睡；⑨一时性视物不清。如遇脑卒中昏迷者，患者的家人朋友要做到：将昏迷的患者就地平卧，解开患者的衣领，把患者的头偏向一侧；马上拨打急救电话；不给患者任何药物，谨防病情加重；一定要尽快将患者送到就近的医院。

3. 第三级预防 为了减少脑卒中的后遗症，应尽早进行康复训练，加快和促进脑卒中患者各方面的康复，同时避免原发病的复发。康复训练的主要内容包括康复医疗、训练指导、心理疏导、用品用具的使用、知识普及、咨询宣教等方面，以尽可能恢复或补偿患者缺损的功能，增强其参与社会生活的能力，提高其生活质量。

## 第二节 恶性肿瘤的防治

恶性肿瘤，就是通常所说的癌症，是指细胞不仅异常快速增殖，而且可发生扩散转移的肿瘤。当前恶性肿瘤威胁着人类的健康与生活，已成为全球人群发病和死亡的主要原因，给国家、社会、家庭以及个人都带来了难以估量的损失，造成大量劳动力的损失及社会资源的大量消耗。恶性肿瘤的预防与控制已成为世界各国无法回避的公共卫生问题。

### 一、恶性肿瘤的流行病学特征

近年来，恶性肿瘤的总体发病情况在世界各国呈上升趋势，但其中个别癌种在部分国家和人群中有所下降。据统计，2012年全球共新增癌症病例1 400万，820万人死于癌症。新增癌症病例有近一半出现在亚洲，其中大部分在中国。中国新增癌症病例高居世界第一位。在肝、胃、食管和肺等4种恶性肿瘤中，中国新增病例和死亡人数均居世界首位。目前，全球癌症负担不断加重，未来20年每年新发癌症病例将达到2 200万，同期癌症死亡数将上升到1 300万。受人口增长和社会老龄化影响，发展中国家的癌症数量不断攀升，全球60%的病例发生在非洲、亚洲、中美洲以及南美洲地区，并且占全世界癌症死亡数的70%。

世界癌症报告估计，2012年中国癌症新发患者数为306.5万，约占全球发病的1/5；癌症死亡人数为220.5万，约占全球癌症死亡人数的1/4。《2012中国肿瘤登记年报》显示，全国肿瘤登记地区恶性肿瘤发病第一位的是肺癌，死亡第一位的是肺癌，其次为肝癌、食管癌、胃癌和结直肠癌。根据国际癌症研究署预测，如不采取有效措施，到2020年，我国癌症发病数和死亡数将上升至400万人和300万人；到2030年将上升至500万人和350万人。

我国癌症流行特点:①癌症呈现明显上升趋势,居各类死因之首。目前癌症死亡人数比30年前增长了1倍多,总的增长趋势为农村大于城市。②严重威胁我国人民生命健康的癌症主要有胃癌、食管癌、肺癌、肝癌、大肠癌、宫颈癌、乳腺癌、白血病和鼻咽癌。③我国癌谱以消化道恶性肿瘤为主,除宫颈癌、鼻咽癌和食管癌等癌症的死亡率有所下降外,其他部位恶性肿瘤均呈上升趋势。其中,肺癌、乳腺癌和白血病相对增幅较大。④我国癌症死亡率男性高于女性,其性别之比是1.68:1,高于一些欧美国家。⑤癌症死亡率最高的是上海、江苏等地区,最低是云南、贵州、四川、湖南、广西等地区。⑥中国城乡癌症死亡情况存在差异,农村癌症死亡率水平与城市相当,但调整后高于城市。癌症分类构成在城乡分布不同,一方面,城市居民的食管癌、胃癌、肝癌、宫颈癌的死亡率低于农村;另一方面,城市肺癌、乳腺癌、肠癌、膀胱癌等的死亡率高于农村。

## 二、恶性肿瘤的主要危险因素

1. 环境因素　世界卫生组织指出,人类恶性肿瘤的80%~90%与环境因素有关,其中最主要的是与环境中的化学因素有关。环境因素根据性质可分为物理因素、化学因素和生物因素。

(1) 物理因素:物理致癌因素有电离辐射、紫外线、机械性和外伤性长期慢性刺激等,其中以电离辐射最为重要。电离辐射可引起多种恶性肿瘤,如白血病、皮肤癌、肺癌、骨肉瘤、甲状腺癌等;紫外线可引起皮肤癌。

(2) 化学因素:化学致癌物数量多,人群接触广、时间长、作用复杂,环境化学物质可通过污染空气、水源、土壤和食物,最终危及人类健康或引起恶性肿瘤。目前已证实可对动物致癌的环境化学物有100多种,通过流行病学调查证实对人类有致癌作用的达70多种。

(3) 生物因素:世界上有15%~20%的肿瘤与病毒有关。目前认为与人类恶性肿瘤关系较密切的有:乙肝病毒引起肝癌,幽门螺杆菌可引起胃癌,EB病毒可引起鼻咽癌。

2. 行为生活方式

(1) 吸烟:吸烟与1/3的癌症有关。吸烟可引起肺癌、喉癌、口腔癌、咽喉癌、胃癌、食管癌、肾癌和膀胱癌等。吸烟与肺癌的关系最密切,而且大量资料证实肺癌与吸烟量、吸烟时间、开始吸烟的年龄、戒烟的年限等都有明显的剂量反应关系。

(2) 饮酒:饮酒与口腔癌、咽癌、喉癌、胃癌、食管癌、直肠癌有关。长期饮酒可导致肝硬化,继而可能与肝癌有关。饮酒又吸烟者可增加某些恶性肿瘤发生的风险。

(3) 饮食:世界癌症研究基金会研究报告指出,膳食结构不合理、缺乏运动锻炼是导致癌症发病的主要原因。如过多摄入精制食物、"三高一低"(高脂肪、高蛋白、高能量和低纤维素)饮食与结肠癌、乳腺癌、前列腺癌和胰腺癌有关;食物粗糙、营养素摄入不足、习惯硬食及烫食可促发食管癌和胃癌。

3. 社会心理因素　大量的研究证明社会心理因素与癌症发病有关。负性事件、好生闷气、不成熟因子、掩饰因子、C型性格等是癌症发病的危险因素。

4. 遗传因素　目前,已发现数十种为显性或隐性遗传的肿瘤和肿瘤综合征,不过,大多数肿瘤属于多基因遗传范畴,即由遗传因素与环境因素相互作用的结果。与遗传关系较为密切的癌症有:乳腺癌、肺癌、结肠癌、鼻咽癌、胃癌、视网膜母细胞瘤。

5. 职业因素　据估计,在我国恶性肿瘤中,职业肿瘤在全部恶性肿瘤中占5%。目前已公认的职业致癌物有19种,与工作环境关系较密切的"职业癌症"包括:①肺癌:石棉、砷加工、镉、煤焦油等相关工业;②膀胱癌:制铝、制革、品红制造等行业;③鼻咽癌:接触甲醛、石棉粉、异丙醇、芥子气等行业以及制革业;④淋巴瘤及白血病:接触苯(如印刷业)、氯乙烯、X射线等行业;⑤肝癌:接触砷、氯乙烯的工人。

### 三、恶性肿瘤的防治措施

#### (一)第一级预防

是指促进健康及减少危险因素,防止癌症的发生。其具体措施为:

1. 加强防癌健康教育,增强个人防癌意识。
2. 保护良好的生态环境,防治和消除致癌物质污染。
3. 倡导健康的生活方式,减少致癌因素,如不吸烟、不酗酒等。
4. 保持乐观开朗的情绪。
5. 消除职业性致癌因素,识别职业高危人群,尽量防止职业性接触,对经常接触致癌因素的职工进行定期体检,及时诊治。

#### (二)第二级预防

是指通过筛检癌前病患或早期癌症病例,做到"三早",即:早发现、早诊断、早治疗。自我检查是早期发现癌症的重要措施之一,可以发现浅表和检查方便部位的肿瘤。如发现血管上皮重度增生、胃黏膜的不典型增生、化生和萎缩性胃炎、慢性肝炎和肝硬化、支气管上皮的增生和化生、结肠息肉等,应引起高度重视,注意密切随访,积极治疗。

#### (三)第三级预防

积极治疗患者,减少并发症,防止致残,提高生存率、康复率以及减轻由癌症引起的疼痛。一旦诊断为癌症,首先是尽快治疗,治疗方法有手术治疗、放射治疗、化学治疗或免疫治疗等;其次是术后康复,康复过程中需要营养支持、体育锻炼、心理治疗。在肿瘤晚期可能遇到严重的疼痛问题,医生应给予专业镇痛处理。

## 第三节 糖尿病的防治

糖尿病(DM)是由于胰岛素分泌不足和(或)胰岛素的作用不足(靶组织细胞对胰岛素敏感性降低)引起的以高血糖为主要特点的全身性代谢紊乱性疾病。临床上分为四种类型,即:1型糖尿病、2型糖尿病、妊娠糖尿病和特殊型糖尿病,其中发病最多的是2型糖尿病。

### 一、糖尿病的流行特征

近年来,随着生活水平的提高、饮食结构的改变、生活节奏的日趋紧张以及缺乏运动的生活方式等诸多因素,全球糖尿病发病率和患病率增长迅速,糖尿病已经成为继肿瘤、心血管病变之后第三大严重威胁人类健康的慢性疾病。为了评估糖尿病对全球的影响,为国际社会、各国政府和医疗机构制定针对糖尿病的政策提供依据,国际糖尿病联盟(IDF)定期根据全球糖尿病流行病学和卫生经济学研究的最新数据更新"IDF糖尿病地图"。2013年国际糖尿病联盟(IDF)最新统计显示,全球糖尿病在20~79岁成人中的患病率为8.3%,患者人数已达3.82亿,其中80%分布在中等和低收入国家,并且在这些国家呈快速上升的趋势。到2035年,估计全球将有近5.92亿人患糖尿病。2013年全球共有510万人死于与糖尿病相关的疾病,占所有死亡人数的8.39%,该年糖尿病的全球医疗花费达5480亿美元,占全球医疗支出的 11%。在对各个国家和地区的发病率和发病趋势的估计中,中国 2013 年糖尿病的患病人数为 9 840 万,居全球首位,其次是印度(6 510 万)、美国(2 440 万),IDF 估计,到 2035 年中国的糖尿病患病人数将达到 1.43 亿,仍然居于全球首位。

据 2010 年杨文英教授等在《新英格兰医学杂志》上发表的一项中国 14 省糖尿病流行病学调查结果,我国成人糖尿病的患病率为 9.7%,据此估算我国当时已有糖尿病患者 9 240 万,居全球之首,同时,糖尿病前期的糖耐量受损人群达到了 1 亿 4 千 8 百万人,糖尿病已经开始在 20～39 岁中国年轻人中流行,每年有 100 万糖尿病新增病例。糖尿病患者人数增速迅猛与我国居民生活水平提高、不健康的生活方式增加有着密不可分的关系。

## 二、糖尿病的主要危险因素

1. **遗传因素** 父母是糖尿病患者,其子女罹患糖尿病的可能性比较大。并且 1 型和 2 型糖尿病都有遗传。家系调查显示,糖尿病一级亲属的患病率较一般人群高 5～21 倍。

2. **超重与肥胖** 肥胖是 2 型糖尿病最重要的易患因素之一。其发病机制是由于脂肪细胞变得肥大,脂肪细胞膜上的胰岛素受体密度变小,同时对胰岛素的敏感性降低,从而易发生糖尿病。据调查,60%～80% 的成年糖尿病患者都属于肥胖体型。

3. **膳食因素** 饮食中高脂肪、高热量的成分大增,直接造成身体脂肪的过度堆积,成为糖尿病发病率上升的主要诱因。

4. **缺乏体力活动** 体力活动影响葡萄糖代谢,马拉松运动员的血糖水平及糖耐量中,胰岛素水平比同样体重未经训练的人低,说明训练或体育活动可以增加胰岛素敏感性;反之,严重的体力活动减少,如卧床休息,容易导致胰岛素升高和糖耐量异常。

5. **糖耐量受损** 糖耐量受损(IGT)是指患者血糖水平介于正常人血糖值和糖尿病患者血糖值的一种中间状态。IGT 是 2 型糖尿病的高危险因素,IGT 诊断后 5～10 年进行复查时,大约有 1/3 的人发展为 2 型糖尿病。

6. **高血压** 许多研究发现,高血压患者发展为糖尿病的危险比正常血压者高。高血压与 2 型糖尿病常常并存,这类患者比较容易患上心脑血管和肾脏并发症。

7. **病毒感染** 在糖尿病的发病诱因中占非常重要的位置,特别是病毒感染是 1 型糖尿病的主要诱发因素。许多病毒(如柯萨奇 B 病毒、腮腺炎病毒、风疹病毒等)感染后可引起胰岛炎,损伤了胰岛 D 细胞,导致胰岛素分泌不足而发生糖尿病。另外,病毒感染后还可使潜伏的糖尿病加重而成为显性糖尿病。

8. **自身免疫** 90% 的 1 型糖尿病新发病例血浆中有胰岛素细胞自身抗体。很多学者认为,糖尿病是由自身免疫机制导致胰岛 β 细胞破坏所引起的一种慢性疾病。

9. **血脂异常** 血脂是将来发生 2 型糖尿病的一项重要的预测指标,而且是糖尿病患者发生心脑血管并发症的重要危险因素。糖尿病伴随有脂蛋白的运输、合成和代谢异常。

10. **精神因素** 工作压力大的人由于精神长期高度紧张,造成肾上腺素分泌过多,从而引起血糖、血压的持续增高。

11. **吸烟** 吸烟引发糖尿病的机制可能与通过改变体内脂肪分布,对胰岛 β 细胞的毒害作用有关。吸烟会增加糖尿病患者尤其是急性心肌梗死和周围血管疾病的危险性。吸烟有致血脂和脂蛋白变化的不良作用。

### 三、糖尿病的防治措施

#### （一）第一级预防

主要对象是一般人群，目的是纠正可控制的糖尿病危险因素，预防糖尿病的发生。主要措施包括：

1. 对人群进行健康教育，提高全社会对糖尿病危害的认识。
2. 提倡健康的生活方式，加强体育锻炼，增加体力活动；保持膳食平衡，多吃富含纤维素和维生素的新鲜水果和蔬菜，避免过多的能量摄入，预防和控制肥胖。
3. 戒烟、限酒。
4. 治疗高血压，改善血脂异常。

#### （二）第二级预防

主要对象是高危人群。通过社区筛查尽量做到糖尿病的早发现、早诊断和早治疗，预防糖尿病的发生和进展。筛查试验包括空腹血浆葡萄糖（FPG）检验和 75 g 口服葡萄糖耐量（OGTT）试验，社区筛查中 FPG 检验更适用。对筛检的糖尿病患者和 IGT，应该进行积极治疗，控制血糖，预防并发病的发生。

#### （三）第三级预防

延缓与防治糖尿病的并发症。对已诊断的糖尿病患者，除了控制血糖，同样还要控制心血管疾病的其他危险因素。通过健康教育提高患者对糖尿病的认识，采取合理的治疗手段，对血糖进行自我监测，通过规范的药物治疗、饮食治疗和体育锻炼，控制血糖水平，预防并发症的发生，提高生命质量。对已发生并发症的患者主要采取对症和康复治疗，防止病情恶化和伤残，减少糖尿病的致残率和死亡率，改善糖尿病患者的生活质量。

### 知 识 链 接

**糖尿病治疗的五驾马车**

糖尿病治疗的五驾马车是指糖尿病治疗不是单一的治疗，而是综合治疗。综合治疗包括：饮食、运动、药物治疗、血糖监测、病人健康教育。

1. 饮食控制　主要是控制总热量，要求进食低脂肪、高碳水化合物、适量蛋白质，高纤维素膳食。
2. 运动疗法　循序渐进，量力而行。
3. 药物治疗　包括口服降糖药，如磺脲类、双胍类阿卡波糖、胰岛素及中医药。
4. 血糖的自我监测。
5. 健康教育　让病人了解糖尿病知识，懂得如何把治疗融入日常生活中，怎样观察血糖、尿糖，如何饮食，何时应寻求医生的帮助等。充分的健康教育可促进糖尿病的良好控制。

## 第四节 社会病的防治

"社会病"是介于"社会问题"与"越轨行为"之间的一个概念,但更接近于"社会问题"。社会病是指社会因素起着决定作用,与现代生活方式与行为模式密切相关的社会病理现象。随着社会的现代化不断进步,各种各样的社会问题不断涌现出来。

目前主要社会病有自杀、车祸、吸毒、青少年妊娠,还有酗酒、啃老、网瘾、仇富等。社会病直接或间接地影响人群健康,也是导致其他健康问题的重要根源,一般须采取社会防治措施才能加以控制。社会病不仅是社会问题,也是健康问题或公共卫生问题,需要从医学特别是公共卫生的角度进行干预。

### 一、自杀

自杀是个人在意识清楚的情况下,自愿地,而不是被别人逼迫地采取伤害、结束自己生命的行为。或者说,自杀是由社会心理冲突产生的一种蓄意终止自己生命、有目的、有计划的自我毁灭性行为。根据自杀的结果的不同,可以将自杀分为两类:自杀死亡和自杀未遂。前者无须解释,后者虽然采取了自杀的行动,但由于采用的方法不足以致死,或者由于自杀时被救活而没有导致死亡结局。在死亡的意愿方面,一般来说自杀死亡者中死亡愿望强者比自杀未遂者要多;但也并不尽然,在自杀死亡者中,也有死亡意愿并不强烈者。

#### (一)流行特征

据 WHO 估计,在过去五十多年,自杀率上升了 60%。最新统计表明,全世界每天有 3 000 多人死于自杀,每年约有 100 万人死于自杀,而自杀未遂者则是它的 10~20 倍。据统计,我国平均每年自杀死亡的人数为 28.7 万人。在全国,自杀死亡者占全部死亡人数的 3.6%。

1. 地区分布　自杀地区分布与地理环境、生活方式、民族风俗习惯以及居民素质等有关,呈现一定的分布特点。从全球看,北欧和东欧是自杀高发区,横跨欧亚大陆的中国、俄罗斯、日本、孟加拉等国构成了另一个自然高发带。从中国自然地区分布看,长江流域形成了一条高发自杀带。从城市与乡村自杀率比较看,发达国家大多为城市高于乡村,而中国的自杀率是乡村远远高于城市,农村的自杀率是城市的 3 倍,即全国 75% 的自杀发生在农村。

2. 人群分布

(1) 性别:在世界上大多数国家,自杀死亡的男女性别比例一般为 3∶1,男性高于女性;自杀未遂者多是女性高于男性。而在我国女性自杀率比男性高 25% 左右,主要是农村年轻女性的自杀率较高造成的。

(2) 年龄:几乎所有的国家,自杀的风险都随年龄而增长,大部分自杀行为都发生在成年人中,在 15~34 岁年龄组自杀是第一死亡原因,自杀死亡人数最多的群体集中在年龄为 20~24 岁的年轻人,很多国家 85 岁以上的老年人自杀率最高。

(3) 职业:不同职业自杀率有所不同。中国妇女自杀率较高与农村妇女文化水平普遍偏低有一定关系。自杀病学家认为社会地位高的资本家、商人自杀率远远高于社会地位低的工人和农民。中国曾有过大量关于自杀职业分布的报道,从科学性较强的文献中得知我国自杀高危人群是学生、失业者、待业者、小贩、家庭主妇、工人和农民等。

(4) 婚姻状况:研究发现不论男女,已婚者自杀率最低,在男性自杀中,男性离婚者自杀率最高,其次为丧偶和未婚者。在女性自杀中,女性离婚者自杀率也最高,丧偶与未婚者自杀率均较低(美国型)。中国香港自杀率最高的是离婚者,未婚、单身和寡居者则较低。

(5) 宗教信仰:宗教信仰对自杀有抑制作用。犹太教认为自杀是比杀人还不可宽恕的行为,所以信犹太教的自杀率较低。基督教继承犹太教的传统,反对自杀和杀人。伊斯兰教严禁自杀,因此非洲和阿拉伯国家的自杀率很低。佛教则宽容自杀或不反对自杀;中国佛家修行,最后把死亡看作是极乐世界;亚洲中国、日本自杀率较高,泰国是佛教国家,但自杀率甚低。

(6) 精神疾病:西方国家的许多研究表明,自杀者中精神疾病的患病率高达 90% 以上,而我国因精神障碍而自杀的人却远远低于其他国家。

3. 时间分布　自杀高发季节,农村是夏季(6、7、8月),城市亦是夏季(5~9月)最为多见。国外有报道,自杀高峰在春季和夏季。美国的自杀多在星期一;中国广西农村调查发现星期三自杀最多,星期二、星期五较少,但一周七天差异不显著。国外报道,夜晚自杀多于白天,中国农村自杀白天多于夜晚,进一步研究发现,自杀好发时刻是上午 9 时和晚上 9 时前后。

(二) 影响因素

自杀行为是一种复杂的社会病理现象,国内外对此进行了广泛的研究,影响因素可概括为生物、心理、社会三个方面。

1. 生物学因素　与自杀有关的生物因素包括遗传因素、机械损伤、神经异常和严重的疾病等。研究发现,在同一家庭中,自杀有一定聚集性,有自杀家庭史者是自杀的高危人群。研究发现,自杀行为与生物钟有关,在智力、体力、情绪三种生物节律中,只有情绪节律与自杀有统计学联系;女性自杀与月经周期有一定关系;青少年自杀有出生创伤者比对照组高 3 倍,出生创伤可致脑神经受机械性损伤,从而影响神经元的生长发育和神经递质的释放。精神病或精神异常是导致自杀的重要原因。

严重的疾病晚期,如恶性肿瘤病人,常因对治疗失去信心,或因不堪忍受严重病痛的折磨而导致自杀,尤其是老年人更容易发生。

2. 心理因素　人的一生中都要经历身心剧变的时期,人的生理及心理发生明显改变,在情绪不稳定时,一旦遇上激发事件或不良刺激,常诱发自杀。常表现为:①厌世感,如怀才不遇、忍辱负重、屈服于外界压力、受到不公正待遇等,失去学习和生活乐趣,把自己看成是"多余的人"而自杀;②极乐感,如择偶受干扰,或第三者插足家庭,为与第三者共同实现"生不能成夫妻,死同穴"的"极乐世界"而自杀;③罪孽感,如平时作恶多端,横行霸道,罪行累累,深知法网恢恢,罪责难逃,为了逃脱法律的惩罚而畏罪自杀;④失落感,如对于一向"广播有声,报纸有名"的名人,若屡遭挫折,名落孙山,容易自认为"无颜面对江东父老"而自杀;⑤冲动感,如家庭夫妻之间、父子之间、兄弟之间、叔伯之间,或在工作单位同事之间和社会的邻里之间,由于争吵怒气难消,尤其是自感"吃亏"或"气不过"时,容易出现由于一时感情冲动丧失理智而自杀;⑥从众感,如一些平日称兄道弟,讲"江湖义气"的青少年,一旦为首者产生自杀的念头,其他成员易盲从而自杀。

3. 社会因素　在自杀中起重要作用。社会不稳定、经济困难、失业、社会风气颓废、家庭不和以及人事关系紧张等,常使人产生孤僻、自卑、绝望,从而导致自杀。与自杀密切相关的人际冲突主要包括婚恋冲突、家庭人际关系冲突以及社会人际关系冲突。青年人自杀大多由婚恋纠纷与冲突所致,失恋、单相思、被遗弃、未婚先孕、第三者插足、离婚等造成心理创伤与痛苦,进而走向极端。家庭内部人际关系冲突和社会人际关系冲突是造成自杀的诱发因素与导火线。

### (三)预防措施

WHO呼吁全社会包括医疗、教育、警务、司法、劳动、宗教、法律、行政和媒体在内的社会各方面协调行动,关注引发自杀的原因和途径,共同采取综合措施,防范自杀行为的发生。

1. 一般措施

(1) 提高心理健康素质:①普及心理卫生常识,采用广播、电视、科普小册子、报纸、墙报、公众讲座等形式广泛地向社区人群宣传心理卫生知识;②对于中小学生开设针对性较强的心理卫生课,使学生初步了解自己的心理,学会各种生活技能;③建立社区心理咨询和心理保健系统,开展心理咨询和心理保健工作,使处于心理危机的个体能够及时得到专业性的支持和帮助。

(2) 普及预防知识:要采取各种形式开展关于预防自杀知识的宣传和教育,使人们了解自杀的危害,懂得识别基本的自杀危险信号,对有自杀意念或自杀未遂史的患者,能够采取同情而不是歧视的态度。

(3) 减少自杀的机会:加强对常见自杀手段的管理,以达到减少自杀的目的。①加强武器管理,特别是枪支的管理;②加强有毒物质的管理;③加强对危险场所的防护和管理,特别要对多发自杀行为的大桥、高楼、风景名胜地进行针对性强的管理。

(4) 建立专门机构:世界上许多国家成立了各种专门的预防自杀机构,如自杀预防中心、救难中心、危机干预中心、生命线等,利用便利的电话、互联网进行危机干预和自杀预防。

(5) 加强人员培训:许多研究表明,自杀患者常首先求助于初级卫生保健机构或综合性医院,发展中国家尤为如此。然而,大多数医务人员对自杀行为缺乏必要的了解。因此,要加强对相关医务工作者和心理咨询工作者的培训。

(6) 控制自杀个案的媒体报道:由于近年来大众传播媒介的长足发展,自杀案例的报道几乎可以深入到现代社会的每一个角落。与此相对应的是,部分新闻机构和新闻工作者为了满足社会公众的猎奇心理以提高其影响和销量,大量、详细报道自杀案例,特别是知名人物如明星、社会名流、政界要人、青少年偶像的自杀行为,结果导致一些青少年模仿,出现"维特效应"。国家应制定法律或法规,严格限制报道此类事件,特别限制对自杀方法的报道。

2. 特殊人群预防措施 精神疾病,特别是抑郁症、精神分裂症恢复期、酒瘾、药瘾患者是自杀的高危人群之一,是自杀的预防重点。对每一位精神病患者,不管是门诊患者还是住院患者,都应该进行系统的自杀危险性评估。对于有严重自杀意念者,特别是严重的抑郁症患者,应劝其住院治疗,必要时可在国家政策、法律支持下强制住院。医务人员应将患者的情况,特别是自杀危险性与患者家属进行沟通。

(1) 住院精神病患者:除常规治疗外,住院精神病患者的自杀预防应注意如下几个方面:①病房安全措施:包括清除一切可能用于自杀的工具,建立及时发现自伤和自杀患者的机制,严格有关管理制度等;②对每一个住院患者进行系统的自杀危险性评估;③与患者讨论自杀问题;④制定严格的住院探视、出院管理制度;⑤取得家属、亲人和朋友的重视和支持;⑥出院时,对今后的自杀预防作出计划,安排早期随访。

(2) 社区精神病患者:在国外,由于社区精神病患者的自杀率较高,所以有学者提出应把社区作为精神病患者自杀预防的重点。预防的原则:①系统评估自杀的危险性并计入档案中;②组织适当的社会支持体系;③定期监测患者自杀的危险性;④选择毒性较小的治疗药物,限制每次的处方量,药物不能由患者保管,要有家属监督;⑤为患者及家属安排 24 小时支持体系。

3. 大中学生自杀的预防措施　大中学生是一个特殊群体,在心理方面,大多处于从不成熟向成熟发展的过程,学习和就业压力大,当前我国部分大学生还存在突出的经济压力,因此,近年来大学生的自杀问题有增加的趋势,且其自杀现象社会影响较大,因此已引起社会各界的关注。主要的预防措施有:

(1) 改革教育和管理体制,合理安排学习负担,尽量缓解学生经济压力。

(2) 培养学生积极向上的人生观和价值观。

(3) 开展心理健康教育,提高学生的心理健康素质,包括分析问题和解决问题的能力。

(4) 从入校开始即建立心理健康档案,并定期进行复查。

(5) 建立心理咨询机构,由经过专业培训的工作人员向患者提供咨询,有条件的学校应建立危机干预热线。

(6) 建立合适的专业咨询和转诊机制。

(7) 培训学生管理干部和学生干部,建立自杀行为的监测体系。

## 知 识 链 接

### 维特效应

维特效应即自杀模仿现象。1774 年德国文学家歌德发表了一部小说,名叫《少年维特之烦恼》,该小说讲述的是一个青年因失恋而自杀的故事。该小说有着异常强烈的时代精神,它所提出的问题带有时代的普遍启蒙意义。小说发表后,造成极大的轰动,不但使歌德在欧洲名声大噪,而且在整个欧洲引发了模仿维特自杀的风潮,"维特效应"因此而得名。为此,好几个国家将《少年维特之烦恼》列为禁书。如 2010~2011 年间,富士康科技集团出现员工连环跳楼事件,尽管富士康及社会各界给予此事莫大的重视,但跳楼事件似乎愈演愈烈。有学者认为,跳楼事件具有"传染性",如果任由发展必将一发而不可收,这正是所谓的"维特效应"。

## 二、车祸

车祸是道路交通事故的简称。其包括在公路上行驶(包括运、行、放、停)过程中发生的碰撞、碾压、翻覆、落水、失火或驶出路外造成人畜伤亡、车物损坏的事故。车祸是意外伤害的一种形式,在意外死亡中占 50%。车祸不仅对人类的健康造成了巨大损失,造成的经济损失也是不可估量的。同时,车祸导致的伤亡给伤亡者家属、亲友带来精神创伤,可导致一系列的心身疾病,如心血管疾病、脑血管疾病、消化性溃疡、精神疾患,甚至恶性肿瘤。

### (一) 影响车祸发生的因素

车祸的发生是由生物、心理、社会等多种因素综合作用的结果,其中心理、社会因素对车祸的发生、发展起着决定性的作用。

1. 自然环境因素　自然环境因素包括气候、地理、地域等方面,如雨、雪、雾等,寒冷环境、高温环境、路况、路线等。

2. 生物因素

(1) 年龄与性别:一些资料显示,15～44 岁是车祸死亡的高发年龄组,且男性车祸致死率是女性的 15 倍。男性驾驶员的车祸密度较女性稍低;但男性驾驶员发生致死性车祸的危险性是女性的 3 倍,这是由于男性暴露程度高的缘故。无论男女,青少年(35 岁以下)驾驶员的致死性车祸发生均是 55 岁以上年龄段驾驶员的 3 倍,其原因主要与青少年车祸密度高及危险行为多造成的。

(2) 生理条件:驾驶员的健康状况对车祸的发生影响很大。驾驶员视力不好、应急和判断能力偏低,尤其是驾驶过程中急性病发作,如癫痫发作、突发性头痛、头昏、眼花等与车祸的发生密切相关。有研究资料表明,患有癫痫、脑血管疾病和糖尿病的司机车祸发生率是其他司机的 2 倍。

(3) 生物周期:人体的生物周期分为体力周期、智力周期及情感周期。这三个周期从出生时开始,持续一辈子而没有很大变化。根据体力、情绪和智力的不同变化分为高潮期、低潮期和临界期。在高潮期人们感到体力旺盛,头脑灵敏,具有解决复杂问题的能力。当人生物节律处于临界期或低潮期时,就会感到体力不济,注意力不集中,判断力下降,思维迟钝,如对高速行驶的车辆和复杂的路况作出错误的判断和错误的动作,这是导致车祸的重要原因之一。有资料表明月经周期与车祸的发生也存在着很强的联系。

(4) 驾驶技术:驾驶员技术水平低、经验不足是车祸发生的重要原因之一,许多研究都表明驾龄与车祸发生率成负相关。驾驶员驾龄越短,经验越不丰富,应急能力越差,车祸发生率相对就越高。

3. 心理与行为因素　研究表明,应激性生活事件与车祸有关,对车祸负有责任的司机应激性生活事件比对照组多,这些司机有较多的心理障碍症状。一般来说,车祸的发生与以下心理、行为因素有关。

(1) 个性心理特征:是个人带有倾向性、本质的、比较稳定的心理特征(气质、性格、兴趣、爱好、能力)的总和。曾有研究发现,发生车祸的司机性格特征、心理反应类型与其他司机存在显著差异,车祸的发生与好胜、铤而走险的个性心理有很大的关系。

(2) 生活事件:一项研究将因车祸而住院的司机分为两组,一组是车祸的责任者,另一组是车祸的非责任者,然后进行生活事件量表测试和一般健康调查。结果表明,责任组经历的生活事件比非责任组多,差异具有显著性意义。特别是在车祸发生前 3 个月内,责任组比非责任组经历的应激性生活事件明显要多。还有研究表明责任司机所发生的生活事件主要与夫妻感情破裂、离婚、丧偶、婚恋问题有关。可见,重大生活事件的刺激是引起车祸发生的重要原因之一。

(3) 不良行为的影响:酗酒对司机的操作能力有决定性的影响,这一点在许多实验室和现场的研究中都得到证实。药物的滥用引起车祸,国外曾有许多报道,部分肇事驾驶员在车祸发生前曾使用过兴奋剂或麻醉剂。吸烟对车祸也有影响,配对调查结果表明,有吸烟习惯的司机夜间车祸发生率明显比对照组高。

4. 社会经济　由于经济发展水平的不同,不同国家和地区车祸的发生存在明显的差异,发达国家每千人口机动车车辆远远高于发展中国家,机动车车祸发生率也高于发展中国家,但发展中国家机动车车祸死亡率却远远高于发达国家,几乎为发达国家的 10 倍以上。在发展中国家,随着人口的急剧增长、社会经济的发展及车辆的剧增,车祸发生率有明显增加的趋势。不同国家车祸发生水平的明显差异,反映了公路条件、交通管理以及社会经济状况对车祸的影响。

### (二)车祸的控制和预防

由于世界各国经济发展水平和社会文化的差异,同一干预措施在不同的国家可能产生不同的结局。因此,应从本国实际出发,选择综合效果好的干预措施予以实施。

1. 交通立法

(1) 强迫使用安全带和头盔:1975 年,美国几乎各州都实施了强迫使用安全带的法规;使用安全带与不使用安全带的致死性车祸之比为 1:3.35。一般来说,司机使用安全带,时速在 60 英里(1 英里=1.609 3 km)以内发生的撞车事故不会导致死亡。许多研究表明,使用安全带可以减少撞车事故中 50% 的死亡。使用头盔被证明是保护骑车人免受伤害的最为有效的干预措施。有研究表明,骑摩托车不戴头盔者其头部受伤概率是戴头盔者的 2.5 倍。

(2) 其他重要法规:由于酗酒造成的车祸占全部车祸的 30%~50%,因此,世界各国都非常重视酒后行车的检查和预防。车祸发生后,一般要对司机的血液中乙醇浓度做常规检查。2011 年 2 月 25 日第十一届全国人民代表大会常务委员会第十九次会议通过自 2011 年 5 月 1 日起施行的《中华人民共和国刑法修正案(八)》,对醉驾者将追究其刑事责任,在道路上醉酒驾驶机动车辆的,处拘役,并处罚金。

2. 教育培训 以教育的手段促使人们认识车祸危害的严重性,加强对司机及公众的交通安全知识的学习和宣传。预防车祸的有效方法之一是在学校进行驾驶和交通安全知识教育。提高执照司机的操作能力有利于减少车祸的伤亡,应对司机进行严格的技术考核、培训、宣传教育、监督与管理。

3. 改善交通条件 为了减少车祸,应在公路标志、信号、监理及汽车的设计制造方面进行大量研究。目前新问世的保护机动车乘员的措施有安全气囊和儿童安全座椅,能够有效地增加乘员的安全。许多工程师正在设计完全由电子设备操作的原型汽车,将大大减少司机的操作。此外,改进路况,科学利用道路都有助于减少车祸的发生。例如,新建、扩建高质量的道路,增修地下通道或过街天桥,在城市繁华区用护栏把行人和行车道分开,能有效地减少车祸对行人的伤害。

4. 车祸的急救 建立指挥灵敏、反应快捷、高效的院前急救指挥系统,可减少车祸的致残率和死亡率,降低居民潜在的寿命损失。急救指挥系统在车祸发生后,可及时将伤员送到合适的医院进行抢救。院前急救系统包括急救和急诊室。急救指挥中心系统简称"120",是从事院前急救指挥调度的急救中心。它通过"120"急救电话、计算机网络系统和无线通讯设备,将院前患者与医院联系起来,从而达到迅速、有效地救治损伤患者的目的。

### 三、青少年妊娠

青少年妊娠是指在法定结婚年龄以前所有的妊娠现象,包括意外怀孕和无意怀孕。一般为未婚的 18 岁以下的少女发生的性行为及过早妊娠的现象。自 20 世纪 70 年代以来,世界上很多国家出现青少年性行为和初次性经历趋向低龄化的问题。我国随着改革开放的深入,人们的性观念和性行为也发生的重大改变,尤其是青少年。据 WHO 最新报道,每年约有 1 600 万 15~19 岁的少女和约 100 万 15 岁以下的少女分娩,每年约有 300 万 15~19 岁的少女进行不安全堕胎,妊娠和分娩期间的并发症是全球 15~19 岁少女死亡的第二大原因。

## (一) 青少年妊娠的主要危害

1. 青少年妊娠严重影响少女健康　尽管在现代社会中,女性月经初潮提前至12～13岁,但并不表明女孩的生理发育已经达到可以怀孕的程度。从月经初潮到18岁的青少年的身体仍处于发育阶段,这段时间过早地发生性行为引起妊娠,常常导致高危妊娠甚至出现严重的并发症。青少年妊娠容易导致流产、习惯性流产、感染、宫颈糜烂、不全流产、子宫破裂、出血死亡及人工流产后精神障碍等,造成成年后的性功能障碍,甚至失去生育能力。由于缺乏卫生知识,青少年罹患性病、艾滋病的比率也比较高。

2. 青少年妊娠造成各种心理创伤　青少年的性行为大多是在非正常环境下进行的,性行为发生时的心理紧张可能导致各种性功能障碍。由于未婚少女的性行为、妊娠和怀孕与社会文化规范相违背,所以她们必须面对来自社会和家庭的巨大压力,给青少年带来长期的精神心理创伤。由于青少年的性行为大多不是建立在坚实的两性感情基础上,在大多数情况下,承担性行为各种后果的主要是少女,如怀孕、社会歧视及生育小孩的照护。与此同时,由于少女的心理发育还未达到成熟的程度,她们的心理应付机制还很幼稚,社会支持系统也不完善。在长期的精神压力下,青少年怀孕可出现各种各样的精神病,包括各种人格障碍、情感性精神障碍、神经症,个别少女甚至因此而自杀。

3. 青少年妊娠带来各种社会问题

(1) 由于青少年妊娠,很多青少年失去了受教育的机会,难以获得必需的职业技能,成年后难以适应社会。有研究表明,发生性行为越早的女性,出现酗酒、卖淫、犯罪、离婚的情况越多。

(2) 青少年妊娠严重阻碍了计划生育国策的落实,增大了计划生育工作的压力。

(3) 由于母亲受教育程度偏低,青少年妊娠出生的子女缺乏一个完整、健全的家庭,影响到他们的健康成长。

## (二) 青少年妊娠的社会根源

1. 生理成熟与心理和社会成熟时间差扩大　性行为既是一种生理需要,又是一种心理需要。由于生活条件的改善,近几十年来,青少年的躯体发育年龄有逐年提前的趋势,在青少年的生理成熟(特别是性成熟)与他们的心理成熟和社会成熟之间的时间差有逐渐扩大的趋势。

2. 性观念开放　现代社会中性观念越来越开放是青少年妊娠的重要社会原因。在20世纪60年代,美国等西方国家出现了大规模的妇女解放运动和性解放运动,妇女的性观念发生了很大的变化。性观念改变导致的色情文化和性消费文化的泛滥,也使青少年有了更多的机会接受性刺激,进一步促使了青少年性冲动的产生。

3. 性禁锢　在我国以及世界上其他一些地区仍然存在的性禁锢观念同样对青少年的性行为和青少年妊娠产生重大的影响。由于受传统性禁锢观念的影响,学校和父母总觉得不应该或者不能把性知识直接教给青少年。我国高校直到最近才默认大学生的恋爱行为,绝大多数中学生没有开设性知识教育的课程。青少年对性有神秘感,阻碍他们形成正确的性观念,不懂得如何控制自己的性冲动,不懂得性行为的后果,不知道如何去防范性行为导致的各种问题。

## (三) 青少年妊娠的社会防治

青少年妊娠是一个社会问题,需要社会、学校和家庭的共同努力才能进行有效的防范。

1. 提高全民族的文化教育水平　有研究表明,父母的文化程度与青少年适应不良行为,包括青少年妊娠有着密切的关系。提高父母的文化教育水平,可以使其子女有较好的成长环境,有机会接受较多的学校教育。与此同时,要强化九年义务教育的实施,尽量降低青少年的失学率。

2. 要在全社会形成健康的性观念和性道德　包括培养良好的社会道德风尚,鼓励积极健康向上的文化精神,清除色情文化对青少年的影响等。家庭成员如父母要对青少年的行为,包括性行为起表率作用,树立严肃地对待生活的榜样。要关注同辈团体和亚文化对青少年行为的不良影响,教师和家长要通过积极的学校教育和家庭教育,主动引导青少年的社交活动向健康的方向发展。

3. 打破性禁锢,加强性知识教育　通过性知识教育,让广大青少年了解自己的生理发育规律,了解过早的性行为可能造成的后果,促进青少年的心理成熟和社会成熟,掌握安全性行为的基本知识。

### 四、吸毒

吸毒是指通过吸食、注射等各种途径使用能够影响人的精神状况但为法律所禁止拥有和使用的化学物质的行为。在医学上,能够影响人类心境、情绪、行为或者改变意识状态,并具有致依赖(成瘾)作用的物质被称为精神活性物质,也称为成瘾物质(药物)。人们使用这些物质的目的在于获得或保持某种特殊的心理、生理状态。吸毒是流行于全球的现代社会病,其流行之广、危害之大,超过其他任何社会病。在人类最难对付的杀手中,毒品已位列第三,仅次于心脏病和癌症。

#### (一) 流行概况

根据《2014年世界毒品报告》,2012年全球的毒品相关死亡人数估计超过18万,相当于15~64岁的人口中每100万人就有40人因毒品死亡。美洲、欧洲、大洋洲人群因吸食大麻所致病而寻求治疗的人数一直在显著增加,亚洲和欧洲寻求治疗的吸毒者中滥用最严重的主要毒品是阿片剂。在中国,毒品滥用的形势近年来发生变化,目前主要滥用的有冰毒、K粉、摇头丸等人工化学合成的致幻剂、兴奋剂类。数据显示,中国青少年占吸食新型毒品人员的86%。

《2014年中国毒品形势报告》显示,截止到2014年底,中国累计发现、登记吸毒人员292.5万名,参照国际上通用的吸毒人员显性与隐性比例,实际吸毒人数超过1 400万,其中35岁以下青年比例占7成。从地域分布来看,中国毒品犯罪现已突破以往高发于边境、沿海地区的地域特征,遍及全国各省份,但案件多发地区相对集中于华南、西南和东部省份,如广东、湖南、云南、贵州、辽宁等地。

#### (二) 吸毒的危害

1. 对机体的危害　吸毒严重损伤吸毒者的身心健康。除了吸毒导致的依赖性和耐受性之外,有资料表明,海洛因使用者的死亡率比同年龄组高20倍,自杀、过量中毒、各种严重的并发症(如注射时使用毒品者感染的艾滋病、慢性肝炎等传染性疾病,营养不良等)是导致吸毒者死亡的重要原因。长期吸毒可致肺气肿、肺癌,影响男女生育能力,导致性功能障碍,使心脏病发病率上升,已有心脏病和心血管疾病者,吸毒可以增加其复发与死亡的机会,也会使病情加重。

2. 传播艾滋病　吸毒是传播艾滋病的重要途径,据估计,全球注射吸毒者中平均有13%的人携带艾滋病毒,在西南亚和东欧或东南欧,这一比例分别高达近29%和23%。在我国,

2/3 的 HIV 阳性者是吸毒者。由于注射使用毒品者常常共用注射器和针头,导致这些血液传播性疾病在吸毒者同伴之间的蔓延;由于吸毒者的性行为通常比较混乱,很多女性吸毒者通过卖淫来获取毒资,又通过性传播途径将这些疾病传播到非吸毒人群。

3. 吸毒破坏社会稳定　吸毒者开始的时候使用自己的积蓄购买毒品,在很短的时间内,就会将自己的积蓄耗尽。然后,他们可能会千方百计地向亲人、朋友借、骗,最后发展到偷、抢,或者参与贩毒、制毒、以贩养吸,对局部经济甚至全球经济产生不可估量的损害作用。

### (三) 吸毒的社会根源

吸毒的原因很复杂,有自身的人生观、道德观偏差引起,也有受诱惑引起的。一般认为,吸毒的原因不能用单一的模式来解释,生物因素、心理因素和社会文化因素都与吸毒行为的产生、维持、戒断以后的复发有着密切的关系。

1. 毒品的可获得性　不能想象没有毒品的地区会有吸毒者。从所有的精神活性物质的使用情况来看,合法的、广泛可获得性使精神活性物质使用更为广泛,如烟草的广泛可获得性与我国 30% 的烟民是密切相关的。

2. 同伴影响和团伙压力　青少年通常受到同伴的引诱和影响,出于好奇与追求刺激等动机而第一次吸毒。在一些亚文化的青少年团伙中,吸毒行为是成为团伙成员的一个标志;团伙对其成员保持一种压力,使其成员维持吸毒行为。同样,一个人在戒毒以后,如果仍然回到戒毒前所在的社会环境,在很短的时间内即会重新吸毒,这是目前戒毒治疗复发率居高不下(90%以上)的一个非常重要的原因。

3. 成长环境的影响　研究表明,吸毒者多出身于社会的底层,其家庭常常存在各种各样的缺陷,如单亲家庭、家庭成员中有吸毒者、酗酒者,家庭成员之间缺乏交流,父母文化程度低,家庭经济条件差等。

4. 社会文化对毒品的容忍程度　由于种种原因,并非所有的国家都以严厉的态度对待毒品和毒品犯罪。金三角地区的占据者将种植鸦片作为经济收入的主要手段之一。在西方国家,有不少人认为吸毒是一种生活方式,对吸毒行为的严厉惩罚被认为是对个人自由的干涉。因此,有人主张将毒品的使用逐渐合法化。在北美和欧洲,就曾经有人推动大麻使用的合法化。在这种思想的影响下,普通民众更能宽容吸毒行为。

### (四) 吸毒的三级预防

吸毒预防工作中的两个非常特殊的问题:预防复吸和降低吸毒。

1. 第一级预防　针对普通人群的预防,主要是提高普通公众对毒品及其危害的认识,采取的主要手段包括利用各种传播媒介,如电视、广播、报纸、标语、宣传画等。把预防青少年吸毒作为禁毒工作的基础工程,对青少年立足于教育和保护,采取各种有力措施;组织、协调政府有关部门和各种社会组织做好预防工作。

2. 第二级预防　主要针对高危人群,包括促进预防对象健康的生活方式,帮助他们形成抵制毒品的能力。对已经处于吸毒的初级阶段,但还未产生依赖性的人群进行针对性加强教育。主要是通过各种媒介宣传吸毒的危害和严重后果,提高他们对吸毒的认识,加强戒毒的信心,并设立一些临床服务机构、心理咨询和辅导机构及相关的机构,为他们早日摆脱吸毒提供条件,从而达到早期发现,早期治疗,早期控制,以制止他们进一步发展为成瘾者。

3. 第三级预防　主要目的在于降低毒品需求,是针对已经吸毒的人群而进行的。有组织地进行脱瘾治疗和康复,以帮助他们摆脱对药物的依赖,恢复正常的心理社会功能。三级预防包括为吸毒者提供脱毒(戒毒治疗)、康复、重返社会、善后照顾等一系列的服务,以减少吸毒人数,降低吸毒者对毒品的需求,预防吸毒的各种并发症,还需要社会向他们提供脱瘾治疗和康复的机构。

(孙培培,孙　辉)

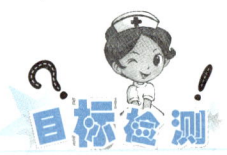

一、名词解释

1. 心脑血管疾病
2. 社会病

二、选择题

1. 下列关于社会病的描述错误的是 （　　）
A. 社会因素对社会病起着决定作用
B. 社会病与现代生活方式和行为密切相关
C. 社会病可包括疾病或社会病理现象
D. 社会病一般采用社会性防治措施才能加以控制
E. 社会问题是社会病的重要组成部分

2. 在吸毒的三级预防措施中,下列哪种不属于一级预防 （　　）
A. 电视教育　　B. 街道宣教　　C. 学校教育　　D. 标语口号　　E. 重返社会

3. 在吸毒的三级预防措施中,下列哪种不属于三级预防 （　　）
A. 戒毒治疗　　　　　　B. 康复治疗　　　　　　C. 重返社会
D. 高危人群的预防　　　E. 善后照顾

4. 在影响车祸发生的因素中,生物周期属于下列哪一方面的因素 （　　）
A. 自然环境因素　　　　B. 生物因素　　　　　　C. 心理行为因素
D. 社会经济因素　　　　E. 非上述因素

三、简答题

1. 心脑血管疾病的预防和控制措施有哪些?
2. 简述恶性肿瘤的预防原则是什么?
3. 简述青少年妊娠的主要危害有哪些?
4. 试述自杀的一般预防措施。
5. 简述吸毒的控制与预防措施。

# 第十五章 突发公共卫生事件与应急处理

## 学习目标

1. 掌握突发公共卫生事件的概念、分级、应急处理程序。
2. 熟悉突发公共卫生事件的特征、应急处理原则、群体性不明原因疾病的概念。
3. 了解突发公共卫生事件的危害、群体性不明原因疾病的分级、急性化学中毒和人感染高致病性禽流感一般应急知识。
4. 能够在实际工作中协助有关部门做好突发公共卫生事件的调查与应急处理工作。
5. 具有认真负责的态度和团队协作的意识。

随着全球一体化和信息多元化的发展,突发公共卫生事件越来越成为世界各国政府部门关注的焦点。它既是医学问题又是社会问题,也可以衍生成一个很复杂的系统。突发公共卫生事件不仅威胁公众的生命安全,损害身体和心理健康,而且可以造成严重的经济损失和国家或地区形象的负面影响。因此,能否及时有效地应对突发公共卫生事件,无论在国内还是国外,均涉及人们的生命财产安全和社会稳定。

## 第一节 突发公共卫生事件概述

突发公共卫生事件(以下简称突发事件),是指突然发生,造成或者可能造成社会公众健康严重损害的重大传染病疫情、群体性不明原因疾病、重大食物和职业中毒以及其他严重影响公众健康的事件。

该定义中所强调的重大传染病疫情不专指甲类传染病,乙类与丙类传染病暴发或多例死亡、罕见的或已消灭的传染病、临床及病原学特点与原有疾病特征明显不同的疾病、新发生传染病的疑似病例等均包含在内。

## 一、突发公共卫生事件的特征与危害

### （一）突发公共卫生事件的特征

1. 突发性　事件的发生时间、发生方式和发生人群不固定，常常突然发生，来势凶猛，有较大的偶然性和瞬时性，但事件的发生与转归往往具有一定的规律性。

2. 群体性　事件影响的不是特定的人，而是不特定的社会群体，常常同时累及多人甚至整个工作或生活的群体，出现大量病例，使一定区域内人群的正常生活、生产秩序受到不同程度影响，尤其是儿童、老年人、妇女等人群受到的影响较为突出。

3. 后果的严重性　由于该事件突然发生，人们突然发病，病情进展迅速，往往很难及时采取最有效的措施，而且由于累及人数众多，损失巨大，因此，后果往往很严重。

4. 应急处理的协调性　突发公共卫生事件既是公共卫生问题，也是社会问题。事件发生后各级政府的统一领导和指挥，公安、交通、环保等多个部门与卫生计生部门的密切配合，是采取有效应对措施的重要保障。

### （二）突发公共卫生事件的危害

突发公共卫生事件对公众健康的影响包括直接危害和间接危害两种。直接危害一般为事件直接导致的即时性损害，即直接对公众的身体健康造成的损害。间接危害一般为事件的继发性损害或危害，例如，事件可引发公众的恐惧、焦虑等情绪，并对社会、政治、经济产生影响。

发公共卫生事件的危害可归纳为：①造成人员伤亡；②造成重大财产损失；③影响社会稳定；④阻碍经济发展；⑤环境、水源、食品污染，生态环境受到破坏；⑥媒介生物孳生；⑦相关传染病流行；⑧人群心理受到伤害和打击等。

## 二、突发公共卫生事件的分类与分级

### （一）突发公共卫生事件的分类

1. 重大传染病疫情　局部地区或集体单位短时间内发生多例同一种传染病病例、疑似病例。包括鼠疫、肺炭疽和霍乱的暴发，动物间鼠疫、布鲁菌病和炭疽等流行，乙类或丙类传染病暴发或多例死亡，罕见或已消灭的传染病、新传染病的疑似病例等；还包括非人为因素造成的人员伤亡、物资财产损失等灾难性事件（洪涝灾害、地震等）引发的疫情。

2. 各种重大急性中毒事件　人数超过30人或出现死亡1人以上的饮用水和食物中毒事件；短期内发生3人以上或出现死亡1例以上的职业中毒；有毒有害化学品、生物毒素等引起的集体性急性中毒事件等。

3. 群体性不明原因的疾病　在一定时间内，某个相对集中的区域内，同时或相继出现多个共同临床表现病人，且病例不断增加，又暂时不能明确诊断的疾病。

4. 其他严重影响公众健康的事件　医源性感染暴发；放射性、有毒化学性物质丢失、泄漏事件；药品或免疫接种引起的群体性反应或死亡事件；有潜在威胁的传染病动物宿主、媒介生物发生异常事件；上级卫生计生行政部门临时规定的其他重大公共卫生事件。

### （二）突发公共卫生事件的分级

根据突发公共卫生事件性质、危害程度、涉及范围，突发公共卫生事件分为特别重大（Ⅰ级）、重大（Ⅱ级）、较大（Ⅲ级）和一般（Ⅳ级）四级。

1. 有下列情形之一的为特别重大突发公共卫生事件(Ⅰ级,用红色标示)

(1) 肺鼠疫、肺炭疽在大、中城市发生并有扩散趋势,或肺鼠疫、肺炭疽疫情波及2个以上省份,并有进一步扩散趋势。

(2) 发生传染性非典型肺炎、人感染高致病性禽流感病例,并有扩散趋势。

(3) 涉及多个省份的群体性不明原因疾病,并有扩散趋势。

(4) 发生新传染病或我国尚未发现的传染病发生或传入,并有扩散趋势,或发现我国已消灭的传染病重新流行。

(5) 发生烈性病菌株、毒株、致病因子等丢失事件。

(6) 周边以及与我国通航的国家和地区发生特大传染病疫情,并出现输入性病例,严重危及我国公共卫生安全的事件。

(7) 国务院卫生行政部门认定的其他特别重大突发公共卫生事件。

2. 有下列情形之一的为重大突发公共卫生事件(Ⅱ级,用橙色标示)

(1) 在一个县(市)行政区域内,一个平均潜伏期内(6天)发生5例以上肺鼠疫、肺炭疽病例,或者相关联的疫情波及2个以上的县(市)。

(2) 发生传染性非典型肺炎、人感染高致病性禽流感疑似病例。

(3) 腺鼠疫发生流行,在一个市(地)行政区域内,一个平均潜伏期内多点连续发病20例以上,或流行范围波及2个以上市(地)。

(4) 霍乱在一个市(地)行政区域内流行,1周内发病30例以上,或波及2个以上市(地),有扩散趋势。

(5) 乙类、丙类传染病波及2个以上县(市),1周内发病水平超过前5年同期平均发病水平2倍以上。

(6) 我国尚未发现的传染病发生或传入,尚未造成扩散。

(7) 发生群体性不明原因疾病,扩散到县(市)以外的地区。

(8) 发生重大医源性感染事件。

(9) 预防接种或群体性预防性服药出现人员死亡。

(10) 一次食物中毒人数超过100人并出现死亡病例,或出现10例以上死亡病例。

(11) 一次发生急性职业中毒50人以上,或死亡5人以上。

(12) 境内外隐匿运输、邮寄烈性生物病原体、生物毒素造成我国境内人员感染或死亡的。

(13) 省级以上人民政府卫生行政部门认定的其他重大突发公共卫生事件。

3. 有下列情形之一的为较大突发公共卫生事件(Ⅲ级,用黄色标示)

(1) 发生肺鼠疫、肺炭疽病例,一个平均潜伏期内病例数未超过5例,流行范围在一个县(市)行政区域以内。

(2) 腺鼠疫发生流行,在一个县(市)行政区域内,一个平均潜伏期内连续发病10例以上,或波及2个以上县(市)。

(3) 霍乱在一个县(市)行政区域内发生,1周内发病10~29例或波及2个以上县(市),或市(地)级以上城市的市区首次发生。

(4) 一周内在一个县(市)行政区域内,乙、丙类传染病发病水平超过前5年同期平均发病水平1倍以上。

(5) 在一个县(市)行政区域内发现群体性不明原因疾病。

(6) 一次食物中毒人数超过 100 人,或出现死亡病例。
(7) 预防接种或群体性预防性服药出现群体心因性反应或不良反应。
(8) 一次发生急性职业中毒 10~49 人,或死亡 4 人以下。
(9) 市(地)级以上人民政府卫生行政部门认定的其他较大突发公共卫生事件。

4. 有下列情形之一的为一般突发公共卫生事件(Ⅳ级,用蓝色标示)
(1) 腺鼠疫在一个县(市)行政区域内发生,一个平均潜伏期内病例数未超过 10 例。
(2) 霍乱在一个县(市)行政区域内发生,1 周内发病 9 例以下。
(3) 一次食物中毒人数 30~99 人,未出现死亡病例。
(4) 一次发生急性职业中毒 9 人以下,未出现死亡病例。
(5) 县级以上人民政府卫生行政部门认定的其他一般突发公共卫生事件。

## 第二节 突发公共卫生事件的应急处理

### 一、突发公共卫生事件的应急处理原则

突发事件应急工作,要贯彻统一领导、分级负责、反应及时、措施果断、依靠科学、加强合作的原则。

统一领导,是指在突发事件的应急处理的各项工作中,必须贯彻统一领导的原则。应急处理指挥部的总指挥统一领导和指挥,各有关部门都要在突发事件应急处理指挥部的领导下,按照应急预案规定的工作方案以及应急处理指挥部根据突发事件的具体情况做出的部署,依照《突发公共卫生事件应急条例》的规定,开展各项与本部门有关的应急工作。

分级负责,主要体现在两个方面:①突发事件有全国性(包括跨区域的)和区域性之分,根据突发事件的级别和性质分级负责。全国性的和跨省的突发事件应急处理工作由中央负责,国务院设立全国突发事件应急处理指挥部,负责统一领导和指挥;属于地方突发事件的,由地方负责,突发事件发生地的省级人民政府要设立地方突发事件应急处理指挥部,负责统一领导和指挥。②在实践中,突发事件有按照事件对公众健康造成或者可能造成的严重程度划分级别的做法,根据事件的具体情况,分级负责。具体的级别划分和处理,在应急预案中规定。

反应及时、措施果断,是有效控制突发事件事态的前提。这就要求在突发事件发生后,有关人民政府及其有关部门应当及时作出反应,采取正确的、果断的措施,处理所发生的事件,不可优柔寡断、玩忽职守,贻误战机。应该积极主动地做出反应,立即了解情况,组织调查,采取必要的控制措施。

依靠科学、加强合作,是指处理突发事件要尊重、依靠科学,各有关部门、科研单位、学校等都要通力合作,资源共享。在防治非典型肺炎中,医疗卫生机构积极救治病人,军队和地方的科研机构、医疗卫生机构积极寻找病源和医疗诊断办法,采取措施,想方设法切断传播途径,向群众进行宣传,动员全社会,共同抗击非典型肺炎,战斗取得了很大成效,依靠科学、加强合作是重要因素。因此,各级人民政府、卫生行政部门和有关部门,应当贯彻统一领导、分级负责、反应及时、措施果断、依靠科学、加强合作的原则,做好突发事件应急处理工作。

## 二、突发公共卫生事件的应急处理程序

突发公共卫生事件调查常采用现场流行病学调查,采取边调查、边处理、边抢救、边核实的方式,以有效控制事态的发展。

### (一)工作准备

应做好经常性监测工作以及人员培训、物资储备等各项准备工作,坚持应急队伍值班制度。接到突发公共卫生事件报告时,保证能够立即出发。

1. 交通工具和通讯工具　要有车辆保障,并有明显标志;要配备移动电话及其辅助设备等通讯工具。

2. 现场救治、采样等用具　要常备医疗器械、无菌用品、培养基及诊断试剂等用具,以满足出现突发公共卫生事件时救治患者及对病人、接触者、环境等进行标本采集的需要。

3. 防护器材　主要包括消毒杀虫器材和药品,如控制病媒生物的杀虫剂、各种喷雾器、配药桶、工具箱、消毒药品、预防性药品和预防用生物制品(常用抗生素、疫苗等)。

4. 其他物品　疫情登记本、手电筒、皮卷尺、照相机、电子录音笔、计算器或笔记本电脑等。

### (二)现场主要工作

1. 核实诊断　进入现场后,调查人员首先应对每一个患者进行核实诊断。一般可依据以下几个方面进行核实:①患者的主要临床症状和体征;②现有实验室检查结果;③现场流行病学资料,如当地类似本病的既往流行史、流行季节、发病年龄、接触史、预防接种史、职业特点等。要特别注意疾病的流行病学特征与初步诊断是否相符。

2. 建立病例定义　若确定为突发公共卫生事件,应根据患者的接触史、临床症状、体征及实验室检查结果制定一个现场诊断标准。为了最大限度地发现病例,可以使用较为宽松的病例定义。流行病学资料可提供重要的诊断依据。

3. 了解发病的基本情况

(1)病例调查:主要包括患者的基础资料(姓名、性别、年龄、民族、宗教、职业、单位、住址、联系电话等)、临床资料(发病日期、就诊日期、临床症状、体征、辅助检查结果等)和流行病学资料(既往史、病前接触史、免疫史、可能暴露的时间和地点、传染源、传播途径等)。

(2)基本情况调查:在对病例进行调查的同时,应通过访谈或走访了解当地的一般情况,如人口学资料、生产与生活状况、环境卫生条件、饮水状况等。

(3)防疫措施:包括对传染源、传播途径、易感人群采取的防疫措施。

4. 初步分析发病情况　通过对患者及该地区基本情况的调查,可用描述性流行病学方法,初步分析该事件的"三间"分布情况。内容包括:①初步分析病例数量及分布特点,如首发病例的发病时间、发病的高峰时间、发病的趋势及高发的单位和人群等;②以前当地和邻近地区是否有发生过类似疾病;③最近当地群众的生产、生活和集体活动情况等;④可能与发病有关的因素和已采取的措施及效果。

5. 确定暴发,划定疫区　根据疾病发生概况及暴发的定义,确定是否为暴发;根据疫区的概念确定疫区的范围。

6. 提出假设,采取措施　根据初步分析结果,提出一个或多个初步假设,如疾病暴发的可能原因、不明原因疾病可能的病因线索等。同时,应根据初步假设采取必要措施,以控制暴发的进一步发展和蔓延。

7. 调查分析，验证假设　根据初步分析形成的假设，进一步收集所需资料，结合实验室检查结果以及现场观察情况等进行综合分析，验证假设。

8. 采取措施，评价效果　调查与采取防治措施要紧密结合，做到边调查、边分析、边采取措施，并不断对防治措施进行补充和修订，以便及时控制疫情，防止疾病继续蔓延。

## 第三节　几种突发公共卫生事件的应急处理

### 一、群体性不明原因疾病

#### （一）群体性不明原因疾病的概念和特点

1. 概念　群体性不明原因疾病是指一定时间内（通常是指2周内），在某个相对集中的区域（如同一个医疗机构、自然村、社区、建筑工地、学校等集体单位）内同时或者相继出现3例及以上相同临床表现，经县级及以上医院组织专家会诊，不能诊断或解释病因，有重症病例或死亡病例发生的疾病。

2. 特点　群体性不明原因疾病具有临床表现相似性、发病人群聚集性、流行病学关联性、健康损害严重性的特点。这类疾病可能是传染病（包括新发传染病）、中毒或其他未知因素引起的疾病。

#### （二）群体性不明原因疾病的分级

1. Ⅰ级　即特别重大群体性不明原因疾病事件。在一定时间内，发生涉及两个及以上省份的群体性不明原因疾病，并有扩散趋势；或由国务院卫生行政部门认定的相应级别的群体性不明原因疾病事件。

2. Ⅱ级　即重大群体性不明原因疾病事件。一定时间内，在一个省多个县（市）发生群体性不明原因疾病；或由省级卫生行政部门认定的相应级别的群体性不明原因疾病事件。

3. Ⅲ级　即较大群体性不明原因疾病事件。一定时间内，在一个省的一个县（市）行政区域内发生群体性不明原因疾病；或由地市级卫生行政部门认定的相应级别的群体性不明原因疾病事件。

#### （三）群体性不明原因疾病应急处理的工作原则

1. 统一领导、分级响应的原则　发生群体性不明原因疾病事件时，事发地的县级、市（地）级、省级人民政府及其有关部门按照分级响应的原则，启动相应工作方案，做出相应级别的应急反应，并按事件发展的进程，随时进行调整。特别重大群体性不明原因疾病事件的应急处置工作由国务院或国务院卫生行政部门和有关部门组织实施，开展相应的医疗卫生应急、信息发布、宣传教育、科研攻关、国际交流与合作、应急物资与设备的调集、后勤保障以及督导检查等工作。事发地省级人民政府应按照国务院或国务院有关部门的统一部署，结合本地区实际情况，组织协调市（地）、县（市）人民政府开展群体性不明原因疾病事件的应急处置工作。特别重大级别以下的群体性不明原因疾病事件的应急处置工作由地方各级人民政府负责组织实施。超出本级应急处置能力时，地方各级人民政府要及时报请上级人民政府和有关部门提供指导和支持。

2. 及时报告的原则　报告单位和责任报告人应在发现群体性不明原因疾病2小时内以电话或传真等方式向属地卫生行政部门或其指定的专业机构报告，具备网络直报条件的机构应立即进行网络直报。

3. 调查与控制并举的原则  对群体性不明原因疾病事件的现场处置,应坚持调查和控制并举的原则。在事件的不同阶段,根据事件的变化调整调查和控制的侧重点。若流行病学病因(主要指传染源或污染来源、传播途径或暴露方式、易感人群或高危人群)不明,应以调查为重点,尽快查清事件的原因。对有些群体性不明原因疾病,特别是新发传染病暴发时,很难在短时间内查明病原的,应尽快查明传播途径及主要危险因素(流行病学病因),立即采取针对性的控制措施,以控制疫情蔓延。

4. 分工合作、联防联控原则  各级业务机构对于群体性不明原因疾病事件的调查、处置实行区域联手、分工合作。在事件性质尚不明确时,疾病预防控制机构负责进行事件的流行病学调查,提出疾病预防控制措施,开展实验室检测;卫生监督机构负责收集有关证据,追究违法者法律责任;医疗机构负责积极救治患者;有关部门(如农业部门、食品药品监督管理部门、安全生产监督管理部门等)应在各级人民政府的领导和各级卫生行政部门的指导下,各司其职,积极配合有关业务机构开展现场的应急处置工作;同时对于涉及跨区域的群体性不明原因疾病事件,要加强区域合作。一旦事件性质明确,各相关部门应按职责分工开展各自职责范围内的工作。

5. 信息互通、及时发布原则  各级业务机构对于群体性不明原因疾病事件的报告、调查、处置的相关信息应建立信息交换渠道。在调查处置过程中,发现属非本机构职能范围的,应及时将调查信息移交相应的责任机构;按规定权限,及时公布事件有关信息,并通过专家利用媒体向公众宣传防病知识,传达政府对群众的关心,正确引导群众积极参与疾病预防和控制工作。在调查处置结束后,应将调查结果相互通报。

### (四)群体性不明原因疾病应急处理

各级人民政府根据本级人民政府卫生行政部门的建议和实际工作需要,决定是否成立地方应急指挥部。地方群体性不明原因疾病事件应急指挥部由各级人民政府有关部门组成,实行属地管理的原则,负责对本行政区域内群体性不明原因疾病事件的应急处置的协调和指挥,做出处置本行政区域内群体性不明原因疾病事件的决策,决定要采取的措施。要积极组织专家组。专家组由传染病学、临床医学、流行病学、食品卫生、职业卫生、免疫规划、卫生管理、健康教育、医学检验等相关领域具有高级职称的专家组成。根据需要在专家组中可分设专业组,如传染病防控组、中毒处置组、核与放射处置组、医疗救治组和预测预警组等。

处置要点为:①现场调查与病因分析,临床救治原则;②现场控制措施;③样本采集和实验室检测;④防护措施;⑤事后评估。

## 二、急性化学中毒

### (一)急性化学中毒的概念和特点

1. 急性化学中毒的概念  是指一种或多种有毒化学物质在生产、储存、运输和使用过程中发生泄漏、燃烧或爆炸,短时间内损害人体健康或污染环境,造成很多人员的急性中毒、化学损伤、残疾甚至死亡。

2. 急性化学中毒的特点  急性化学中毒潜伏期短、发病快、病死率高,近几年发病率呈上升趋势。其具有以下特点:①突然发生,防救困难;②病变特异,演变迅速;③扩散迅速,受害广泛;④污染环境,不易洗消;⑤影响巨大,危害久远。

### (二)急性化学中毒的诊断

诊断的关键是掌握吸收毒物(病因)及吸收毒物后引起损害(疾病)的根据,综合分析其因果关系,做好鉴别诊断,以得出正确的结论。

诊断的分析方法包括:①病因诊断,即根据中毒的特异性临床症状和体征进行诊断;②定位诊断,即根据中毒的临床表现,推导毒物作用的靶器官或对病变部位进行诊断;③鉴别诊断。

### (三)急性化学中毒的处理程序

发生急性化学中毒一般按组织抢救、清除毒物、使用解毒药物、对症支持治疗、观察病情、健康教育指导等程序进行处理。

遇有中毒病人,应有专人负责组织抢救工作,做好工作人员以及急救物品的准备。急性化学中毒事故应遵循以下程序处理:

1. 及时报告 一旦发生急性化学中毒事故,需立即向单位报告。单位领导应立即赶到现场,并在第一时间向主管部门报告。报告中要讲清事故发生的时间、地点、人员情况。对于发生事故原因不明的可在后续报告中说明情况;事故处理的进展在后续报告中说明。

2. 启动应急处理小组

(1)做好现场急救,落实现场急救人员,减轻病人中毒程度,防止并发症,为救治患者争取时间,为进一步治疗创造条件。对于病情危重的患者应立即采取应急抢救措施,包括:呼吸心跳停止的,立即进行心肺复苏;呼吸衰竭的,立即进行气管插管辅助呼吸;休克的,立即进行补液、补血等。根据接触的毒物使用特效解毒药物:①有机磷中毒者应用胆碱酯酶复活剂和阿托品;②亚硝酸盐中毒者应用亚甲蓝(美蓝);③急性乙醇中毒者应用纳洛酮;④氟乙酰胺中毒者应用乙酰胺;⑤氰化物中毒者应用亚硝酸钠-硫代硫酸钠等。

(2)做好现场疏散工作,控制事态的扩大。

(3)及时向上级报告。

(4)做好患者及家属的安抚工作,控制事态,维持秩序,并及时做好随访工作。

3. 现场抢救

(1)气体或蒸气中毒:应立即将中毒者移至空气新鲜的地方,解开中毒者颈、胸纽扣和裤带,以保持呼吸道的通畅,并注意保暖。毒物污染皮肤时应迅速脱去污染的衣服、鞋袜等衣物,并用大量清水冲洗,冲洗时间15~30分钟。

(2)经口中毒:毒物为非腐蚀性者应立即用催吐的办法,使毒物吐出,现场可压迫患者舌根催吐。

(3)对于中毒引起呼吸、心跳停止者:应立即实施心肺复苏术。

(4)及时送医院急救,告诉医务人员引起中毒的原因、毒物的名称等情况,送医院途中人工呼吸不能中断。黄磷灼伤者转运时创面应湿包。

4. 其他 做好中毒信息的收集、现场保护及取证等工作;做好患者及家属的安抚工作;保险介入;必要时公安介入。

## 三、人感染高致病性禽流感

### (一)人感染高致病性禽流感概述

人感染高致病性禽流感是由禽甲型流感病毒某些亚型中的一些毒株如 H5N1、H7N7、H7N9 等引起的人类急性呼吸道传染病。近年来 H5N1 型禽流感病毒在全球蔓延,不断引起人类发病,并且推测这一病毒可能通过基因重配或突变演变为能引起人类流感大流行的病毒如H7N9,因此成为全球关注的焦点。我国《传染病防治法》将其列入乙类传染病进行管理。

人感染高致病性禽流感的主要临床表现为发热和流感样症状,小儿和老人易并发肺炎,部分严重病例可出现急性呼吸窘迫综合征,最终发展为全身多脏器功能衰竭而死亡。

(二)人感染高致病性禽流感疫情分级

根据疫情的性质、危害程度和涉及范围,人感染高致病性禽流感疫情分为四级:

1. 一般高致病性禽流感疫情(Ⅳ级)　本地区内尚未发现动物和人禽流感疫情,但其毗邻国家或相邻地区发生动物和(或)人禽流感疫情。

2. 较重高致病性禽流感疫情(Ⅲ级)　本地区内发生了动物禽流感疫情,但尚未发现人禽流感病例。

3. 严重高致病性禽流感疫情(Ⅱ级)　本地区发现散发或聚集性人禽流感病例,但局限在一定范围内,没有出现扩散现象。

4. 特别严重高致病性禽流感疫情(Ⅰ级)　证实人禽流感疫情出现人间传播病例并有扩散趋势。

(三)人感染高致病性禽流感应急处理

各地应根据以下不同情况采取相应的应对措施。

1. 一般高致病性禽流感疫情(Ⅳ级)应该采取以下措施:

(1)密切关注国内外动物禽流感及人禽流感疫情动态,做好疫情预测预警,开展疫情风险评估。

(2)做好各项技术及物资准备。

(3)开展常规疫情、流感(人禽流感)、不明原因肺炎病例、不明原因死亡病例的监测。

(4)医疗机构开展不明原因肺炎的筛查工作。

(5)开展人禽流感知识的健康教育,提高公众防控人禽流感知识水平。

(6)配合有关部门开展动物禽流感疫情监测工作,防止疫区受染动物以及产品的输入。

2. 较大突发公共卫生事件(Ⅲ级)应该采取以下措施:

(1)与农业部门紧密协作,立即开展现场流行病学调查、密切接触者追踪和样品采集工作。

(2)启动人禽流感应急监测方案,疫区实行人禽流感疫情零报告制度。

(3)做好密切接触者的医学观察。

(4)按照职责分工,做好疫点内人居住和聚集场所的消毒处理工作。

(5)医疗机构要做好病人接诊、救治、医院内感染控制等准备工作。

(6)做好疫情调查处理等人员的个人防护。

3. 重大突发公共卫生事件(Ⅱ级)应采取以下措施:

(1)启动人禽流感应急监测,实行人禽流感病例零报告制度。

(2)按照人禽流感病例流行病学调查方案迅速开展流行病学调查工作,查明病例之间的相互关联,判定是否发生人传人现象。

(3)按照密切接触者判定标准和处理原则,确定密切接触者,并做好医学观察。

(4)按照职责分工,做好疫点内人居住和聚集场所的消毒处理工作。

(5)医疗机构要做好人禽流感病例隔离、救治和医院内感染控制工作,并协助疾病预防控制机构开展流行病学调查和病例的主动搜索、标本采集等工作。

(6)做好疫情调查处理、医疗救治、实验室检测等医务人员的个人防护。

(7)及时向本地区有关部门和邻近省(区、市)人民政府卫生行政部门通报有关情况。

(8)进一步加强健康教育,提高公众卫生意识和个人防护意识,减少发生人禽流感的危险性,做好公众心理疏导工作,避免出现社会恐慌。

（9）如经调查证实发现人传人病例,要根据疫情控制的需要,划定疫点和疫区范围,报请当地人民政府批准,采取学校停课、部分行业停业等防控措施。

4. 特别重大突发公共卫生事件(Ⅰ级)　按照《卫生部应对流感大流行准备计划与应急预案(试行)》采取相应的措施。

（1）医疗救治:县级以上卫生行政部门根据流感流行情况,调动一切医疗资源,加强危重病人的救治,在必要时,建立和启用临时医疗救治点。医疗机构就诊的所有呼吸道疾病患者均须佩戴口罩。

（2）监测策略:调整流感监测重点为收集和报告流感样病例就诊数、住院病例数和严重病例、死亡病例情况,病人药品使用和耐药情况、疫苗和其他物品的使用情况,为掌握疫情进展、疾病严重程度以及医疗救治、疫苗和药物合理使用提供决策信息和依据。

（3）疫苗、药物:应急指挥机构及时组织评估、预测疫苗和药物需求量,组织生产厂家扩大生产规模,最大限度地满足药物、疫苗的需求。

（4）国家卫生与计划生育委员会每日向社会公布疫情、监测和防治工作情况。

（5）其他公共卫生措施:各级人民政府要组织制定宣传方案,运用广播、电视和报纸等媒体及宣传画、传单等多种形式开展健康教育,向群众普及防治知识,劝阻群众取消或推迟赴疫区国家非必要的旅行,劝阻疫区群众取消或推迟赴非疫区的旅行。

各地卫生行政部门根据疫情流行情况,就地实施疫区封锁、交通检疫、停产、停业、停课等措施向当地政府提出建议。

各级卫生行政部门设立统一的咨询热线电话,24 小时解答群众有关流感防治的咨询、举报和投诉。

（王庆生）

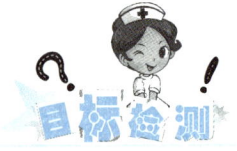

一、单项选择题

1. 下列哪项不是群体性不明原因疾病的特点　　　　　　　　　　　　　　　　（　）
    A. 临床表现相似　　　　B. 流行病学关联性　　　　C. 健康损害严重性
    D. 致病因素未知性　　　E. 发病人群聚集性

2. 本地区发生了动物禽流感疫情,但尚未发现人禽流感病例,应该采取的措施中不包括　（　）
    A. 医疗机构开展不明原因肺炎的筛查工作
    B. 做好密切接触者的医学观察
    C. 启动人禽流感应急监测方案,疫区实行人禽流感疫情零报告制度
    D. 按照职责分工,做好疫点内人居住和聚集场所的消毒处理工作
    E. 与农业部门紧密协作,立即开展现场流行病学调查、密切接触者追踪和样品采集工作

3. 全国突发公共卫生事件应急预案应由哪部门制订　　　　　　　　　　　　　（　）
    A. 卫生部制定,国务院批准　　　　　　B. 卫生部制定发布
    C. 国务院制定　　　　　　　　　　　　D. 国务院有关部门制定
    E. 以上都不是

4. 医疗机构发现重大食物中毒事件时,应当在什么时间内向所在地县级人民政府卫生行政主管部门报告

（　）

A. 30 分钟　　　　B. 1 小时　　　　C. 2 小时　　　　D. 12 小时　　　　E. 24 小时
5. 县级以上政府有关部门对已经发生或发现可能引起突发公共卫生事件的情形时,应当向哪部门通报　　(　　)
A. 同级卫生部门　　B. 同级政府　　C. 上级政府　　D. 下级政府　　E. 卫生厅
6. 突发公共卫生事件的信息由哪部门发布　　(　　)
A. 国务院　　　　B. 卫计委　　　　C. 中央宣传部　　D. 省政府　　　　E. 卫生厅

# 实训指导

# 实训一　食物中毒案例分析

**一、实训目标**

1. 掌握引起食物中毒的原因,食物中毒的类型、临床表现、诊断及治疗处理原则。
2. 学会食物中毒的调查与处理的方法。
3. 学会食物中毒案例的分析方法。

**二、实训学时**

2 学时

**三、实训内容**

2016 年夏季某日下午 3 时左右,某高职院校陆续发生以腹痛、呕吐、腹泻及发烧为主要症状的患者,至夜间 11 时左右达到高峰,直至次日清晨 7 时才没有新的病例出现,发病人数共达 130 人。

患者中大部分最先出现腹部绞痛,随后发生恶心,多为 1~3 次,个别患者在 5 次以上,继之发生频繁的腹泻,多在 1~8 次,个别患者一昼夜达 32 次。大便为水样,伴有黏液;半数病人发烧,体温 37~39 ℃之间。

【案例讨论 1】

1. 如果你是一位学院医务室的医师,此时应做什么?
2. 此时你能判断是食物中毒吗?若要准确判断,还要做哪些工作?

由于学院医务室的医师怀疑此次发病与食物中毒有关,故当时把情况向辖区内的疾病预防控制中心报告,并要求疾病预防控制中心医师到学院协助处理病人和进行现场调查。初步调查结果如下:

全部患者当日早、中、晚餐均在学院某餐厅内用餐,但在学院某餐厅内进中餐或晚餐者则无一人发病,因此调查者对当天早餐食物与发病关系进行较详细了解。全部患者当日早餐均吃了咸黄瓜和(或)炖黄鱼,吃其中之一者也发病,但仅吃稀饭与馒头未发病。对烹调过程调查发现:该餐厅在一个月前购买鲜黄瓜 200 余斤,自来水冲洗后用 15 斤盐于缸内腌制,厨师于前一日晚取黄瓜冲洗,就用当天切过黄鱼的刀板,将黄瓜切成小块,放于盆内,盖上纱罩,置于室温 27~28 ℃的厨房内过夜,次日早餐出售。进一步追问厨师得知,当时买来的黄瓜放在曾放过海蟹的筐内用水冲洗。

炖黄鱼为前一日晚餐所剩,盛过剩余黄鱼的盆曾盛过生鱼,临用时曾用自来水冲洗片刻。晚餐未能售出的黄鱼,用盛过生鱼的盆盛置于 27 ℃的室内过夜,次日早餐厨师将鱼放入锅内加热不足 10 分钟,即取出售卖。

【案例讨论 2】

3. 此事件是否为食物中毒?若是,其属何种性质的食物中毒?
4. 是哪一餐引起的中毒?导致中毒的食物可能是什么?

调查者对可疑食物、患者呕吐物、腹泻物及血液进行了取样化验,并将阳性细菌进行了

血凝集试验和动物试验,其结果如下:

(1) 在可疑食物咸黄瓜、缸内腌黄瓜、炖黄鱼汤中及在病人粪便中均未分离出沙门菌、葡萄球菌及条件致病菌,但在食盐培养基中分离出大量副溶血弧菌。

(2) 将分离的菌体与6名中毒病人中毒后第2日的血清做定量凝集反应,其滴定度最低为40倍,最高为160倍,而健康人血清其滴定度仅为10~20倍,盐水对照完全不凝集。

(3) 将此培养菌株制成 $1\times10^8$ 个/ml 的生理盐水,取 0.5 ml,进行小白鼠腹腔内注射,24小时内动物全部死亡。

**【案例讨论3】**
5. 引起此次食物中毒的主要原因有哪些?
6. 对此类细菌性食物中毒病人,临床上应如何处理?
7. 对该学院餐厅应采取哪些措施以预防食物中毒的再次发生?

(解　萍)

## 实训二　计量资料的统计描述

### 一、实训目标
1. 学会绘制频数分布表。
2. 掌握集中趋势指标和离散趋势指标。
3. 学会计算正常参考值范围,理解其意义。

### 二、实训学时
2学时

### 三、实训内容
某市150名4岁男孩身高资料如下(单位:cm):

| | | | | | | | | | |
|---|---|---|---|---|---|---|---|---|---|
| 80.1 | 100.1 | 97.0 | 96.7 | 97.9 | 100.7 | 86.2 | 91.7 | 94.7 | 90.8 |
| 82.5 | 102.6 | 99.1 | 96.6 | 99.3 | 85.2 | 89.2 | 90.6 | 95.1 | 93.6 |
| 84.4 | 104.8 | 101.3 | 98.7 | 101.5 | 87.1 | 89.0 | 92.7 | 96.8 | 92.7 |
| 87.2 | 83.5 | 103.2 | 101.6 | 84.4 | 88.4 | 91.8 | 93.6 | 99.2 | 94.4 |
| 89.3 | 84.2 | 82.3 | 84.5 | 87.9 | 89.4 | 91.9 | 94.5 | 86.7 | 95.6 |
| 89.1 | 86.5 | 85.0 | 87.6 | 89.3 | 90.4 | 92.1 | 95.0 | 89.3 | 96.3 |
| 91.3 | 89.7 | 87.4 | 89.8 | 88.3 | 90.2 | 92.9 | 97.2 | 91.4 | 90.3 |
| 90.5 | 88.9 | 88.1 | 88.2 | 91.1 | 93.0 | 95.6 | 98.7 | 90.0 | 93.5 |
| 92.4 | 90.0 | 88.0 | 90.7 | 91.7 | 93.8 | 94.4 | 87.2 | 93.9 | 92.8 |
| 92.6 | 90.0 | 90.8 | 90.1 | 93.2 | 94.4 | 97.3 | 89.0 | 92.9 | 94.3 |
| 94.7 | 92.8 | 90.3 | 92.8 | 93.6 | 94.8 | 98.3 | 88.5 | 94.0 | 96.0 |
| 94.8 | 92.3 | 93.3 | 93.1 | 95.1 | 97.0 | 84.5 | 91.1 | 94.3 | 93.4 |
| 97.1 | 95.8 | 93.7 | 95.1 | 94.9 | 99.4 | 86.4 | 91.7 | 96.5 | 92.5 |

| | | | | | | | | | |
|---|---|---|---|---|---|---|---|---|---|
| 96.2 | 94.3 | 94.2 | 94.6 | 96.4 | 100.9 | 89.1 | 93.2 | 98.4 | 95.5 |
| 99.5 | 97.5 | 95.1 | 96.2 | 99.5 | 85.7 | 88.4 | 92.5 | 91.1 | 97.3 |

请根据上述资料完成下列问题：
1. 把资料整理成频数表资料，判断频数分布类型。
2. 计算算术均数和标准差。
3. 计算中位数，并与算术均数进行比较。
4. 计算95％正常参考值范围。

（苏　英）

# 实训三　计量资料的统计推断

## 一、实训目标
1. 掌握统计资料的类型。
2. 掌握计量资料的统计分析方法。
3. 学会对统计分析结果进行合理解析。

## 二、实训学时
2学时

## 三、实训内容

1. 已知正常成年男子血红蛋白均值为140 g/L，随机调查某煤矿成年男子60人，测其血红蛋白均值为125 g/L，标准差15 g/L。据此认为该煤矿成年男子血红蛋白均值低于一般成年男子。请回答下列问题：

（1）该结论是否正确？为什么？
（2）有研究者据此资料推断该地成年男子的血红蛋白均值为125 g/L，该结论是否正确？为什么？
（3）解决此类问题可采用哪种统计分析方法？

2. 尿铅测定过去采用湿式热消法-双硫脲法，后改用硝酸-高锰酸钾冷消化法，资料如下：

| 患者号 | 1 | 2 | 3 | 4 | 5 | 6 | 7 | 8 | 9 | 10 |
|---|---|---|---|---|---|---|---|---|---|---|
| 冷法 | 0.50 | 0.50 | 0.60 | 0.34 | 0.57 | 0.22 | 0.67 | 0.16 | 0.76 | 0.08 |
| 热法 | 0.58 | 0.33 | 0.63 | 0.38 | 0.39 | 0.30 | 0.71 | 0.19 | 0.79 | 0.08 |

请回答下列问题：
（1）这是一种什么资料？
（2）可以用哪种假设检验方法？
（3）若该资料服从正态分布，试比较两法所得结果有无差别？

（苏　英）

## 实训四　相对数的应用

### 一、实训目标
1. 掌握相对数的意义、计算方法。
2. 学会运用率和构成比分析资料。

### 二、实训学时
2学时

### 三、实训内容
1. 某地某年肿瘤死亡资料见下表，请计算各年龄组的死亡率和构成比，并分析。

表实训4-1　某年某地不同年龄组肿瘤死亡资料

| 年龄(岁) | 人口数 | 某病死亡数 | 死亡率(‰) | 死亡百分比(%) |
|---|---|---|---|---|
| 0~ | 838 200 | 143 | | |
| 20~ | 475 680 | 65 | | |
| 40~ | 290 610 | 182 | | |
| 60~ | 94 600 | 384 | | |
| 合计 | | | | |

2. 某医院拟分析出生缺陷儿与母亲分娩年龄的关系，检查了新生儿4 580例，发现出生缺陷儿120例，计算结果如下表，据此得出结论：母亲年龄在24~29岁时出生缺陷儿最多，占总数的92.51%，符合一般规律。请回答下列问题：
(1) 以上结论是否合理？为什么？
(2) 若要达到作者的目的，需计算什么指标？如何计算？

表实训4-2　出生缺陷与母亲分娩年龄的关系

| 母亲分娩年龄(岁) | 出生缺陷儿数(人) | 构成比(%) |
|---|---|---|
| 22 | 1 | 0.83 |
| 23 | 2 | 1.67 |
| 24 | 14 | 11.67 |
| 25 | 19 | 15.83 |
| 26 | 25 | 20.83 |
| 27 | 19 | 15.83 |
| 28 | 20 | 16.68 |
| 29 | 14 | 11.67 |
| 30 | 4 | 3.33 |
| 31 | 1 | 0.83 |
| 32 | 1 | 0.83 |
| 合计 | 120 | 100.00 |

3. 表实训 4-3 资料适宜计算哪些相对数指标？试对围产儿死亡的主要因素进行初步分析。

表实训 4-3　不同体重、孕周、产次的围产儿死亡情况

| 因素 | 分组 | 出生数 | 死亡数 |
| --- | --- | --- | --- |
| 体重(g) | 1 000~ | 10 391 | 1 324 |
|  | 2 500~ | 19 320 | 1 127 |
|  | 4 000~ | 5 371 | 49 |
| 孕周(周) | <38 | 18 188 | 2 061 |
|  | 38~ | 189 953 | 1 773 |
|  | 42~ | 14 143 | 245 |
| 产次(次) | 1 | 133 480 | 1 942 |
|  | 2 | 51 654 | 741 |
|  | 3 | 7 246 | 260 |
|  | 4 | 1 746 | 83 |
|  | 5 | 956 | 70 |

（刘　凌）

# 实训五　计数资料的统计推断

一、实训目标

1. 掌握卡方检验适用的数据类型、基本思想、公式和步骤。
2. 掌握四格表检验、配对四格表检验的计算公式和步骤。

二、实训学时

2 学时

三、实训内容

1. 观察某药物对流感的预防效果，得到下表数据，请问此药是否有效。

表实训 5-1　某药物对流感的预防效果

| 组别 | 发病人数 | 未发病数 | 合计 |
| --- | --- | --- | --- |
| 对照组 | 35 | 95 | 130 |
| 服药组 | 15 | 85 | 100 |
| 合计 | 50 | 180 | 230 |

2. 某研究室用甲、乙两种血清学方法检查鼻咽癌患者血清 400 份，结果两种方法都是阳性的 250 份，都是阴性的 30 份；甲法阳性但是乙法阴性的 100 份，甲法阴性但是乙法阳性的 20 份。请问甲、乙两法的检出率有无差别？

表实训 5-2　甲、乙两种血清学方法检查鼻咽癌患者结果

| 乙的结果 | 甲的结果 | | 合计 |
|---|---|---|---|
| | + | - | |
| + | 250 | 20 | 270 |
| - | 100 | 30 | 130 |
| 合计 | 350 | 50 | 400 |

3. 某医师欲比较神经节苷脂与胞磷胆碱治疗脑血管疾病的疗效，服用神经节苷脂的 52 例脑血管疾病患者的有效率为 88.46%，服用胞磷胆碱的 26 例脑血管疾病患者的有效率为 69.23%，试分析两种方法的有效率是否不同。

（刘　凌）

# 实训六　统计表、统计图的绘制

一、实训目标
1. 掌握统计表的结构和编制要求。
2. 学会根据资料性质正确选择相应的统计图。
3. 熟练掌握统计表和统计图的绘制。

二、实训学时
2 学时

三、实训内容
1. 某市疾控中心 2003 年在该市建立"预防接种卡"，以加强计划免疫。为说明疫苗接种效果，2005 年初观察了 500 人的锡克试验反应，其中：幼儿园儿童 110 人，阳性 21 人；小学生 150 人，阳性 22 人；中学生 240 人，阳性 15 人。相比起来，2002 年为：幼儿园儿童 144 人，阳性 37 人；小学生 1417 人，阳性 323 人；中学生 359 人，阳性 41 人。试用适当的统计表和统计图描述上述结果，并作简要分析。

2. 指出下表不足之处，并进行修改。

表实训 6-1　两个治疗组对比

| 并发症 | 西药组 | | | 中西结合组 | | |
|---|---|---|---|---|---|---|
| | 例数 | 结果 | | 例数 | 结果 | |
| | | 良好 | 死亡 | | 良好 | 死亡 |
| 休克 | 13 | 6 | 7 | 10 | 10 | 0 |

3. 某地调查脾肿大和疟疾临床分型的关系、程度与血片查疟原虫结果列表如下，此表有何缺点？请改进。

表实训 6-2  某地调查脾肿大和疟疾临床分型的关系、程度与血片查疟原虫结果

| 项目<br>脾肿程度 | 血膜阴性 | 血膜阳性 | | | | 合计 | | |
|---|---|---|---|---|---|---|---|---|
| | | 恶性疟 | | 间日疟 | | | | |
| | | 例数 | % | 例数 | % | | 例数 | % |
| 脾肿者 | 174 | 28 | 12.6 | 20 | 9.04 | 222 | 48 | 21.6 |
| 脾Ⅰ | 105 | 8 | 6.6 | 9 | 7.40 | 122 | 17 | 13.9 |
| 脾Ⅱ | 51 | 14 | 20.0 | 5 | 7.10 | 70 | 19 | 27.1 |
| 脾Ⅲ | 15 | 6 | 23.1 | 5 | 19.20 | 26 | 11 | 42.3 |
| 其他 | 3 | 0 | 0.0 | 1 | 25.00 | 4 | 1 | 25.0 |

4. 用下表中资料绘成统计图。

表实训 6-3  某人群身高(cm)分布情况

| 身高 | 122~ | 126~ | 130~ | 134~ | 138~ | 142~ | 146~ | 150~ | 154~ | 158~ | 合计 |
|---|---|---|---|---|---|---|---|---|---|---|---|
| 人数 | 4 | 9 | 10 | 22 | 33 | 20 | 11 | 6 | 4 | 1 | 120 |

5. 用下表所列资料绘图。

表实训 6-4  某地某年主要传染病的病死率

| 传染病 | 病死率(%) |
|---|---|
| 白喉 | 10.9 |
| 流行性乙型脑炎 | 18.0 |
| 流行性脑脊髓膜炎 | 11.0 |
| 伤寒及副伤寒 | 2.7 |
| 痢疾 | 1.2 |
| 急性脊髓灰质炎 | 3.4 |

6. 根据下表所列资料绘成统计图。

表实训 6-5  某地某年 3~4 岁儿童急性传染病构成

| 疾病 | 病例数 | 构成比(%) |
|---|---|---|
| 猩红热 | 2 920 | 36.5 |
| 麻疹 | 2 640 | 33.0 |
| 百日咳 | 1 450 | 18.1 |
| 白喉 | 530 | 6.6 |
| 痢疾 | 470 | 5.8 |
| 合计 | 8 010 | 100.0 |

7. 试根据下表资料绘制适当统计图。

表实训 6-6　某地 2015 年 839 例正常人发汞值分布资料(μg/g)

| 组段 | 0~ | 0.2~ | 0.4~ | 0.6~ | 0.8~ | 1.0~ | 1.2~ | 1.4~ | 1.6~2.2 | 合计 |
|---|---|---|---|---|---|---|---|---|---|---|
| 例数 | 133 | 193 | 190 | 111 | 83 | 34 | 43 | 16 | 36 | 839 |

8. 试根据下表资料绘制适当统计图。

表实训 6-7　某地某年食管癌年龄别发病率(1/10 万)

| 年龄(岁) | 男 | 女 |
|---|---|---|
| 40~ | 4.4 | 2.1 |
| 45~ | 7.2 | 3.3 |
| 50~ | 7.3 | 4.5 |
| 55~ | 6.9 | 5.5 |
| 60~ | 19.3 | 6.7 |
| 65~ | 50.2 | 16.4 |
| 70~ | 68.5 | 12.5 |
| 75~ | 86.2 | 19.9 |
| 80~ | 97.0 | 15.2 |

(汪为聪)

# 附录一 《预防医学》教学基本要求

## 一、课程性质和任务

预防医学是现代医学体系中的一个重要组成部分,是一门综合性的应用学科;是体现"预防为主,防治结合"新时期卫生工作方针的重要学科;是顺应国家医疗卫生体制改革需求,培养卫生专业人才等社会力量,利用社会资源,开展个人、家庭、社区卫生服务的一门必修课。

预防医学以环境—人群—健康为模式,以人群为主要研究对象,用预防为主的思想,针对人群中疾病发生发展规律,运用基础科学、临床医学和环境卫生科学的理论和方法,探讨自然和社会环境因素对人群健康和疾病作用的规律;应用医学统计学和流行病学等原理和方法,分析环境中主要致病因素对人群健康的影响,以制定防治对策;并通过公共卫生措施,以达到预防疾病、促进健康、提高生命质量的目的。预防医学在强调预防为主观念的同时,将预防、保健服务与临床医疗服务进行有机整合,为患者乃至整个人群提供以人为中心的、综合性、连续性、可及性、协调性的卫生服务,这已成为当前医学发展的一个新趋势。

预防医学的任务是使学生树立预防为主的观念、群体的观念和对比的观念,掌握预防医学的基本理论、基本方法和基本技能,并能够将理论联系实际,在医疗卫生工作中开展相应的工作。

## 二、课程教学目标

### (一)知识教学目标

1. 掌握疾病的三级预防策略,树立正确的健康观和社会"大卫生"观。
2. 掌握统计学的基本概念,学会统计资料分析的基本方法。
3. 熟悉流行病学的研究方法。
4. 了解人类与环境的辩证关系,掌握环境污染的防治措施。
5. 了解大气、水等自然因素与住宅等生活居住因素与健康的关系。
6. 了解食品污染对健康的影响,掌握食物中毒的特征与处理。
7. 了解职业环境对健康的影响,熟悉常见职业病的临床表现和预防措施。
8. 掌握传染病的流行过程及防治措施。
9. 掌握常见慢性非传染病疾病的防制措施。
10. 熟悉地方病的预防与控制措施。
11. 熟悉突发公共卫生事件的应急处理方法。

## （二）能力培养目标

1. 能将现代预防医学模式、整体的健康观应用于医疗卫生工作中。
2. 能将所学到的预防医学知识、技能应用于医疗卫生工作中。
3. 能利用医学统计学、流行病学的知识和技术方法，进行居民健康调查、分析，并提出科学、合理的建议。
4. 能利用医学统计学的技术方法，对疾病防治进行分析评价。
5. 能对常见的传染病、非传染性疾病、社会病及突发公共卫生事件提出有效的预防措施。

## （三）思想教育目标

1. 树立预防为主、防治结合和群体预防的观念。
2. 通过预防医学理论、技能学习，培养创造性解决实际问题的能力。
3. 通过实践，培养理论联系实际、严谨求实的科学态度。
4. 加强职业道德观念，培养创新意识、团结协作、组织管理能力和树立崇高的敬业精神。

# 三、教学内容和教学要求

## （一）理论知识与技术

| 教学内容 | 掌握 | 熟悉 | 了解 | 教学活动参考 |
|---|:---:|:---:|:---:|---|
| **绪　论** | | | | |
| 一、预防医学的概念与特点 | | | | 理论讲授 |
| 　（一）预防医学的概念 | √ | | | PPT 演示 |
| 　（二）预防医学的特点 | | √ | | 案例教学 |
| 二、预防医学的研究内容与研究方法 | | | | |
| 　（一）预防医学的研究内容 | | √ | | |
| 　（二）预防医学的研究方法 | | √ | | |
| 三、预防医学发展简史 | | | | |
| 　（一）个体预防阶段 | | | √ | |
| 　（二）群体预防阶段 | | | √ | |
| 　（三）全球（人类）预防阶段 | | | √ | |
| 四、现代医学模式与健康观 | | | | |
| 　（一）现代医学模式 | | √ | | |
| 　（二）健康观 | √ | | | |
| 五、三级预防策略 | | | | |
| 　（一）疾病自然史与预防机会 | | | √ | |
| 　（二）三级预防策略 | √ | | | |
| 六、我国卫生工作的成就与面临的挑战 | | | √ | |
| 七、预防医学的发展趋势 | | | √ | |

续表

| 教学内容 | 掌握 | 熟悉 | 了解 | 教学活动参考 |
| --- | :---: | :---: | :---: | --- |
| **第一篇　环境与健康** | | | | |
| **第一章　环境与健康概述** | | | | 理论讲授 |
| 第一节　环境与健康的关系 | | | | PPT演示 |
| 一、环境的概念与基本构成 | | | | 案例教学 |
| （一）环境的概念 | | | ✓ | 参观考察 |
| （二）环境的基本构成 | | | ✓ | |
| 二、生态系统与生态平衡 | | | | |
| （一）生态系统 | | | ✓ | |
| （二）生态平衡 | | | ✓ | |
| 三、人与环境的辩证关系 | | | ✓ | |
| 第二节　环境污染与健康 | | | | |
| 一、环境污染的概念 | ✓ | | | |
| 二、环境污染物的种类与来源 | | ✓ | | |
| （一）环境污染物的种类 | | ✓ | | |
| （二）环境污染物的来源 | | | | |
| 三、环境污染物在环境中的变迁 | | | | |
| （一）分布或迁移 | | | ✓ | |
| （二）生物转化 | | | ✓ | |
| （三）生物富集 | | | ✓ | |
| （四）自净作用 | | | ✓ | |
| 四、环境污染对健康影响的特点 | | | ✓ | |
| 五、环境污染对健康的损害 | | | | |
| （一）急性危害 | ✓ | | | |
| （二）慢性危害 | ✓ | | | |
| （三）远期危害 | ✓ | | | |
| （四）非特异性损害 | ✓ | | | |
| （五）间接效应 | ✓ | | | |
| 六、环境污染的防治措施 | | | | |
| （一）减少工业"三废"污染 | | | ✓ | |
| （二）控制生活性污染 | | | ✓ | |
| （三）预防农业污染 | | | ✓ | |
| （四）加强环境立法，强化环境管理和监督 | | | ✓ | |

| 教学内容 | 教学要求 掌握 | 教学要求 熟悉 | 教学要求 了解 | 教学活动参考 |
|---|---|---|---|---|
| （五）开展环境保护宣传教育，提高全民环保意识 | | √ | | |
| **第二章　生活环境与健康** | | | | 理论讲授 |
| 第一节　大气环境与健康 | | | | PPT演示 |
| 一、大气的理化性状与健康 | | | | 案例教学 |
| （一）大气的物理性状及其卫生学意义 | | | √ | 教学做一体化 |
| （二）大气的化学组成及其卫生学意义 | | | √ | |
| 二、大气污染对健康的危害及其防治措施 | | | | |
| （一）大气污染对健康的危害 | | √ | | |
| （二）大气污染的防治措施 | √ | | | |
| 第二节　居住环境与健康 | | | | |
| 一、住宅的卫生学意义 | | | √ | |
| 二、住宅的基本卫生要求 | | √ | | |
| 三、住宅设计的卫生要求 | | | | |
| （一）住宅的平面配置 | | | √ | |
| （二）住宅居室的卫生规模 | | | √ | |
| （三）住宅的采光和照明 | | | √ | |
| 四、室内空气污染与健康 | | | | |
| （一）室内空气污染的来源 | | √ | | |
| （二）室内空气污染的危害 | | √ | | |
| （三）室内空气污染的预防措施 | √ | | | |
| 第三节　生活饮用水与健康 | | | | |
| 一、水源的种类及其卫生学特征 | | | | |
| （一）降水 | | | √ | |
| （二）地面水 | | | √ | |
| （三）地下水 | | | √ | |
| 二、生活饮用水的基本卫生要求 | √ | | | |
| 三、生活饮用水的水质规范与检验指标 | | | | |
| （一）微生物指标 | | √ | | |
| （二）毒理学指标 | | √ | | |
| （三）感官性状和一般化学指标 | | √ | | |
| （四）放射性指标 | | √ | | |
| 四、生活饮用水的净化和消毒 | √ | | | |

续表

| 教学内容 | 教学要求 | | | 教学活动参考 |
|---|---|---|---|---|
| | 掌握 | 熟悉 | 了解 | |
| （一）水的净化处理 | √ | | | |
| （二）水的消毒 | | | | |
| **第三章 食品与健康** | | | | 理论讲授 |
| 第一节 食物与营养 | | | | PPT 演示 |
| 一、概述 | | | | 案例分析 |
| （一）基本概念 | | | | 角色扮演 |
| 　　1. 食品 | | | √ | |
| 　　2. 营养素 | √ | | | |
| 　　3. 营养 | √ | | | |
| 　　4. 营养学 | | | √ | |
| 　　5. 食品卫生学 | | | √ | |
| （二）中国居民膳食营养素参考摄入量（DRIs） | | √ | | |
| 二、营养素与能量 | | | | |
| （一）蛋白质 | √ | | | |
| （二）脂类 | √ | | | |
| （三）糖类 | √ | | | |
| （四）热能 | | √ | | |
| （五）维生素 | √ | | | |
| （六）矿物质 | √ | | | |
| 三、合理膳食 | | | | |
| （一）平衡膳食的概念 | | √ | | |
| （二）平衡膳食的基本要求 | | √ | | |
| （三）中国居民膳食指南 | | √ | | |
| 第二节 食品污染 | | | | |
| 一、概述 | | | | |
| （一）食品污染的概念 | | √ | | |
| （二）食品污染的分类 | | | √ | |
| （三）食品污染对人体健康的影响 | √ | | | |
| 二、常见的食品污染及防控 | | | | |
| （一）黄曲霉毒素 | | √ | | |
| （二）农药残留 | | √ | | |
| （三）多环芳烃类 | | √ | | |

| 教学内容 | 教学要求 掌握 | 教学要求 熟悉 | 教学要求 了解 | 教学活动参考 |
|---|---|---|---|---|
| （四）N-亚硝基化合物 | | | ✓ | |
| 第三节　食物中毒 | | | | |
| 一、食物中毒概述 | | | | |
| （一）食物中毒的概念 | ✓ | | | |
| （二）食物中毒的特征 | | ✓ | | |
| （三）食物中毒的分类 | | | ✓ | |
| 二、细菌性食物中毒 | | | | |
| （一）常见的细菌性食物中毒 | | | | |
| 　1. 沙门菌食物中毒 | ✓ | | | |
| 　2. 副溶血性弧菌食物中毒 | | ✓ | | |
| 　3. 葡萄球菌肠毒素食物中毒 | | ✓ | | |
| 　4. 肉毒梭菌食物中毒 | ✓ | | | |
| （二）细菌性食物中毒的防治 | | | | |
| 　1. 细菌性食物中毒的治疗原则 | | ✓ | | |
| 　2. 细菌性食物中毒的预防措施 | ✓ | | | |
| 三、非细菌性食物中毒 | | | | |
| （一）河豚中毒 | | | | |
| 　1. 毒性 | | ✓ | | |
| 　2. 临床表现 | | ✓ | | |
| 　3. 防治措施 | | ✓ | | |
| （二）毒蕈中毒 | | | | |
| 　1. 毒素与中毒的临床表现 | | ✓ | | |
| 　2. 防治措施 | | ✓ | | |
| （三）亚硝酸盐中毒 | | | | |
| 　1. 中毒原因 | | ✓ | | |
| 　2. 中毒机制 | | ✓ | | |
| 　3. 临床表现 | | ✓ | | |
| 　4. 急救治疗 | ✓ | | | |
| 　5. 预防措施 | ✓ | | | |
| 四、食物中毒的调查与处理 | | | | |
| （一）明确诊断和抢救病人 | | ✓ | | |
| （二）食物中毒的调查 | | ✓ | | |
| （三）食物中毒的处理 | | ✓ | | |

续表

| 教学内容 | 教学要求 | | | 教学活动参考 |
|---|---|---|---|---|
| | 掌握 | 熟悉 | 了解 | |
| **第四章　职业环境与健康** | | | | 理论讲授 |
| 第一节　职业性有害因素与职业性损害 | | | | PPT演示 |
| 一、职业性有害因素 | | | | 案例教学 |
| 　（一）生产工艺过程中产生的有害因素 | | | √ | 参观考察 |
| 　（二）劳动过程中的有害因素 | | | √ | |
| 　（三）生产环境中的有害因素 | | | √ | |
| 二、职业性损害 | | | | |
| 　（一）职业病 | | | | |
| 　　1. 职业病的定义和种类 | | | √ | |
| 　　2. 职业病的特点 | | √ | | |
| 　　3. 职业病的诊断 | | | √ | |
| 　　4. 职业病的处理 | | | √ | |
| 　（二）工作有关疾病 | | √ | | |
| 　（三）工伤 | | √ | | |
| 第二节　生产性毒物与职业中毒 | | | | |
| 一、概述 | | | | |
| 　（一）生产性毒物的来源与存在形态 | | | √ | |
| 　（二）生产性毒物的接触机会 | | | √ | |
| 　（三）生产性毒物进入人体的途径 | | | √ | |
| 　（四）毒物在体内的过程 | | | √ | |
| 　（五）影响毒物对机体毒作用的因素 | | | √ | |
| 二、常见的职业中毒 | | | | |
| 　（一）铅中毒 | | | | |
| 　　1. 理化特性 | | | √ | |
| 　　2. 接触机会 | | | √ | |
| 　　3. 毒理 | | | √ | |
| 　　4. 临床表现 | | √ | | |
| 　　5. 诊断 | | √ | | |
| 　　6. 处理原则 | | √ | | |
| 　　7. 预防 | √ | | | |
| 　（二）汞中毒 | | | | |
| 　　1. 理化特性 | | | √ | |

| 教学内容 | 教学要求 | | | 教学活动参考 |
|---|---|---|---|---|
| | 掌握 | 熟悉 | 了解 | |
| 2. 接触机会 | | | ✓ | |
| 3. 毒理 | | | ✓ | |
| 4. 临床表现 | | ✓ | | |
| 5. 诊断 | | ✓ | | |
| 6. 处理原则 | | ✓ | | |
| 7. 预防 | ✓ | | | |
| (三) 苯中毒 | | | | |
| 1. 理化特性 | | | ✓ | |
| 2. 接触机会 | | | ✓ | |
| 3. 毒理 | | | ✓ | |
| 4. 临床表现 | | ✓ | | |
| 5. 诊断 | | ✓ | | |
| 6. 处理原则 | | ✓ | | |
| 7. 预防 | ✓ | | | |
| 第三节 生产性粉尘与尘肺 | | | | |
| 一、概述 | | | | |
| (一) 生产性粉尘的来源与分类 | | | ✓ | |
| (二) 生产性粉尘的理化特性及其卫生学意义 | | | ✓ | |
| (三) 生产性粉尘对健康的影响 | | | ✓ | |
| (四) 尘肺 | | | ✓ | |
| 二、矽肺 | | | | |
| (一) 矽肺的病因 | | ✓ | | |
| (二) 影响矽肺发病的主要因素 | | ✓ | | |
| (三) 矽肺的发病机制与病理改变 | | | ✓ | |
| (四) 矽肺的临床表现 | | ✓ | | |
| (五) 矽肺的诊断 | | | ✓ | |
| (六) 矽肺的治疗 | | | ✓ | |
| (七) 矽肺患者的安置原则 | | | ✓ | |
| (八) 矽肺的预防 | ✓ | | | |
| 第五章 社会环境与健康 | | | | 理论讲授 |
| 第一节 社会因素与健康 | | | | PPT 演示 |
| 一、社会制度与健康 | | | | 案例教学 |

| 教学内容 | 教学要求 | | | 教学活动参考 |
|---|---|---|---|---|
| | 掌握 | 熟悉 | 了解 | |
| 二、社会经济与健康 | | | | |
| （一）经济发展对健康的促进作用 | | | ✓ | |
| （二）经济发展带来的负面效应 | | | ✓ | |
| （三）健康水平提高对经济的促进作用 | | | ✓ | |
| 三、社会关系与健康 | | | | |
| （一）社会支持与健康 | | | ✓ | |
| （二）家庭与健康 | | | ✓ | |
| 四、人口发展与健康 | | | | |
| （一）人口数量与健康 | | | ✓ | |
| （二）人口结构与健康 | | | ✓ | |
| （三）人口素质与健康 | | | ✓ | |
| 五、文化因素与健康 | | | | |
| （一）文化教育对健康的影响 | | | ✓ | |
| （二）风俗习惯对健康的影响 | | | ✓ | |
| （三）宗教信仰对健康的影响 | | | ✓ | |
| 第二节　卫生服务与健康 | | | | |
| 一、卫生资源配置对健康的影响 | | | ✓ | |
| 二、医疗保健制度对健康的影响 | | | ✓ | |
| 三、社区卫生服务体系对健康的影响 | | | ✓ | |
| **第二篇　人群健康研究的统计学方法** | | | | |
| 第六章　医学统计方法概述 | | | | 理论讲授 |
| 第一节　统计学中的基本概念 | | | | PPT演示 |
| 一、总体与样本 | | | | 案例教学 |
| （一）总体 | ✓ | | | |
| （二）样本 | ✓ | | | |
| 二、同质与变异 | | ✓ | | |
| 三、参数与统计量 | | ✓ | | |
| 四、误差 | | | | |
| （一）系统误差 | | ✓ | | |
| （二）随机测量误差 | | ✓ | | |
| （三）抽样误差 | ✓ | | | |
| 五、概率 | ✓ | | | |

续表

| 教学内容 | 教学要求 掌握 | 教学要求 熟悉 | 教学要求 了解 | 教学活动参考 |
|---|:---:|:---:|:---:|---|
| 第二节　医学统计资料的类型 | | | | |
| 一、计量资料 | | | √ | |
| 二、计数资料 | | | √ | |
| 三、等级资料 | | | √ | |
| 第三节　统计工作的基本步骤 | | | | |
| 一、统计设计 | | | √ | |
| 二、收集资料 | | | | |
| （一）资料的来源 | | √ | | |
| （二）统计资料的要求 | | | √ | |
| 三、整理资料 | | | | |
| （一）原始资料的检查与核对 | | √ | | |
| （二）资料的分组 | | √ | | |
| （三）资料的汇总 | | √ | | |
| 四、分析资料 | | | | |
| （一）统计描述 | | √ | | |
| （二）统计推断 | | √ | | |
| 第七章　计量资料的统计分析 | | | | 理论讲授 |
| 第一节　计量资料的统计描述 | | | | PPT演示 |
| 一、频数分布表与频数分布图 | | √ | | 案例教学 |
| 二、集中趋势指标 | | | | 教学做一体化 |
| （一）算术均数 | | | | 统计软件应用 |
| 　1. 直接法 | √ | | | |
| 　2. 加权法 | √ | | | |
| （二）几何均数 | | | | |
| 　1. 直接法 | | √ | | |
| 　2. 加权法 | | √ | | |
| （三）中位数与百分位数 | | | | |
| 　1. 中位数 | | | | |
| 　　（1）直接法 | | √ | | |
| 　　（2）频数表法 | | √ | | |
| 　2. 百分位数 | | √ | | |
| 三、离散趋势指标 | | | | |

| 教学内容 | 教学要求 | | | 教学活动参考 |
|---|---|---|---|---|
| | 掌握 | 熟悉 | 了解 | |
| （一）极差 | | ✓ | | |
| （二）四分位数间距 | | | ✓ | |
| （三）方差 | | | ✓ | |
| （四）标准差 | ✓ | | | |
|   1. 标准差的计算 | | | | |
|     （1）直接法 | ✓ | | | |
|     （2）加权法 | ✓ | | | |
|   2. 标准差的应用 | | | | |
| （五）变异系数 | | | ✓ | |
| 四、正态分布 | | | | |
| （一）正态分布的概念 | | ✓ | | |
| （二）正态分布的特征 | | ✓ | | |
| （三）正态曲线下面积有一定的分布规律 | ✓ | | | |
| （四）正态分布的应用 | | | ✓ | |
| 第二节 计量资料的统计推断 | | | | |
| 一、均数的抽样误差与标准误 | | | | |
| （一）均数的抽样误差 | | ✓ | | |
| （二）均数的标准误 | | ✓ | | |
| 二、$t$ 分布 | | | | |
| （一）$t$ 分布的概念 | | | ✓ | |
| （二）$t$ 分布的特征 | | | ✓ | |
| 三、总体均数的估计 | | | | |
| （一）点估计 | | | ✓ | |
| （二）区间估计 | | | | |
|   1. 可信区间的概念 | | ✓ | | |
|   2. 总体均数可信区间的计算 | | | ✓ | |
| 四、假设检验 | | | | |
| （一）假设检验的基本步骤 | ✓ | | | |
| （二）均数的 $t$ 检验 | | | | |
|   1. 样本均数与已知总体均数比较的 $t$ 检验 | ✓ | | | |
|   2. 配对设计资料的 $t$ 检验 | ✓ | | | |
|   3. 两独立样本资料的 $t$ 检验 | ✓ | | | |
| （三）$z$ 检验 | | | | |

| 教学内容 | 教学要求 | | | 教学活动参考 |
|---|---|---|---|---|
| | 掌握 | 熟悉 | 了解 | |
| （四）$t$ 检验应用时应注意的问题 | | ✓ | | |
| **第八章 计数资料的统计分析** | | | | 理论讲授 |
| 第一节 计数资料的统计描述 | | | | PPT 演示 |
| 一、相对数 | | | | 案例教学 |
| （一）常用相对数 | | | | 教学做一体化 |
| 1. 率 | ✓ | | | 统计软件应用 |
| 2. 构成比 | ✓ | | | |
| 3. 相对比 | ✓ | | | |
| （二）应用相对数的注意事项 | ✓ | | | |
| 二、率的标准化法 | | | | |
| （一）率的标准化法的意义 | | ✓ | | |
| （二）标准化率的计算 | | | | |
| 1. 按标准人口计算 | | ✓ | | |
| 2. 按标准人口构成比计算 | | ✓ | | |
| 3. 应用标准化法的注意事项 | | ✓ | | |
| 第二节 计数资料的统计推断 | | | | |
| 一、率的抽样误差与标准误 | | ✓ | | |
| 二、总体率的可信区间估计 | | | | |
| （一）正态近似法 | | ✓ | | |
| （二）查表法 | | | ✓ | |
| 三、率的 $z$ 检验 | | | | |
| （一）一组样本资料的 $z$ 检验 | ✓ | | | |
| （二）两组独立样本资料的 $z$ 检验 | ✓ | | | |
| 四、$\chi^2$ 检验 | | | | |
| （一）四格表资料的 $\chi^2$ 检验 | | | | |
| 1. $\chi^2$ 检验的基本思想 | | ✓ | | |
| 2. $\chi^2$ 检验的基本步骤 | | ✓ | | |
| 3. 四格表专用公式 | ✓ | | | |
| 4. 四格表资料 $\chi^2$ 检验的校正 | ✓ | | | |
| （二）配对资料的 $\chi^2$ 检验 | ✓ | | | |
| （三）行×列表资料的 $\chi^2$ 检验 | | | | |
| 1. 多个样本率的比较 | ✓ | | | |

续表

| 教学内容 | 教学要求 | | | 教学活动参考 |
|---|---|---|---|---|
| | 掌握 | 熟悉 | 了解 | |
| 2. 多个构成比的比较 | √ | | | |
| 3. 行×列表资料 $\chi^2$ 检验的注意事项 | | √ | | |
| 第九章　统计表和统计图 | | | | 理论讲授 |
| 第一节　统计表 | | | | PPT演示 |
| 一、统计表的结构和制表要求 | | | | 案例教学 |
| 　（一）统计表的结构 | | √ | | 教学做一体化 |
| 　（二）制表要求 | | √ | | 统计软件应用 |
| 二、统计表的种类 | | | | |
| 　（一）简单表 | | | √ | |
| 　（二）复合表 | | | √ | |
| 第二节　统计图 | | | | |
| 一、绘制统计图的基本要求 | | √ | | |
| 二、常用统计图及其绘制方法 | | | | |
| 　（一）直条图 | | √ | | |
| 　（二）构成图 | | | | |
| 　　1. 圆图 | | √ | | |
| 　　2. 百分条图 | | √ | | |
| 　（三）线图 | | √ | | |
| 　（四）直方图 | | √ | | |
| 　（五）散点图 | | | √ | |
| **第三篇　人群健康研究的流行病学方法** | | | | |
| 第十章　疾病的分布 | | | | 理论讲授 |
| 第一节　描述疾病分布的常用指标 | | | | PPT演示 |
| 一、疾病频率的测量指标 | | | | 案例教学 |
| 　（一）发病率 | √ | | | 教学做一体化 |
| 　（二）罹患率 | √ | | | |
| 　（三）患病率 | √ | | | |
| 　（四）感染率 | | √ | | |
| 　（五）续发率 | | √ | | |
| 二、死亡与生存频率的测量指标 | | | | |
| 　（一）死亡率 | √ | | | |
| 　（二）病死率 | √ | | | |

| 教学内容 | 教学要求 | | | 教学活动参考 |
|---|---|---|---|---|
| | 掌握 | 熟悉 | 了解 | |
| （三）生存率 | | | √ | |
| 第二节 疾病的流行强度 | | | | |
| 一、散发 | | √ | | |
| 二、暴发 | | √ | | |
| 三、流行 | | √ | | |
| 四、大流行 | | √ | | |
| 第三节 疾病的三间分布 | | | | |
| 一、人群分布 | | √ | | |
| 二、地区分布 | | √ | | |
| 三、时间分布 | | | | |
| （一）短期波动 | | √ | | |
| （二）季节性 | | √ | | |
| （三）周期性 | | √ | | |
| （四）长期趋势 | | | √ | |
| 第十一章 流行病学研究方法 | | | | 理论讲授 |
| 第一节 描述性研究 | | | | PPT演示 |
| 一、现况研究 | | | | 案例教学 |
| （一）普查 | | | | 教学做一体化 |
| 1. 概念 | | √ | | 统计软件应用 |
| 2. 优缺点 | | √ | | |
| （二）抽样调查 | | | | |
| 1. 概念 | √ | | | |
| 2. 优缺点 | | √ | | |
| 3. 抽样方法 | | √ | | |
| （三）现况研究的实施 | | | √ | |
| （四）现况研究的偏倚及其控制 | | | √ | |
| 二、筛查 | | | | |
| （一）筛查的概念 | √ | | | |
| （二）筛查的目的 | | √ | | |
| （三）筛查的原则 | | √ | | |
| 第二节 分析性研究 | | | | |
| 一、病例对照研究 | | | | |

续表

| 教学内容 | 教学要求 掌握 | 教学要求 熟悉 | 教学要求 了解 | 教学活动参考 |
|---|---|---|---|---|
| （一）概念 | | | | |
|   1. 病例对照研究 | √ | | | |
|   2. 暴露 | √ | | | |
| （二）病例对照研究的类型 | | | | |
|   1. 成组病例对照研究 | | | √ | |
|   2. 配比病例对照研究 | | | √ | |
| （三）病例对照研究的实施 | | √ | | |
| （四）病例对照研究资料的分析 | | | | |
|   1. 成组病例对照研究资料分析 | | √ | | |
|   2. 配对（1∶1匹配）病例对照研究资料分析 | | √ | | |
| （五）常见偏倚及其控制 | | | | |
|   1. 选择偏倚 | | √ | | |
|   2. 信息偏倚 | | √ | | |
|   3. 混杂偏倚 | | √ | | |
| （六）病例对照研究的优缺点 | | √ | | |
| 二、队列研究 | | | | |
| （一）概念 | √ | | | |
| （二）队列研究的类型 | | √ | | |
| （三）队列研究的实施 | | √ | | |
| （四）队列研究资料的分析 | | | | |
|   1. 资料整理 | | √ | | |
|   2. 统计描述 | | √ | | |
|   3. 统计推断 | | √ | | |
| （五）常见偏倚及其控制 | | | √ | |
| （六）队列研究的优缺点 | | | √ | |
| 第三节 实验性研究 | | | | |
| 一、实验性研究概述 | | | | |
| （一）实验性研究的概念 | | | √ | |
| （二）实验性研究的基本特点 | | | √ | |
| （三）实验性研究的主要类型 | | | √ | |
| 二、实验性研究的设计与实施 | | | √ | |
| 三、实验性研究的优缺点 | | | √ | |

续表

| 教学内容 | 教学要求 | | | 教学活动参考 |
|---|---|---|---|---|
| | 掌握 | 熟悉 | 了解 | |
| 四、实验性研究的注意事项 | | ✓ | | |
| 第四节 公共卫生监测 | | | | |
| 一、公共卫生监测概述 | | | | |
| （一）公共卫生监测的概念 | | ✓ | | |
| （二）公共卫生监测的目的 | | ✓ | | |
| （三）公共卫生监测的种类 | | | ✓ | |
| （四）公共卫生监测的程序 | | | ✓ | |
| （五）公共卫生监测系统的评价 | | | ✓ | |
| 二、疾病监测 | | | | |
| （一）我国主要的疾病监测方法 | | | | |
| 　1. 被动监测 | | | ✓ | |
| 　2. 主动监测 | | | ✓ | |
| 　3. 常规报告 | | | ✓ | |
| 　4. 哨点监测 | | | ✓ | |
| （二）我国疾病监测体系 | | | ✓ | |
| **第四篇　疾病的预防与控制** | | | | |
| 第十二章　传染病的防治 | | | | 理论讲授 |
| 第一节　传染病的流行过程 | | | | PPT演示 |
| 一、传染病流行过程的三个基本环节 | | | | 案例教学 |
| （一）传染源 | | | | 教学做一体化 |
| 　1. 病人 | | ✓ | | |
| 　2. 病原携带者 | | ✓ | | |
| 　3. 受感染的动物 | | | ✓ | |
| （二）传播途径 | | | | |
| 　1. 经空气传播 | | | ✓ | |
| 　2. 经水传播 | | | ✓ | |
| 　3. 经食物传播 | | | ✓ | |
| 　4. 经接触传播 | | | ✓ | |
| 　5. 经节肢动物传播 | | | ✓ | |
| 　6. 经土壤传播 | | | ✓ | |
| 　7. 医源性传播 | | ✓ | | |
| 　8. 垂直传播 | | ✓ | | |

续表

| 教学内容 | 掌握 | 熟悉 | 了解 | 教学活动参考 |
| --- | --- | --- | --- | --- |
| （三）易感人群 | | | | |
|   1. 引起人群易感性升高的主要因素 | ✓ | | | |
|   2. 引起人群易感性降低的主要因素 | ✓ | | | |
| 二、影响传染病流行过程的两个因素 | | | | |
| （一）自然环境因素 | | | ✓ | |
| （二）社会环境因素 | | | ✓ | |
| 第二节 传染病的预防与控制 | | | | |
| 一、传染病的预防措施 | | | | |
| （一）经常性预防措施 | | | | |
|   1. 健康教育 | | ✓ | | |
|   2. 改善环境条件 | | ✓ | | |
|   3. 国境卫生检疫 | | ✓ | | |
| （二）预防接种 | | | | |
|   1. 预防接种的种类 | | ✓ | | |
|   2. 计划免疫与扩大国家免疫规划 | ✓ | | | |
|   3. 预防接种证（卡）管理 | | | ✓ | |
|   4. 预防接种禁忌证 | | ✓ | | |
|   5. 计划外预防接种 | | | ✓ | |
| 二、传染病的防疫措施 | | | | |
| （一）我国传染病的分类与报告 | | ✓ | | |
| （二）对传染源的措施 | | | | |
|   1. 对患者的措施 | | ✓ | | |
|   2. 对疑似患者的措施 | | ✓ | | |
|   3. 对病原携带者的措施 | | ✓ | | |
|   4. 对接触者的措施 | | ✓ | | |
|   5. 对动物传染源的措施 | | ✓ | | |
| （三）对传播途径的措施 | | ✓ | | |
| （四）对易感人群的措施 | | ✓ | | |
| 第十三章 地方病的防治 | | | | 理论讲授 |
| 第一节 地方病概述 | | | | PPT演示 |
| 一、地方病的概念 | | | ✓ | 案例教学 |
| 二、地方病的分类 | | | ✓ | |

续表

| 教学内容 | 教学要求 掌握 | 教学要求 熟悉 | 教学要求 了解 | 教学活动参考 |
|---|---|---|---|---|
| 三、地方病的特征 | | | ✓ | |
| 四、地方病的预防与控制 | | | ✓ | |
| 第二节 碘缺乏病 | | | | |
| 一、流行特征 | | | ✓ | |
| 二、发病原因 | | | | |
|   1. 环境因素 | | ✓ | | |
|   2. 膳食因素 | | ✓ | | |
|   3. 致甲状腺肿物质 | | | ✓ | |
|   4. 其他原因 | | | ✓ | |
| 三、主要临床表现 | | | | |
|   (一)地方性甲状腺肿 | | ✓ | | |
|   (二)地方性克汀病 | | ✓ | | |
| 四、防治措施 | | | | |
|   (一)补碘措施 | | | | |
|     1. 碘盐 | ✓ | | | |
|     2. 碘油 | ✓ | | | |
|   (二)碘缺乏病监测 | | ✓ | | |
|   (三)其他措施 | | | ✓ | |
| 第三节 地方性氟中毒 | | | | |
| 一、流行特征 | | | ✓ | |
| 二、发病原因 | | ✓ | | |
| 三、主要临床表现 | | | | |
|   (一)氟斑牙 | | ✓ | | |
|   (二)氟骨症 | | ✓ | | |
| 四、防治措施 | | ✓ | | |
| 第十四章 常见慢性非传染性疾病防治 | | | | 理论讲授 |
| 第一节 心脑血管疾病的防治 | | | | PPT演示 |
| 一、高血压的防治 | | | | 案例教学 |
|   (一)高血压的流行特征 | | | ✓ | 社区参观 |
|   (二)高血压的主要危险因素 | | ✓ | | 教学做一体化 |
|   (三)高血压的防治措施 | ✓ | | | |
| 二、冠心病的防治 | | | | |
|   (一)冠心病的流行特征 | | | ✓ | |

续表

| 教学内容 | 掌握 | 熟悉 | 了解 | 教学活动参考 |
|---|---|---|---|---|
| （二）冠心病的主要危险因素 |  | √ |  |  |
| （三）冠心病的防治措施 | √ |  |  |  |
| 三、脑卒中的防治 |  |  |  |  |
| （一）脑卒中的流行特征 |  |  | √ |  |
| （二）脑卒中的主要危险因素 |  | √ |  |  |
| （三）脑卒中的防治措施 | √ |  |  |  |
| 第二节　恶性肿瘤的防治 |  |  |  |  |
| 一、恶性肿瘤的流行特征 |  |  | √ |  |
| 二、恶性肿瘤的主要危险因素 |  | √ |  |  |
| 三、恶性肿瘤的防治措施 |  |  |  |  |
| （一）第一级预防 | √ |  |  |  |
| （二）第二级预防 | √ |  |  |  |
| （三）第三级预防 |  | √ |  |  |
| 第三节　糖尿病的防治 |  |  |  |  |
| 一、糖尿病的流行特征 |  |  | √ |  |
| 二、糖尿病的主要危险因素 |  | √ |  |  |
| 三、糖尿病的防治措施 |  |  |  |  |
| （一）第一级预防 | √ |  |  |  |
| （二）第二级预防 | √ |  |  |  |
| （三）第三级预防 | √ |  |  |  |
| 第四节　社会病的防治 |  |  |  |  |
| 一、自杀 |  |  |  |  |
| （一）流行特征 |  |  | √ |  |
| （二）影响因素 |  | √ |  |  |
| （三）预防措施 | √ |  |  |  |
| 二、车祸 |  |  |  |  |
| （一）影响车祸发生的因素 |  | √ |  |  |
| （二）车祸的控制和预防 |  | √ |  |  |
| 三、青少年妊娠 |  |  |  |  |
| （一）青少年妊娠的主要危害 |  |  | √ |  |
| （二）青少年妊娠的社会根源 |  |  | √ |  |
| （三）青少年妊娠的社会防治 |  |  | √ |  |

| 教学内容 | 教学要求 | | | 教学活动参考 |
|---|---|---|---|---|
| | 掌握 | 熟悉 | 了解 | |
| 四、吸毒 | | | | |
| （一）流行概况 | | | √ | |
| （二）吸毒的危害 | | | √ | |
| （三）吸毒的社会根源 | | | √ | |
| （四）吸毒的三级预防 | | | | |
| 　1. 第一级预防 | | √ | | |
| 　2. 第二级预防 | | √ | | |
| 　3. 第三级预防 | | √ | | |
| **第十五章　突发公共卫生事件与应急处理** | | | | 理论讲授 |
| 第一节　突发公共卫生事件概述 | | | | PPT演示 |
| 一、突发公共卫生事件的特征与危害 | | | | 案例教学 |
| （一）突发公共卫生事件的特征 | | √ | | 角色扮演 |
| （二）突发公共卫生事件的危害 | | | √ | 教学做一体化 |
| 二、突发公共卫生事件的分类与分级 | | | | |
| （一）突发公共卫生事件的分类 | | √ | | |
| （二）突发公共卫生事件的分级 | | √ | | |
| 第二节　突发公共卫生事件的应急处理 | | | | |
| 一、突发公共卫生事件的应急处理原则 | | √ | | |
| 二、突发公共卫生事件的应急处理程序 | √ | | | |
| 第三节　几种突发公共卫生事件的应急处理 | | | | |
| 一、群体性不明原因疾病 | | | | |
| （一）群体性不明原因疾病的概念和特点 | | | | |
| 　1. 群体性不明原因疾病的概念 | | √ | | |
| 　2. 群体性不明原因疾病的特点 | | √ | | |
| （二）群体性不明原因疾病的分级 | | | √ | |
| （三）群体性不明原因疾病应急处理的工作原则 | | | √ | |
| （四）群体性不明原因疾病应急处理 | | | √ | |
| 二、急性化学中毒 | | | | |
| （一）急性化学中毒的概念和特点 | | | | |
| 　1. 急性化学中毒的概念 | | √ | | |
| 　2. 急性化学中毒的特点 | | √ | | |
| （二）急性化学中毒的诊断 | | | √ | |

续表

| 教学内容 | 教学要求 | | | 教学活动参考 |
|---|---|---|---|---|
| | 掌握 | 熟悉 | 了解 | |
| （三）急性化学中毒的处理程序 | | √ | | |
| 三、人感染高致病性禽流感 | | | | |
| （一）人感染高致病性禽流感概述 | | | √ | |
| （二）人感染高致病性禽流感疫情分级 | | √ | | |
| （三）人感染高致病性禽流感应急处理 | √ | | | |

### （二）实训指导

| 实训内容 | 教学要求 | | | 教学活动参考 |
|---|---|---|---|---|
| | 学会 | 掌握 | 熟练掌握 | |
| 实训一　食物中毒案例分析 | √ | | | 角色扮演 |
| 实训二　计量资料的统计描述 | | √ | | 教学做一体 |
| 实训三　计量资料的统计推断 | | | √ | 教学做一体 |
| 实训四　相对数的应用 | | √ | | 教学做一体 |
| 实训五　计数资料的统计推断 | | | √ | 教学做一体 |
| 实训六　统计表、统计图的绘制 | √ | | | 教学做一体 |

## 四、教学基本要求说明

### （一）适用对象与参考学时

1. 适用对象　本教学基本要求可适用于护理、助产、临床医学、药剂、医学检验、口腔技术、康复治疗技术、医学营养、医学影像技术等各医学相关专业使用。

2. 参考学时　本课程参考学时为54学时，其中理论教学内容为42学时，实践教学内容为12学时。

### （二）教学要求

1. 本课程对理论教学部分要求采用了解、熟悉、掌握三个层次。了解是指能够简单理解、记忆所学的知识；熟悉是指能够解释、领会概念的基本含义并会应用；掌握是指对预防医学的基本知识、基本理论具有深刻的认识，并能够灵活地应用所学知识进行分析、归纳、处理医学及医学相关问题。

2. 本课程突出以培养能力为本位的教学理念，在实践技能方面分为学会、掌握、熟练掌握三个层次。学会是指能够在教师的指导下进行实践分析或技能操作；掌握是指能够独立进行实践分析或技能操作；熟练掌握是指能够独立娴熟地进行实践分析或技能操作。

### （三）教学建议

1. 教学过程可采用多种形式，可采用任务驱动教学法、项目导向教学法、案例教学法、角色扮演教学法、头脑风暴教学法等教、学、做一体的教学模式，注重理论联系实际。

2. 教学评价可通过课堂提问、布置作业、单元目标测试、案例分析讨论、实践考核、小测验、考试等对学生的认知能力及态度进行综合评价。

学时分配建议(54学时)

| 章 | 教学内容 | 学时数 | | |
|---|---|---|---|---|
| | | 理论 | 实践 | 合计 |
| | 绪论 | 2 | | 2 |
| 一 | 环境与健康概述 | 2 | | 2 |
| 二 | 生活环境与健康 | 4 | | 4 |
| 三 | 食品与健康 | 4 | 2 | 6 |
| 四 | 职业环境与健康 | 2 | | 2 |
| 五 | 社会环境与健康 | 1 | | 1 |
| 六 | 医学统计方法概述 | 1 | | 1 |
| 七 | 计量资料的统计分析 | 6 | 4 | 10 |
| 八 | 计数资料的统计分析 | 4 | 4 | 8 |
| 九 | 统计表和统计图 | 2 | 2 | 4 |
| 十 | 疾病的分布 | 2 | | 2 |
| 十一 | 流行病学研究方法 | 4 | | 4 |
| 十二 | 传染病的防治 | 2 | | 2 |
| 十三 | 地方病的防治 | 2 | | 2 |
| 十四 | 常见慢性非传染性疾病防治 | 2 | | 2 |
| 十五 | 突发公共卫生事件与应急处理 | 2 | | 2 |
| | 合计 | 42 | 12 | 54 |

# 附录二

## 选择题参考答案

### 绪 论

1. E  2. B  3. A  4. C  5. A

### 第一章 环境与健康概述

1. C  2. D  3. C  4. A  5. A  6. A  7. D

### 第二章 生活环境与健康

1. D  2. C  3. B  4. E  5. C

### 第三章 食品与健康

1. D  2. A  3. C  4. B  5. D  6. B  7. D  8. B  9. B  10. A  11. C  12. D  13. A  14. A  15. D  16. B  17. A  18. E  19. D  20. D

### 第四章 职业环境与健康

1. B  2. B  3. D  4. A  5. C  6. C  7. B  8. E  9. C  10. E  11. D  12. B  13. D  14. B

### 第六章 医学统计方法概述

1. B  2. B  3. C  4. D  5. D

### 第七章 计量资料的统计分析

1. A  2. D  3. C  4. D  5. C  6. C  7. E  8. B  9. A  10. A  11. D  12. C  13. C  14. C  15. E  16. D  17. D  18. C  19. C

### 第八章 计数资料的统计分析

1. C  2. B  3. B  4. B

### 第九章 统计表和统计图

1. E  2. D  3. B  4. D  5. C  6. B  7. A  8. B

### 第十章 疾病的分布

1. E  2. A  3. B  4. A  5. B

## 第十一章　流行病学研究方法

1. D　2. A　3. C　4. A　5. A　6. E　7. B　8. B　9. B

## 第十二章　传染病的防治

1. A　2. B　3. E　4. D　5. D

## 第十三章　地方病的防治

1. B　2. C　3. C　4. C　5. C

## 第十四章　常见慢性非传染性疾病防治

1. C　2. E　3. D　4. B

## 第十五章　突发公共卫生事件与应急处理

1. D　2. A　3. A　4. C　5. A　6. B

## 附录三 t 界值表

| 自由度 υ | 单侧： | 0.25 | 0.1 | 0.05 | 0.025 | 0.01 | 0.005 | 0.0025 | 0.001 | 0.0005 |
|---|---|---|---|---|---|---|---|---|---|---|
| | 双侧： | 0.50 | 0.2 | 0.1 | 0.05 | 0.02 | 0.01 | 0.005 | 0.002 | 0.001 |
| 1 | | 1.000 | 3.078 | 6.314 | 12.706 | 31.821 | 63.657 | 127.321 | 318.309 | 636.619 |
| 2 | | 0.816 | 1.886 | 2.920 | 4.303 | 6.965 | 9.925 | 14.089 | 22.327 | 31.599 |
| 3 | | 0.765 | 1.638 | 2.353 | 3.182 | 4.541 | 5.841 | 7.453 | 10.215 | 12.924 |
| 4 | | 0.741 | 1.533 | 2.132 | 2.776 | 3.747 | 4.604 | 5.598 | 7.173 | 8.610 |
| 5 | | 0.727 | 1.476 | 2.015 | 2.571 | 3.365 | 4.032 | 4.773 | 5.893 | 6.869 |
| 6 | | 0.718 | 1.440 | 1.943 | 2.447 | 3.143 | 3.707 | 4.371 | 5.208 | 5.959 |
| 7 | | 0.711 | 1.415 | 1.895 | 2.365 | 2.998 | 3.499 | 4.029 | 4.785 | 5.408 |
| 8 | | 0.706 | 1.397 | 1.860 | 2.306 | 2.896 | 3.355 | 3.833 | 4.501 | 5.041 |
| 9 | | 0.703 | 1.383 | 1.833 | 2.262 | 2.821 | 3.250 | 3.690 | 4.297 | 4.781 |
| 10 | | 0.700 | 1.372 | 1.812 | 2.228 | 2.764 | 3.169 | 3.581 | 4.144 | 4.587 |
| 11 | | 0.697 | 1.363 | 1.796 | 2.201 | 2.718 | 3.106 | 3.497 | 4.025 | 4.437 |
| 12 | | 0.695 | 1.356 | 1.782 | 2.179 | 2.681 | 3.055 | 3.428 | 3.930 | 4.318 |
| 13 | | 0.694 | 1.350 | 1.771 | 2.160 | 2.650 | 3.012 | 3.372 | 3.852 | 4.221 |
| 14 | | 0.692 | 1.345 | 1.761 | 2.145 | 2.624 | 2.977 | 3.326 | 3.787 | 4.140 |
| 15 | | 0.691 | 1.341 | 1.753 | 2.131 | 2.602 | 2.947 | 3.286 | 3.733 | 4.073 |
| 16 | | 0.690 | 1.337 | 1.746 | 2.120 | 2.583 | 2.921 | 3.252 | 3.686 | 4.015 |
| 17 | | 0.689 | 1.333 | 1.740 | 2.110 | 2.567 | 2.898 | 3.222 | 3.646 | 3.965 |
| 18 | | 0.688 | 1.330 | 1.734 | 2.101 | 2.552 | 2.878 | 3.197 | 3.610 | 3.922 |
| 19 | | 0.688 | 1.328 | 1.729 | 2.093 | 2.539 | 2.861 | 3.174 | 3.579 | 3.883 |

概率，$P$

附表 3

| 自由度 $\nu$ | 单侧: 双侧: | 0.25 0.50 | 0.1 0.2 | 0.05 0.1 | 0.025 0.05 | 概率,$P$<br>0.01 0.02 | 0.005 0.01 | 0.0025 0.005 | 0.001 0.002 | 0.0005 0.001 |
|---|---|---|---|---|---|---|---|---|---|---|
| 20 | | 0.687 | 1.325 | 1.725 | 2.086 | 2.528 | 2.845 | 3.153 | 3.552 | 3.850 |
| 21 | | 0.686 | 1.323 | 1.721 | 2.080 | 2.518 | 2.831 | 3.135 | 3.527 | 3.819 |
| 22 | | 0.686 | 1.321 | 1.717 | 2.074 | 2.508 | 2.819 | 3.119 | 3.505 | 3.792 |
| 23 | | 0.685 | 1.319 | 1.714 | 2.069 | 2.500 | 2.807 | 3.104 | 3.485 | 3.768 |
| 24 | | 0.685 | 1.318 | 1.711 | 2.064 | 2.492 | 2.797 | 3.091 | 3.467 | 3.745 |
| 25 | | 0.684 | 1.316 | 1.708 | 2.060 | 2.485 | 2.787 | 3.078 | 3.450 | 3.725 |
| 26 | | 0.684 | 1.315 | 1.706 | 2.056 | 2.479 | 2.779 | 3.067 | 3.435 | 3.707 |
| 27 | | 0.684 | 1.314 | 1.703 | 2.052 | 2.473 | 2.771 | 3.057 | 3.421 | 3.690 |
| 28 | | 0.683 | 1.313 | 1.701 | 2.048 | 2.467 | 2.763 | 3.047 | 3.408 | 3.674 |
| 29 | | 0.683 | 1.311 | 1.699 | 2.045 | 2.462 | 2.756 | 3.038 | 3.396 | 3.659 |
| 30 | | 0.683 | 1.310 | 1.697 | 2.042 | 2.457 | 2.750 | 3.030 | 3.385 | 3.646 |
| 40 | | 0.681 | 1.303 | 1.684 | 2.021 | 2.423 | 2.704 | 2.971 | 2.971 | 3.551 |
| 50 | | 0.679 | 1.299 | 1.676 | 2.009 | 2.403 | 2.678 | 2.937 | 2.937 | 3.496 |
| 60 | | 0.679 | 1.296 | 1.671 | 2.000 | 2.390 | 2.660 | 2.915 | 2.915 | 3.460 |
| 70 | | 0.678 | 1.294 | 1.667 | 1.994 | 2.381 | 2.648 | 2.899 | 2.899 | 3.435 |
| 80 | | 0.678 | 1.292 | 1.664 | 1.990 | 2.374 | 2.639 | 2.887 | 2.887 | 3.416 |
| 90 | | 0.677 | 1.291 | 1.662 | 1.987 | 2.368 | 2.632 | 2.878 | 2.878 | 3.402 |
| 100 | | 0.677 | 1.290 | 1.660 | 1.984 | 2.364 | 2.626 | 2.871 | 2.871 | 3.390 |
| $\infty$ | | 0.675 | 1.282 | 1.645 | 1.960 | 2.326 | 2.576 | 2.807 | 2.807 | 3.291 |

附表四　卡方界值表

| 自由度 $v$ | 概率, $P$ | | | | | | | | | | | |
|---|---|---|---|---|---|---|---|---|---|---|---|---|
| | 0.995 | 0.990 | 0.975 | 0.950 | 0.900 | 0.750 | 0.500 | 0.250 | 0.100 | 0.050 | 0.025 | 0.010 | 0.005 |
| 1 | ... | ... | ... | ... | 0.02 | 0.10 | 0.45 | 1.32 | 2.71 | 3.84 | 5.02 | 6.63 | 7.88 |
| 2 | 0.01 | 0.02 | 0.02 | 0.10 | 0.21 | 0.58 | 1.39 | 2.77 | 4.61 | 5.99 | 7.38 | 9.21 | 10.60 |
| 3 | 0.07 | 0.11 | 0.22 | 0.35 | 0.58 | 1.21 | 2.37 | 4.11 | 6.25 | 7.81 | 9.35 | 11.34 | 12.84 |
| 4 | 0.21 | 0.30 | 0.48 | 0.71 | 1.06 | 1.92 | 3.36 | 5.39 | 7.78 | 9.49 | 11.14 | 13.28 | 14.86 |
| 5 | 0.41 | 0.55 | 0.83 | 1.15 | 1.61 | 2.67 | 4.35 | 6.63 | 9.24 | 11.07 | 12.83 | 15.09 | 16.75 |
| 6 | 0.68 | 0.87 | 1.24 | 1.64 | 2.20 | 3.45 | 5.35 | 7.84 | 10.64 | 12.59 | 14.45 | 16.81 | 18.55 |
| 7 | 0.99 | 1.24 | 1.69 | 2.17 | 2.83 | 4.25 | 6.35 | 9.04 | 12.02 | 14.07 | 16.01 | 18.48 | 20.28 |
| 8 | 1.34 | 1.65 | 2.18 | 2.73 | 3.40 | 5.07 | 7.34 | 10.22 | 13.36 | 15.51 | 17.53 | 20.09 | 21.96 |
| 9 | 1.73 | 2.09 | 2.70 | 3.33 | 4.17 | 5.90 | 8.34 | 11.39 | 14.68 | 16.92 | 19.02 | 21.67 | 23.59 |
| 10 | 2.16 | 2.56 | 3.25 | 3.94 | 4.87 | 6.74 | 9.34 | 12.55 | 15.99 | 18.31 | 20.48 | 23.21 | 25.19 |
| 11 | 2.60 | 3.05 | 3.82 | 4.57 | 5.58 | 7.58 | 10.34 | 13.70 | 17.28 | 19.68 | 21.92 | 24.72 | 26.76 |
| 12 | 3.07 | 3.57 | 4.40 | 5.23 | 6.30 | 8.44 | 11.34 | 14.85 | 18.55 | 21.03 | 23.34 | 26.22 | 28.30 |
| 13 | 3.57 | 4.11 | 5.01 | 5.89 | 7.04 | 9.30 | 12.34 | 15.98 | 19.81 | 22.36 | 24.74 | 27.69 | 29.82 |
| 14 | 4.07 | 4.66 | 5.63 | 6.57 | 7.79 | 10.17 | 13.34 | 17.12 | 21.06 | 23.68 | 26.12 | 29.14 | 31.32 |
| 15 | 4.60 | 5.23 | 6.27 | 7.26 | 8.55 | 11.04 | 14.34 | 18.25 | 22.31 | 25.00 | 27.49 | 30.58 | 32.80 |
| 16 | 5.14 | 5.81 | 6.91 | 7.96 | 9.31 | 11.91 | 15.34 | 19.37 | 23.54 | 26.30 | 28.85 | 32.00 | 34.27 |
| 17 | 5.70 | 6.41 | 7.56 | 8.67 | 10.09 | 12.79 | 16.34 | 20.49 | 24.77 | 27.59 | 30.19 | 33.41 | 35.72 |
| 18 | 6.26 | 7.01 | 8.23 | 9.39 | 10.86 | 13.68 | 17.34 | 21.60 | 25.99 | 28.87 | 31.53 | 34.81 | 37.16 |

附表 4

| 自由度 $v$ | 概率,$P$ | | | | | | | | | | | | |
|---|---|---|---|---|---|---|---|---|---|---|---|---|---|
| | 0.995 | 0.990 | 0.975 | 0.950 | 0.900 | 0.750 | 0.500 | 0.250 | 0.100 | 0.050 | 0.025 | 0.010 | 0.005 |
| 19 | 6.84 | 7.63 | 8.91 | 10.12 | 11.65 | 14.56 | 18.34 | 22.72 | 27.20 | 30.14 | 32.85 | 36.19 | 38.58 |
| 20 | 7.43 | 8.26 | 9.59 | 10.85 | 12.44 | 15.45 | 19.34 | 23.83 | 28.41 | 31.41 | 34.17 | 37.57 | 40.00 |
| 21 | 8.03 | 8.90 | 10.28 | 11.59 | 13.24 | 16.34 | 20.34 | 24.93 | 29.62 | 32.67 | 35.48 | 38.93 | 41.40 |
| 22 | 8.64 | 9.54 | 10.98 | 12.34 | 14.04 | 17.24 | 21.34 | 26.04 | 30.81 | 33.92 | 36.78 | 40.29 | 42.80 |
| 23 | 9.26 | 10.20 | 11.69 | 13.09 | 14.85 | 18.14 | 22.34 | 27.14 | 32.01 | 35.17 | 38.08 | 41.64 | 44.18 |
| 24 | 9.89 | 10.86 | 12.40 | 13.85 | 15.66 | 19.04 | 23.34 | 28.24 | 33.20 | 36.42 | 39.36 | 42.98 | 45.56 |
| 25 | 10.52 | 11.52 | 13.12 | 14.61 | 16.47 | 19.94 | 24.34 | 29.34 | 34.38 | 37.65 | 40.65 | 44.31 | 46.93 |
| 26 | 11.16 | 12.20 | 13.84 | 15.38 | 17.29 | 20.84 | 25.34 | 30.43 | 35.56 | 38.89 | 41.92 | 45.64 | 48.29 |
| 27 | 11.81 | 12.88 | 14.57 | 16.15 | 18.11 | 21.75 | 26.34 | 31.53 | 36.74 | 40.11 | 43.19 | 46.96 | 49.64 |
| 28 | 12.46 | 13.56 | 15.31 | 16.93 | 18.94 | 22.66 | 27.34 | 32.62 | 37.92 | 41.34 | 44.46 | 48.28 | 50.99 |
| 29 | 13.12 | 14.26 | 16.05 | 17.71 | 19.77 | 23.57 | 28.34 | 33.71 | 39.09 | 42.56 | 45.72 | 49.59 | 52.34 |
| 30 | 13.79 | 14.95 | 16.79 | 18.49 | 20.60 | 24.48 | 29.34 | 34.80 | 40.26 | 43.77 | 46.98 | 50.89 | 53.67 |
| 40 | 20.71 | 22.16 | 24.43 | 26.51 | 29.05 | 33.66 | 39.34 | 45.62 | 51.80 | 55.76 | 59.34 | 63.69 | 66.77 |
| 50 | 27.99 | 29.71 | 32.36 | 34.76 | 37.69 | 42.94 | 49.33 | 56.33 | 63.17 | 67.50 | 71.42 | 76.15 | 79.49 |
| 60 | 35.53 | 37.48 | 40.48 | 43.19 | 46.46 | 52.29 | 59.33 | 66.98 | 74.40 | 79.08 | 83.30 | 88.38 | 91.95 |
| 70 | 43.28 | 45.44 | 48.76 | 51.74 | 55.33 | 61.70 | 69.33 | 77.58 | 85.53 | 90.53 | 95.02 | 100.42 | 104.22 |
| 80 | 51.17 | 53.54 | 57.15 | 60.39 | 64.28 | 71.14 | 79.33 | 88.13 | 96.58 | 101.88 | 106.63 | 112.33 | 116.32 |
| 90 | 59.20 | 61.75 | 65.65 | 69.13 | 73.29 | 80.62 | 89.33 | 98.64 | 107.56 | 113.14 | 118.14 | 124.12 | 128.30 |
| 100 | 67.33 | 70.06 | 74.22 | 77.93 | 82.36 | 90.13 | 99.33 | 109.14 | 118.50 | 124.34 | 129.56 | 135.81 | 140.17 |

# 主要参考文献

1. 傅华. 预防医学. 第6版. 北京:人民卫生出版社,2013.
2. 王建华. 流行病学. 第7版. 北京:人民卫生出版社,2008.
3. 李嗣生. 预防医学. 郑州:河南科学技术出版社,2013.
4. 马骥,赵宏. 流行病学. 第7版. 北京:人民卫生出版社,2012.
5. 方积乾. 卫生统计学. 第7版. 北京:人民卫生出版社,2014.
6. 杨克敌. 环境卫生学. 第7版. 北京:人民卫生出版社,2014.
7. 孙贵范. 职业卫生与职业医学. 第7版. 北京:人民卫生出版社,2014.
8. 孙长颢. 营养与食品卫生学. 第7版. 北京:人民卫生出版社,2014.
9. 景兴科,晏志勇. 预防医学. 武汉:华中科技大学出版社,2014.
10. 朱霖,林斌松. 预防医学. 北京:中国医药科技出版社,2015.
11. 乌建平,王万荣. 预防医学. 北京:科学出版社,2013.
12. 刘紫萍. 预防医学. 第2版. 北京:高等教育出版社,2015.
13. 刘明清,王万荣. 预防医学. 第5版. 北京:人民卫生出版社,2014.
14. 郝晓鸣,李芳,曹玉青. 预防医学. 第2版. 北京:北京大学医学出版社,2016.
15. 中华人民共和国人民政府. 中华人民共和国食品安全法. [EB/OL]. http://www.gov.cn/zhengce/2015−04/25/content_2853643.htm.
16. 中华人民共和国人民政府. "健康中国2030"规划纲要. [EB/OL]. http://www.gov.cn/zhengce/2016−10/25/content_5124174.htm.
17. 全国人民代表大会. 中华人民共和国传染病防治法. [EB/OL]. http://www.npc.gov.cn/wxzl/gongbao/2013−10/22/content_1811005.htm.
18. 国家安全生产监督管理总局. 中华人民共和国职业病防治法. [EB/OL]. http://www.chinasafety.gov.cn/newpage/Contents/Channel_4111/2016/1130/279089/content_279089.htm